临床护理学实训

主　编　孙志桂　李　瑶　辛丽丽　董延丽
副主编　刘晓丽　李悦花　李　妍　赵　娜
　　　　万　欣
编　委（按姓氏笔画排序）
　　　　万　欣　王丰松　庄永玲　刘晓丽
　　　　孙志桂　牟　静　李　妍　李悦花
　　　　李　瑶　辛丽丽　陈　慧　苗　超
　　　　赵　娜　董延丽

科学出版社
北京

·版权所有 侵权必究·

举报电话:010-64030229;010-64034315;13501151303(打假办)

内 容 简 介

本书分上、下两篇,全面系统地阐述了临床内、外科常见疾病的护理技术,内容翔实,结构安排严谨。本书依据本科护理学专业规划教材编写要求,围绕护理学应用型人才培养目标进行编写。基于临床实践需要,以学生为中心,注重知识传授、能力培养、素质提高相结合,体现突出护理、注重整体、体现人文的原则。

本书适合护理专业的本科生、研究生,以及进修生阅读,可作为临床护理人员的工具书参考使用。

图书在版编目(CIP)数据

临床护理学实训 / 孙志桂等主编. —北京:科学出版社,2018.11
ISBN 978-7-03-059774-8

Ⅰ.①临⋯ Ⅱ.①孙⋯ Ⅲ.①护理学-教材 Ⅳ.①R47

中国版本图书馆 CIP 数据核字(2018)第 265570 号

责任编辑:李 植 朱 华 / 责任校对:郭瑞芝
责任印制:张欣秀 / 封面设计:陈 敬

版权所有,违者必究。未经本社许可,数字图书馆不得使用

科 学 出 版 社 出版
北京东黄城根北街 16 号
邮政编码:100717
http://www.sciencep.com

北京凌奇印刷有限责任公司 印刷
科学出版社发行 各地新华书店经销

*

2018 年 11 月第 一 版 开本:787×1092 1/16
2018 年 11 月第一次印刷 印张:14
字数:339 000
POD定价:128.00元
(如有印装质量问题,我社负责调换)

前　言

随着社会的进步，人们对健康需求的不断提高，一成不变的护理模式或护理内容已不符合服务对象的要求。医务工作者的天职是治病救人，维护生命，促进健康。若护士在工作中疏忽大意、掉以轻心，就会增加患者的痛苦，甚至导致患者残障或使患者失去生命。临床医护人员只有具备扎实的业务素质、丰富的护理学理论知识、娴熟的操作技能、细致的观察能力和敏锐的判断能力，通过对患者的正确评估，才能发现患者现有或潜在的生理、心理问题，以协助医师进行有效的治疗。

本书分上、下两篇，全面系统地阐述了临床内、外科常见疾病的护理技术，内容翔实，结构安排严谨，可作为临床护理人员的工具书参考使用。

由于水平有限，书中难免有疏漏或不妥之处，敬请广大同道与读者提出宝贵意见，不胜感激。

编　者
2018年5月

目　　录

上篇　内科疾病护理技术

第一章　呼吸系统疾病患者的护理 (1)
　第一节　急性呼吸道感染患儿的护理 (1)
　第二节　慢性阻塞性肺疾病患者的护理 (6)
　第三节　慢性肺源性心脏病患者的护理 (10)
　第四节　支气管哮喘患者的护理 (14)
　第五节　支气管扩张患者的护理 (19)
　第六节　肺炎患者的护理 (22)
　第七节　肺结核患者的护理 (27)
　第八节　原发性支气管肺癌患者的护理 (32)
　第九节　呼吸衰竭患者的护理 (37)

第二章　循环系统疾病患者的护理 (43)
　第一节　心力衰竭患者的护理 (43)
　第二节　心律失常患者的护理 (49)
　第三节　心脏瓣膜病患者的护理 (59)
　第四节　冠状动脉粥样硬化性心脏病患者的护理 (64)
　第五节　原发性高血压患者的护理 (76)
　第六节　心肌病患者的护理 (81)
　第七节　感染性心内膜炎患者的护理 (83)

第三章　消化系统疾病患者的护理 (86)
　第一节　胃炎患者的护理 (86)
　第二节　消化性溃疡患者的护理 (89)
　第三节　肠结核患者的护理 (94)
　第四节　溃疡性结肠炎患者的护理 (97)
　第五节　肝硬化患者的护理 (100)
　第六节　原发性肝癌患者的护理 (105)
　第七节　肝性脑病患者的护理 (109)
　第八节　急性胰腺炎患者的护理 (113)
　第九节　上消化道大量出血患者的护理 (118)

第四章　泌尿系统疾病患者的护理 (122)
　第一节　肾小球肾炎患者的护理 (122)
　第二节　肾病综合征患者的护理 (126)

第三节　肾盂肾炎患者的护理 …………………………………………… (129)
第四节　急性肾衰竭患者的护理 …………………………………………… (132)
第五节　慢性肾衰竭患者的护理 …………………………………………… (135)

第五章　血液系统疾病患者的护理 …………………………………………… (139)
第一节　贫血患者的护理 …………………………………………………… (139)
第二节　特发性血小板减少性紫癜患者的护理 …………………………… (146)
第三节　白血病患者的护理 ………………………………………………… (148)
第四节　造血干细胞移植患者的护理 ……………………………………… (154)

第六章　内分泌与代谢性疾病患者的护理 …………………………………… (159)
第一节　腺垂体功能减退症患者的护理 …………………………………… (159)
第二节　库欣综合征患者的护理 …………………………………………… (161)
第三节　糖尿病患者的护理 ………………………………………………… (163)

第七章　风湿性疾病患者的护理 ……………………………………………… (171)
第一节　风湿热患者的护理 ………………………………………………… (171)
第二节　系统性红斑狼疮患者的护理 ……………………………………… (173)
第三节　类风湿关节炎患者的护理 ………………………………………… (176)

下篇　外科疾病护理技术

第八章　外科感染患者的护理 ………………………………………………… (180)
第一节　浅部软组织化脓性感染患者的护理 ……………………………… (180)
第二节　手部急性化脓性感染患者的护理 ………………………………… (184)
第三节　全身性外科感染患者的护理 ……………………………………… (187)
第四节　破伤风患者的护理 ………………………………………………… (189)

第九章　甲状腺疾病患者的护理 ……………………………………………… (193)
第一节　甲状腺功能亢进症患者的护理 …………………………………… (193)
第二节　甲状腺肿瘤患者的护理 …………………………………………… (197)

第十章　乳腺疾病患者的护理 ………………………………………………… (200)
第一节　急性乳腺炎患者的护理 …………………………………………… (200)
第二节　乳腺癌患者的护理 ………………………………………………… (201)

第十一章　胸部疾病患者的护理 ……………………………………………… (206)
第一节　胸部损伤患者的护理 ……………………………………………… (206)
第二节　食管癌患者的护理 ………………………………………………… (213)

参考文献 ……………………………………………………………………… (218)

上篇 内科疾病护理技术

第一章 呼吸系统疾病患者的护理

第一节 急性呼吸道感染患儿的护理

呼吸道疾病是导致15岁以下儿童住院治疗的最常见原因。引起呼吸道疾病的因素是多方面的,如呼吸道解剖结构异常、气体交换发生改变等。儿童呼吸系统疾病的评估包括身体评估、实验室检查和影像学检查。相关病史包括呼吸系统症状、是否有慢性疾病、疾病发作时段、是否与进食及活动有关等;身体评估包括气促、咳嗽、发绀、肋骨凹陷、烦躁等症状及异常呼吸音等。本章主要介绍急性上呼吸道感染、肺炎、支气管哮喘等疾病患儿的护理,指出呼吸系统疾病护理的目的是保持呼吸道通畅、改善通气功能、维持最佳呼吸功能、提供对家庭及患儿的支持。

一、小儿呼吸系统解剖生理特点

儿童呼吸系统的解剖生理特点与儿童时期易患呼吸系统疾病密切相关。呼吸系统以环状软骨下缘为界,分为上呼吸道及下呼吸道。

【生理特点】

1. 呼吸频率和节律 儿童代谢旺盛,需氧量高,但因呼吸系统发育不完善,呼吸运动较弱,机体为适应代谢的需要,必须以呼吸频率增快补偿,故儿童年龄越小,呼吸频率越快(表1-1)。婴幼儿由于呼吸中枢发育未完全成熟,迷走神经兴奋性增强,可出现深、浅呼吸交替,或呼吸节律不齐,尤以新生儿最明显。

表1-1 各年龄儿童呼吸、脉搏频率及其比例

年龄	呼吸(次/分)	脉搏(次/分)	呼吸:脉搏
新生儿	40~45	120~140	1:3
1岁以内	30~40	110~130	1:(3~4)
2~3岁	25~30	100~120	1:(3~4)
4~7岁	20~25	80~100	1:4
8~14岁	18~20	70~90	1:4

2. 呼吸类型 随年龄而变化,婴幼儿时期呼吸肌发育不全,呼吸时胸廓活动范围小,主要靠膈上下运动,故多呈腹膈式呼吸,吸气时膈下降,以利肺膨胀。随着年龄增长,逐渐成为胸腹式呼吸。7岁以后此种呼吸类型占大多数。

3. 呼吸功能的特点 儿童肺活量、潮气量、气体弥散量均较成人小,而气道阻力较成人大,显示儿童各项呼吸功能适应额外负担的储备能力均较低,当患呼吸道疾病时,其缺氧代

偿呼吸量仅增加2.5倍左右,故易发生呼吸衰竭。

4. 血液气体分析 婴幼儿的肺活量不易检查,但可通过血气分析了解氧饱和度水平及血液酸碱平衡状态。当$PaO_2 \leqslant 50$ mmHg(6.67 kPa),$PaCO_2 \geqslant 50$ mmHg(6.67 kPa),$SaO_2 < 85\%$时为呼吸衰竭。

【免疫特点】

儿童呼吸道的非特异性和特异性免疫功能均较差,如婴儿鼻前庭无鼻毛,气管黏膜纤毛运动差,咳嗽反射及呼吸道平滑肌收缩功能差,难以有效地防止或清除进入呼吸道的尘埃及微生物;婴幼儿呼吸道黏膜缺乏SIgA,肺泡巨噬细胞功能不足,溶菌酶、乳铁蛋白、干扰素及蛋白分解抑制酶含量低且活性不足,故易导致呼吸系统感染。

二、急性上呼吸道感染患儿的护理

急性上呼吸道感染(acute upper respiratory infection,AURI)简称上感,俗称"感冒",是儿童最常见的疾病,主要是病原体侵犯喉以上呼吸系统的急性炎症的统称,包括急性鼻咽炎、急性咽炎、急性扁桃体炎、急性喉炎等,该病全年均可发生,以冬春季为多,可散发或流行。

本病90%以上的病原体是病毒,即由200多种不同类型的病毒引起,主要有呼吸道合胞病毒、流感病毒、冠状病毒、副流感病毒、腺病毒、鼻病毒、埃可病毒等。病原体亦可为细菌或病毒感染后继发细菌感染,最常见为溶血性链球菌,其次为肺炎链球菌,流感嗜血杆菌等,近年来肺炎支原体亦不少见。

常见诱发因素:①防御功能降低,如营养不良、贫血、先天性心脏病等,易致反复感染使病程迁延。②环境因素如居室拥挤、寒冷潮湿、通风不良、空气污染、儿童被动吸烟。③护理不当致儿童受寒。

治疗主要以支持疗法及对症治疗为主,如休息、多饮水,注意呼吸道隔离,预防并发症。抗病毒药物常用利巴韦林(三氮唑核苷、病毒唑),中药治疗有满意的疗效。如病情较重、有继发细菌感染者可选用抗生素,确定为链球菌感染者,应用青霉素7~10天。

【护理评估】

(一)健康史

评估患儿有无发病的诱因,起病前有无受凉、淋雨或接触过上呼吸道感染者,以及患儿的体质、发热的程度、伴随症状、用药史等。

(二)身体评估

由于年龄、病原体、机体抵抗力及病变部位的不同,病情的缓急、轻重程度也不同。一般婴幼儿症状较重,以全身症状为主;年长儿症状较轻,以呼吸系统局部症状为主。

1. 一般类型上感 ①呼吸道局部表现:主要为鼻塞、流涕、喷嚏、咽部不适、咽痛、干咳等,体检可见咽部充血、扁桃体红肿、颌下淋巴结肿大、有压痛。②全身表现:常突然起病,高热,可伴呕吐、腹泻、烦躁、哭闹,甚至出现热性惊厥(febrile seizures,FS)。婴幼儿上呼吸道感染多有发热,可造成神经细胞过度兴奋,出现功能紊乱而发生惊厥。其特点是:①6个月至4岁小儿多见,6岁以后罕见;②患儿体质较好;③惊厥多发生在病初体温骤升时;④惊厥发作呈全身性,持续时间短,神志恢复快,无神经系统异常体征;⑤一般预后好;⑥有既往热性惊厥史。年长儿常表现为畏寒、头痛、食欲缺乏、乏力、关节疼痛等;部分患儿可出现阵发性腹痛;有些肠道病毒感染的患儿可见各种皮疹。一般病程3~5天,如体温持续不退或病情加重,应考虑可能发生了并发症。

2. 特殊类型的上感　①疱疹性咽峡炎(herpangina):由柯萨奇A组病毒感染所致,好发于夏秋季。起病急,表现高热、咽痛、流涎、厌食等,体检可见咽部充血,在咽腭弓、软腭、悬雍垂的黏膜上可见数个至十数个直径2~4 mm大小灰白色的疱疹,周围有红晕,1~2天后疱疹破溃形成小溃疡,病程3~6天。②咽结合膜热(pharyngo-conjunctivalfever):由腺病毒感染所致,好发于春夏季,多以发热、咽炎、结膜炎为特征。临床症状为发热,多呈高热,咽痛,眼部刺痛;颈部、耳后淋巴结肿大,可伴消化道症状。病程1~2周。

3. 常见并发症　细菌感染常向邻近器官及下呼吸道蔓延,可引起中耳炎、结膜炎、咽后壁脓肿、颈淋巴结炎、支气管炎及肺炎等,以婴幼儿多见。年长儿链球菌感染可引起急性肾炎、风湿热等;病毒感染可引起病毒性心肌炎、脑炎等。

【常见护理诊断/问题】

1. 体温过高　与上感造成体温调节紊乱有关。

2. 潜在并发症　惊厥。

【护理措施】

(一) 维持正常体温

高热患儿应卧床休息,密切观察患儿体温、心率、呼吸的变化,给予高热量、高维生素易消化的流质或半流质饮食,鼓励患儿多饮水。具体措施:①患儿盖被不宜过厚,要松解衣服或襁褓,以利散热。②体温超过38.5 ℃时应酌情给予物理降温,如头部冷敷、枕冰袋或在颈部及腹股沟处放置冰袋、温水浴、冷盐水灌肠等。③必要时按医嘱给予退热药或用25%安乃近溶液滴鼻。④每4 h测体温一次,物理降温后30 min应复测体温,并记录于体温单上,体温骤升或骤降时要随时测量并记录。⑤及时为患儿更换汗湿的衣服,避免再次着凉,保持其皮肤清洁。⑥按医嘱给予抗生素。

(二) 密切观察病情

注意观察有无惊厥先兆,尤其是对有热性惊厥史的患儿。当患儿出现兴奋、烦躁、惊跳等惊厥先兆时,应立即通知医生并就地处理,置患儿于仰卧位,头偏向一侧,以免因意识丧失致舌后坠而出现呼吸梗阻或误吸;松解衣扣,以防衣服对颈、胸部的束缚影响呼吸;人中、合谷穴强刺激;发绀者给予氧气吸入。及时移开周围可能伤害患儿的物品、家具;若在有栏杆的儿童床上发作时,应在栏杆处放置棉垫,防止患儿抽搐时碰在栏杆上;切勿用力强行牵拉或按压患儿肢体,以免骨折或脱臼;已出牙的患儿应将适当厚度的布类或用纱布包裹压舌板放在上、下牙齿之间(切勿强行扳开),以免抽搐发作时咬伤舌头。观察并记录患儿抽搐的模式。同时采取有效降温措施,降低过高的体温,防止体温复升;注意患儿口腔黏膜及皮肤有无皮疹,注意咳嗽的性质及有无神经系统症状等,以便能早期发现传染病。

【健康指导】

因上呼吸道感染患儿大多不住院,故教会患儿家长做好家庭护理是健康指导的重要内容。

1. 保持室内安静、空气新鲜,每日通风1~2次,每次15~30 min,应避免让冷风直接吹到患儿躯体,防止患儿病情加重;室温保持在18~20 ℃,湿度50%~60%,以湿化气道、利于呼吸道分泌物排出;定期进行空气消毒。

2. 给予易消化、富含维生素和高营养的流质或半流质的清淡饮食,需少食多餐,多食新鲜蔬菜及水果,多喂温开水,保证患儿摄入充足水分,以加快毒素排泄和调节体温。咽痛者不宜进食过烫、辛辣食物,并可用温淡盐水或复方硼砂液漱口,或口含咽喉片,年长儿可用咽喉喷雾剂等。喂奶时遇到患儿咳嗽或呕吐时,应暂停喂哺,将患儿头偏向一侧,以防窒息或吸入性肺炎。若鼻塞严重妨碍吮乳和睡眠者,可在喂奶前 15 min 及临睡前适当用 0.5% 的麻黄碱溶液滴鼻,每次 1~2 滴,每日 2~3 次,可使鼻腔黏膜血管收缩,鼻腔通畅,但不能用药过频,以免产生依赖或出现毒副作用(心悸等)。

3. 向家长介绍上呼吸道感染的护理要点,并教会家长相应的应对技巧。①教会清除鼻腔分泌物的方法,如分泌物量多时,取头侧位,以保持一侧鼻腔通畅;当分泌物结痂时,可用棉签蘸生理盐水或冷开水,轻轻将结痂拭去,并用少许油类(凡士林等)涂抹鼻翼周围的皮肤,以减轻皮肤疼痛。②指导防治中耳炎的方法,如不要捏住患儿双侧鼻孔用力擤鼻涕,以免鼻咽腔压力增加使炎症经咽鼓管进入中耳而引起中耳炎;已发生中耳炎,且外耳道有分泌物时,可用 3% 过氧化氢溶液清洗,然后用生理盐水和干棉签转擦干净,再滴抗生素药水,每日 2~3 次,至症状消失为止。③介绍观察并发症的早期表现,如患儿出现哭闹不安、用手抓耳,有浆液或脓液流出常提示并发中耳炎;若患儿颈部淋巴结红肿有触痛,提示并发颈淋巴结炎等,应及时就医。

4. 做好预防宣教,强调增强儿童抵抗力是预防上感的关键。①婴儿期提倡母乳喂养,加强营养,平时加强体格锻炼,提高儿童对气候骤变的适应能力。②居室要清洁,空气应保持新鲜,气温骤变时注意随时增减衣服;避免受凉。③在上感的高发季节避免去人多的公共场所,有流行趋势时,可用食醋熏蒸法将居室空气进行消毒(即用食醋 2~10 mL/m³ 加水 1~2 倍,加热熏蒸到全部气化),或给易感儿服用板蓝根、金银花或连翘等中药汤剂预防。④积极防治营养不良等疾病,必要时可按医嘱用左旋咪唑等增强免疫功能的药物。

三、急性支气管炎患儿的护理

急性支气管炎(acute bronchitis)是由病毒、细菌等病原体侵犯支气管黏膜引起的急性炎症。在婴幼儿中发病率较高,常继发于上呼吸道感染后,也可以是麻疹、百日咳等急性传染病的一种临床表现。当支气管炎的急性炎症使气管同时受累时,称为急性气管支气管炎(acute trachea bronchitis)。

凡能引起上呼吸道感染的病毒和细菌皆可导致本病,多数是在病毒感染的基础上继发细菌感染,故常是病毒与细菌的混合感染。特异性体质、免疫功能失调、营养缺乏病等患儿易反复发作。治疗方法如下。

1. 控制感染 细菌感染时使用抗生素,如青霉素等。

2. 对症治疗 ①止咳、祛痰:咳嗽重而痰液黏稠者可用化痰药如 10% 氯化铵糖浆等。②止喘:氨茶碱,每次 2~4 mg/kg,每 6 h 一次;喘息严重时可加糖皮质激素吸入或口服。

【护理评估】

(一)健康史

评估患儿的年龄、发育情况、就医的原因、发病时间、精神状态,有无湿疹、过敏史。本次发病前有无上感史及本次病程中是否发生过喘息,有无呼吸道传染病接触史及发病后的用药情况等。

（二）身体评估

1. 急性气管、支气管炎 本病发病可急可缓,大多先有上呼吸道感染症状,以咳嗽为主,初为刺激性干咳,后因分泌物增多呈阵发性湿咳。常伴发热、疲乏、食欲不振、睡眠不安、呕吐、腹泻等。肺部呼吸音粗糙,可闻及干啰音、湿啰音,啰音常在体位改变或咳嗽后随分泌物的排出而变化或消失。

2. 喘息性支气管炎(asthmatic bronchitis) 也称为哮喘性支气管炎,是以反复发作的咳嗽和呼气性喘息、肺部有较多喘鸣音为特征的一种疾病。主要特点如下：①多见于3岁以下有湿疹或其他过敏史的患儿。②常继发于上感之后,咳嗽频繁,有呼气性呼吸困难(breathe out sex dyspnea)伴喘息,夜间或清晨较重,或在哭闹、活动后加重,肺部叩诊呈过清音,两肺可闻呼气性喘鸣音及少量粗湿啰音。③有反复发作倾向,但大多数患儿预后良好,随年龄增长,复发次数减少,于4~5岁前痊愈,约有40%可发展为支气管哮喘。④血嗜酸粒细胞与血清特异性IgE可升高。

【护理措施】

（一）保持呼吸道通畅

1. 保持室内安静、空气新鲜 每日通风1~2次,每次15~30 min,室温保持在18~20℃,湿度50%~60%,以湿化气道、利于呼吸道分泌物排出；定期进行空气消毒。

2. 置患儿于有利呼吸的舒适体位 如抬高床头、半坐卧位；并注意保持患儿安静,尽量避免其哭闹,以减少氧的消耗。

3. 对哮喘性支气管炎的患儿,注意观察有无缺氧症状,必要时给予氧气吸入,定时给予雾化吸入。

4. 减轻腹胀 腹胀可使膈位置抬高,肺的扩张受限而影响呼吸,因此常通过抬高床头或肛管排气来减轻腹胀。

5. 按医嘱给予抗生素、化痰止咳剂、止喘剂,密切观察用药后反应,如静脉滴注氨茶碱止喘时,速度不宜过快,并密切观察有无心悸、烦躁、惊厥等。

6. 密切观察患儿的生命体征及精神、神态、面色、缺氧等情况；观察患儿咳嗽、咳喘的性质；密切监测患儿痰的颜色、量、气味等。

（二）维持正常体温

积极采取措施给予降温。

【健康指导】

1. 保证充足的水分及营养供给,选择高蛋白质、高热量、高维生素清淡的流质或半流质饮食,并应少食多餐；年长儿应在晨起、餐后、睡前漱口以保持口腔清洁,婴幼儿可在进食后喂适量开水,以清洁口腔；哺喂时应耐心和细心,防止呛咳引起窒息。

2. 向患儿及家长介绍本病的病因、主要表现及治疗要点,帮助家长分析患儿的患病原因；告知患儿及家长本病易反复发作,强调预防的重要性,让患儿及家长了解增强机体抵抗力的方法,如指导患儿及家长适当开展户外活动,进行体格锻炼,增强机体对气温变化的适应能力；如根据气温变化增减衣服,避免受凉或过热等；告诉患儿及家长在呼吸道疾病流行期间,避免到人多拥挤的公共场所,以免交互感染；积极防治营养不良、贫血和各种传染病,按时预防接种。

第二节 慢性阻塞性肺疾病患者的护理

慢性阻塞性肺疾病(chronic obstructive pulmonary disease,COPD)简称慢阻肺,是一种以气流受限为特征的肺部疾病,气流受限不完全可逆,呈进行性发展。

COPD 是呼吸系统常见病和多发病,患病率和死亡率高,其死亡率居疾病死因的第 4 位。近年对我国 7 个地区 20 245 名成人的调查显示,40 岁以上人群 COPD 患病率为 8.2%。患者肺功能进行性减退,严重影响劳动力和生活质量,据世界卫生组织的研究,至 2020 年,COPD 疾病的经济负担将上升为世界第 5 位。

【病因与发病机制】

病因尚不清楚,目前认为 COPD 与气道、肺实质和肺血管的慢性炎症密切相关。

1. 吸烟 吸烟者慢性支气管炎的患病率比不吸烟者高 2~8 倍,烟龄越长、吸烟量越大,COPD 患病率越高。烟草中的尼古丁、焦油、氢氰酸等化学物质可损伤气道上皮细胞,使巨噬细胞吞噬功能降低,纤毛运动减退,黏液分泌增加,气道净化能力减弱而引起感染。慢性炎症和吸烟刺激可使支气管平滑肌收缩,气流受限,还使氧自由基增多,诱导中性粒细胞释放蛋白酶,抑制抗蛋白酶系统,使肺弹力纤维受到破坏,诱发肺气肿。

2. 职业性粉尘和化学物质 如烟雾、工业废气、变应原、室内空气污染等,高浓度或长时间吸入,均可导致 COPD。

3. 空气污染 大气中的有害气体,如 SO_2、NO_2、Cl_2 可损伤气道黏膜,使纤毛清除功能下降,黏液分泌增多,诱发细菌感染。

4. 感染 病毒和细菌感染是 COPD 发生和急性加重的重要因素,长期、反复感染可破坏气道黏膜正常防御功能,损伤细支气管和肺泡,导致 COPD 发生。

5. 蛋白酶-抗蛋白酶失衡 蛋白酶对组织有损伤和破坏作用,抗蛋白酶对弹性蛋白酶等多种蛋白酶有抑制作用,蛋白酶增多或抗蛋白酶不足均能导致组织结构破坏产生肺气肿。

6. 氧化应激 氧化物可直接作用并破坏蛋白质、脂质、核酸等生物大分子,导致细胞功能衰竭或死亡,也可引起蛋白酶-抗蛋白酶失衡,促进炎症反应。

7. 炎症机制 COPD 的特征性改变是气道、肺实质、肺血管的慢性炎症,中性粒细胞的活化和聚集是重要环节,通过释放中性粒细胞的多种蛋白酶引起慢性黏液高分泌状态并破坏肺实质。

8. 其他 多种机体内在因素(如自主神经功能失调、呼吸道防御和免疫功能降低、营养不良及气温变化等)都可能参与 COPD 的发生、发展。

【临床表现】

(一) 症状

1. 慢性咳嗽、咳痰 多为晨起咳嗽,咳痰明显,白天较轻,夜间有阵咳或排痰,多为白色黏液或浆液性泡沫痰,偶带血丝。急性发作伴细菌感染时痰量增多,可排脓痰。随病情发展可终身不愈。

2. 气短或呼吸困难 早期仅在体力劳动时出现,随着病情进行性加重,甚至休息时也感到呼吸困难,这是 COPD 的标志性症状。

3. 喘息和胸闷 重症患者或急性加重期出现喘息。

4. 其他 晚期患者有体重下降、食欲减退等全身症状。

(二)体征

早期可无异常,随着病情进展出现以下体征:①视诊,胸廓前后径增大,肋间隙增宽,胸骨下角增大,称为桶状胸;②听诊,双肺呼吸音减弱,呼气延长,部分患者可闻及干性和(或)湿性啰音;③叩诊,肺部叩诊过清音,心浊音界缩小,肺下界和肝浊音界下降;④触诊,两侧语颤减弱或消失。

(三)COPD 严重程度分级

根据第 1 秒用力呼气容积占用力肺活量的百分比(FEV_1/FVC)、第 1 秒用力呼气容积占预计值百分比(FEV_1/% 预计值)和症状可对 COPD 严重程度进行分级(表1-2)。

表1-2 COPD 严重程度分级

级别	程度	分级标准
0 级	高危期	有慢性咳嗽、咳痰,肺功能正常
Ⅰ级	轻度	轻度通气受限($FEV_1/FVC<70\%$,$FEV_1 \geq 80\%$ 预计值),伴或不伴咳嗽、咳痰
Ⅱ级	中度	通气受限加重($FEV_1/FVC<70\%$,50% 预计值 $\leq FEV_1<80\%$ 预计值),伴或不伴慢性咳嗽、咳痰
Ⅲ级	重度	通气受限加重($FEV_1/FVC<70\%$,30% 预计值 $\leq FEV_1<50\%$ 预计值),症状加重,活动时多有呼吸急促
Ⅳ级	极重度	通气受限($FEV_1/FVC<70\%$,$FEV_1<30\%$ 预计值;或当 $FEV_1<50\%$ 预计值合并出现呼吸衰竭或右心衰竭等并发症,仍属于Ⅳ级),患者生活质量降低,若进一步恶化可危及生命

(四)COPD 病程分期

1. 急性加重期 在短期内咳嗽、咳痰、气短和(或)喘息加重,痰量增多,呈脓性或黏液脓性,可伴发热。

2. 稳定期 咳嗽、咳痰、气短等症状稳定或较轻。

(五)并发症

自发性气胸、慢性肺源性心脏病、呼吸衰竭等。

【诊断要点】

根据吸烟等高危因素史、临床症状、体征、肺功能检查等综合分析确定。不完全可逆的气流受限是诊断 COPD 的必备条件。

【治疗要点】

(一)急性加重期治疗

1. 支气管舒张剂 可缓解患者呼吸困难症状。①β_2 受体激动剂:沙丁胺醇气雾剂,每次 100~200 μg(1~2 喷),疗效持续 4~5 h;特布他林气雾剂亦有同样效果;沙美特罗、福莫特罗等长效制剂每日吸入 2 次。②抗胆碱能药:异丙托溴铵气雾剂,起效较沙丁胺醇慢,每次 40~80 μg(2~4 喷),每天 3~4 次;长效制剂噻托溴铵每次吸入 18 μg,每天 1 次。③茶碱类:茶碱缓释或控释片 0.2 g,每天 2 次;氨茶碱 0.1 g,每天 3 次。有严重喘息症状者可给予雾化吸入治疗以缓解症状。

2. 低流量吸氧 发生低氧血症者可持续低流量鼻导管吸氧或文丘(Venturi)面罩吸氧,一般给氧浓度为 25%~29%。

3. 抗生素 根据病原菌种类和药敏试验结果选用抗生素治疗,如 β-内酰胺类或 β-内酰胺酶抑制剂、第 2 代头孢菌素、大环内酯类或喹诺酮类。

4. 糖皮质激素 选用糖皮质激素口服或静脉滴注。对急性加重期患者可考虑口服泼尼松龙每天 30~40 mg,或静脉给予甲泼尼龙 40~80 mg。

5. 祛痰剂 溴己新 8~16 mg,每日 3 次;盐酸氨溴索 30 mg,每日 3 次。

6. 机械通气 根据病情选择无创或有创机械通气。机械通气的护理详见本章第九节"呼吸衰竭患者的护理"。

(二) 稳定期治疗

1. 避免诱发因素,戒烟,避免接触有害气体、粉尘及烟雾,避免受凉等。
2. 支气管舒张剂的应用以沙美特罗、福莫特罗等长效制剂为主。
3. 对痰液不易咳出者使用祛痰剂,常用盐酸氨溴索 30 mg,每天 3 次。
4. 对重度和极重度、反复加重的患者,长期吸入糖皮质激素和 β_2 受体激动剂联合制剂,能增加运动耐量、减少急性加重发作频率、提高生活质量,甚至改善肺功能。临床上最常用的是沙美特罗加氟替卡松、福莫特罗加布地奈德。
5. 长期家庭氧疗(long-term oxygen therapy,LTOT):持续鼻导管吸氧 1~2 L/min,每天 15 h 以上,以提升患者 PaO_2 和 SaO_2。LTOT 指针:① $PaO_2 \leqslant 7.33$ kPa(55 mmHg)或 $SaO_2 \leqslant 88\%$,伴或不伴高碳酸血症;② PaO_2 7.33~8 kPa(55~60 mmHg)或 $SaO_2 \leqslant 88\%$,伴有肺动脉高压、心力衰竭所致的水肿或红细胞增多症。

【常见护理诊断/问题】

1. **气体交换受损** 与小气道阻塞、呼吸面积减少、通气/血流比值失调等有关。
2. **清理呼吸道无效** 与呼吸道炎症、阻塞,痰液过多而黏稠,咳痰无力等有关。
3. **活动无耐力** 与供氧不足、疲劳、呼吸困难有关。
4. **营养失调:低于机体需要量** 与疾病迁延、呼吸困难、疲劳等引起食欲下降、摄入不足、能量需求增加有关。
5. **焦虑** 与呼吸困难影响生活、工作和经济状况不良等因素有关。
6. **睡眠型态紊乱** 与呼吸困难、不能平卧、环境刺激有关。
7. **潜在并发症** 自发性气胸、肺心病、呼吸衰竭、肺性脑病、心律失常等。

【护理措施】

1. 环境和休息 保持室内环境舒适,空气洁净。戒烟。患者采取舒适体位,如半卧位,护理操作集中完成。

2. 饮食与活动 根据患者的喜好,选择高蛋白、高维生素、高热量、易消化的食物,以清淡为主,避免辛辣食品,避免摄入容易引起腹胀及便秘的食物,少食多餐,必要时可静脉输入营养物质。适量饮水,稀释痰液。根据病情制订有效的运动计划,方式多种多样,如散步、练太极拳等。病情较重者鼓励床上活动,活动以不感到疲劳为宜。

3. 病情观察 观察患者咳嗽、咳痰的情况,包括痰液的颜色、量及性状,咳痰是否顺畅,以及呼吸困难程度等;监测动脉血气分析和水、电解质、酸碱平衡状况;监测生命体征,重点观察患者的神志,如出现表情淡漠、神志恍惚等肺性脑病征象时应立即通知医师积极处理,做好抢救记录。

4. 用药护理 遵医嘱应用抗感染、止咳、祛痰、平喘等药物,注意观察疗效和副作用。①抗生素:可能导致过敏,甚至过敏性休克,产生耐药性或二重感染。②止咳药:可待因具有麻醉性中枢镇咳作用,可致恶心、呕吐,甚至成瘾、抑制咳嗽而加重呼吸道阻塞。③祛痰药;盐酸氨溴索副作用较轻;痰热清有清热、解毒、化痰功效,可能出现皮疹、高热、喉头水肿、胸闷气促等。④平喘药:茶碱滴速过快、药量过大可引起茶碱毒副反应,表现为胃肠道症状、心血管症状等,偶可兴奋呼吸中枢,严重者引起抽搐或死亡。⑤糖皮质激素:可能引起口咽部念珠菌感染、声音嘶哑、向心性肥胖、骨质疏松、消化性溃疡等,宜在餐后服用,并遵医嘱服用,不能自行减药或停药。

5. 保持呼吸道通畅 遵医嘱每日行雾化吸入治疗。指导患者有效咳嗽排痰,胸部叩击、振动排痰仪或咳痰机有利于分泌物排出,必要时机械吸痰。

6. 口腔护理 做好口腔护理,尤其每次咳痰后用温水漱口,有口咽部念珠菌感染者可给予制霉菌素液漱口,一天3次。

7. 氧疗的护理 给予鼻导管持续低流量(1~2 L/min)、低浓度(25%~29%)氧气吸入,鼓励每天吸氧15 h以上。

8. 呼吸肌功能锻炼 目的是使浅而快的呼吸转变为深而慢的有效呼吸,加强胸、膈呼吸肌肌力和耐力,改善呼吸功能。呼吸功能锻炼包括腹式呼吸、缩唇呼吸等。

(1)腹式呼吸:指导患者取立位、坐位或平卧位,平卧位者两膝半屈(或膝下垫一软枕),使腹肌放松。两手掌分别放于前胸部与上腹部,用鼻缓慢吸气时,膈肌最大程度下降,腹肌松弛,感腹部手掌向上抬起,胸部手掌原位不动,抑制胸廓运动;呼气时,腹肌收缩,腹部手掌下降,帮助膈肌松弛,膈肌随胸腔内压增加而上抬,增加呼气量。同时可配合缩唇呼吸。因腹式呼吸增加能量消耗,指导患者只能在疾病恢复期进行。

(2)缩唇呼吸:指导患者闭嘴用鼻吸气,将口唇缩小(呈吹口哨样)缓慢呼气,呼气时腹部内陷,胸部前倾,尽量将气呼出,以延长呼气时间,同时口腔压力增加,传至末梢气道,避免小气道过早关闭,提高肺泡有效通气量。吸气与呼气时间比为1∶2或1∶3,尽量深吸慢呼,每分钟呼吸7~8次,每次练习10~20 min,每天2次。

9. 机械通气护理 参见本章第九节"呼吸衰竭患者的护理"。

10. 心理护理 患者因长期患病、社交活动减少,易产生焦虑等情绪,应多与患者沟通,了解患者心理、性格,增强患者战胜疾病的信心。调动家庭支持系统,与患者和家属一起制订并实施康复计划,避免诱因,进行呼吸肌功能锻炼,有规律合理用药,教会患者缓解焦虑的方法。

【健康指导】

1. 康复锻炼 使患者理解康复锻炼的意义,发挥其主观能动性,制订个体锻炼计划,加强体育锻炼,提高机体免疫能力。指导患者进行呼吸功能锻炼(缩唇、腹式呼吸等),以利于肺功能的恢复。教会患者及家属判断呼吸困难的严重程度,合理安排工作、生活。

2. 坚持长期家庭氧疗 指导患者和家属了解氧疗的目的和注意事项,且夜间应持续吸氧;宣传教育用氧安全:防火、防热、防油、防震;指导正确清洁、消毒氧疗设备。

3. 生活指导 劝导患者戒烟,避免粉尘和刺激性气体吸入,避免与呼吸道感染者接触,减少去公共场所的次数。关注气候变化,及时增减衣物,避免受凉、感冒及劳累等诱发因素。

4. 饮食指导 合理膳食,避免进食刺激性食物和产气食物,如辣椒、洋葱、油炸食品、豆类、甜食、汽水、啤酒等。

5. 使用免疫调节剂及疫苗 免疫能力低下、无过敏史的患者,可接种流感疫苗[每年1~2次(春秋)]和(或)肺炎疫苗(每3~5年1次);遵医嘱口服细菌溶解产物(泛福舒),皮下注射胸腺肽或迈普新等免疫调节剂。

6. 定期随访复查。

第三节 慢性肺源性心脏病患者的护理

慢性肺源性心脏病(chronic pulmonary heart disease)简称慢性肺心病,是由于慢性支气管-肺组织、胸廓或肺血管疾病引起肺循环阻力增加、肺动脉高压,使右心室扩张或(和)肥厚,伴或不伴右心衰竭的心脏病。本病发展缓慢,临床上除原有肺、胸疾病的症状和体征外,主要表现为逐渐出现的肺、心功能不全及其他器官功能损害。慢性肺心病是我国的常见病、多发病,患者年龄多在40岁以上,随着社会老龄化因素的影响,患者高峰年龄逐渐向60~70岁推移。

【病因与发病机制】

(一)病因

按原发病的部位不同,可分为以下几类。

1. 支气管、肺疾病 继发于慢性支气管炎、COPD最多见,占80%~90%,其次为哮喘、支气管扩张、重症肺结核、尘肺、间质性肺病等。

2. 胸廓运动障碍性疾病 各种原因所致的脊椎畸形,胸膜广泛增厚、粘连所致的严重胸廓畸形等,引起胸廓运动受限、肺组织受压、支气管扭曲或变形,气道引流不畅,最终导致慢性肺心病。

3. 肺血管疾病 原因不明的原发性肺动脉高压、反复发作的多发性肺小动脉栓塞和肺小动脉炎症等,均可引起肺小动脉狭窄或阻塞,导致肺血管阻力增加,肺动脉高压和右心室负荷加重,最终发展成肺心病。

4. 其他 神经肌肉疾病(如脊髓灰质炎、肌营养不良症、睡眠呼吸暂停低通气综合征等)可导致肺泡通气不足,引起缺氧,使肺血管收缩、阻力增加,导致肺动脉高压,发展成肺心病。

(二)发病机制

反复发生的气道感染和低氧血症导致一系列体液因子和肺血管的变化,使肺血管阻力增加,导致肺动脉高压,从而使右心负荷加重,最终导致右心衰竭。

1. 肺动脉高压的形成

(1)肺血管阻力增加的功能性因素:COPD和其他慢性呼吸系统疾病发展到一定阶段,均可出现肺泡低氧和动脉血低氧血症,引起局部肺血管收缩,导致肺循环阻力增加。

(2)肺血管阻力增加的解剖学因素:慢性缺氧使肺血管收缩,还可导致肺血管构型重建,其他各种伴随慢性胸、肺疾病而产生的肺血管病理学改变也都参与肺循环阻力增加,促进肺动脉高压形成。

(3)血液黏稠度增加和血容量增多:慢性缺氧导致继发性红细胞增多,致血液黏稠度增加,肺血流阻力增高;缺氧还可导致醛固酮增加而导致水、钠潴留;缺氧使肾小动脉收缩,肾血流量减少而加重水、钠潴留,导致血容量增多,肺血流量增加时可加重肺动脉高压。

2. 心脏病变和心力衰竭 肺循环阻力增加,引起右心室后负荷增加,长期作用最终导致右心室肥厚、扩张,甚至右心衰竭。随着病情进展可致左心衰竭。

3. 其他重要器官的损害 长期慢性缺氧、高碳酸血症还可导致其他重要器官如脑、肝、肾、胃肠道等发生病理改变,甚至引起多脏器功能障碍。

【临床表现】

本病发展缓慢,临床上除原有肺、胸疾病的各种症状和体征外,主要表现为逐渐出现肺、心力衰竭及其他器官损害的征象。临床上分为代偿期与失代偿期。

(一) 肺、心功能代偿期

1. 症状 慢性咳嗽、咳痰、气促,活动后可有心悸、呼吸困难、乏力,劳动耐力下降。急性感染时上述症状加重。

2. 体征 可有不同程度的发绀和肺气肿体征,偶有干、湿啰音;心音遥远;肺动脉瓣区可有第二心音亢进,提示肺动脉高压;三尖瓣区可出现收缩期杂音或剑突下心脏搏动增强,提示右心室肥大;部分患者可有颈静脉充盈、肝界下移。

(二) 肺、心功能失代偿期

1. 呼吸衰竭

(1) 症状:呼吸困难加重,常有头痛、失眠、食欲下降、白天嗜睡,甚至出现表情淡漠、神志恍惚、谵妄等肺性脑病表现。

(2) 体征:颜面发绀明显,球结膜充血、水肿,严重时可有视网膜血管扩张、视盘水肿等颅内压升高的表现;腱反射减弱或消失,出现病理反射;因二氧化碳潴留,患者可出现周围毛细血管扩张的表现,如皮肤潮红、多汗。

2. 右心衰竭

(1) 症状:呼吸困难更加明显,心悸、食欲缺乏、腹胀等。

(2) 体征:发绀更明显,颈静脉怒张,心率增快甚至心律失常,剑突下可闻及收缩期和(或)舒张期杂音,肝大有压痛,肝颈静脉回流征阳性,双下肢水肿,重者全身水肿,部分患者可出现肺水肿及全心衰竭的体征。

【诊断要点】

根据患者有慢性支气管炎、肺气肿以及其他胸、肺疾病或肺血管病变,并已引起肺动脉高压、右心室增大或右心功能不全等表现即可诊断。

【治疗要点】

(一) 急性加重期

1. 控制感染 参考痰菌培养及药敏试验,遵医嘱选用抗生素。

2. 畅通呼吸道、有效氧疗 使用物理和(或)药物疗法祛痰,畅通呼吸道后给予有效氧疗,纠正缺氧和二氧化碳潴留,可用鼻导管或面罩低浓度给氧。因患者的呼吸运动主要靠PaO_2降低对外周化学感受器的刺激作用得以维持,吸入低浓度氧以维持低氧对呼吸中枢的刺激作用,避免产生呼吸抑制。病情加重者使用无创或有创呼吸机辅助通气,及时纠正呼吸衰竭。机械通气的护理参见本章第九节"呼吸衰竭患者的护理"。

3. 控制心力衰竭 积极控制感染,重症患者可根据医嘱选用利尿药、正性肌力药或扩血管药物。

(1) 利尿药:根据病情口服氢氯噻嗪、氨苯蝶啶,或静脉使用呋塞米、利尿合剂等。

(2) 正性肌力药:正性肌力药的剂量宜小,一般约为常规剂量的1/2或2/3;同时选用作用快、排泄快的洋地黄类药物,如毛花苷丙 0.133~0.2 mg 加 5%~10% 葡萄糖液 10~20 mL

静脉缓慢注射。用药前应注意纠正缺氧,防治低钾血症,以免发生药物毒性反应。

(3)血管扩张药:血管扩张药可减轻心脏前、后负荷,降低心肌耗氧量,增加心肌收缩力,对部分顽固性心力衰竭有一定效果,但血管扩张药有致血压下降的副作用,常用硝酸甘油、硝普钠、酚妥拉明、硝苯地平等。

(4)控制心律失常:通常经过控制感染、纠正缺氧后,心律失常可自行消失,如持续存在,遵医嘱根据心律失常的类型选用药物。

(5)抗凝治疗:可应用普通肝素或低分子肝素防止肺微小动脉原位血栓形成。

(二)缓解期

慢性肺心病缓解期的治疗,原则上采用中西医结合综合治疗,目的是使肺、心功能得到部分或全部恢复。

(三)并发症的防治

1. 肺性脑病的防治　肺性脑病是慢性肺心病死亡的首要原因,应积极防治。肺性脑病是由于呼吸衰竭所致缺氧、二氧化碳潴留而引起的精神障碍、神经系统症状的综合征,应注意与脑动脉硬化、严重电解质紊乱、单纯性碱中毒、感染中毒性脑病等相鉴别。密切观察病情变化,定期监测动脉血气分析,如患者出现头痛、烦躁不安、表情淡漠、神志模糊、精神错乱、嗜睡或昏迷等症状时,应及时处理,保证有效氧疗,应用呼吸兴奋剂,必要时行机械通气治疗。

2. 酸碱失衡及电解质紊乱的防治　由于缺氧和二氧化碳潴留,可发生多种类型的酸碱失衡及电解质紊乱,使呼吸衰竭、心力衰竭、心律失常的病情更为恶化,严重影响预后,应严密监测,认真判断酸碱失衡及电解质紊乱的类别并及时处理。

3. 心律失常的防治　多表现为房性期前收缩及阵发室上性心动过速,也可有心房扑动及心房颤动;少数病例由于急性严重心肌缺氧,可出现心室颤动和心搏骤停,应采取紧急救治措施。

4. 休克的防治　慢性肺心病发生休克并不多见,一旦发生,预后不良。发生原因有严重感染、失血(多由上消化道出血所致)和严重心力衰竭或心律失常,应紧急处理。

5. 消化道出血的防治　参见第三章"消化系统疾病患者的护理"。

6. 弥散性血管内凝血(disseminated intravascular coagulation,DIC)　参见第五章"血液系统疾病患者的护理"。

【常见护理诊断/问题】

1. 气体交换受损　与小气道阻塞、呼吸面积减少、通气/血流比值失调等有关。

2. 清理呼吸道无效　与痰液过多、黏稠,咳痰无力有关。

3. 体液过多　与心脏负荷增加、心肌收缩力下降、心排血量减少有关。

4. 营养失调:低于机体需要量　与食欲下降、摄入不足有关。

5. 活动无耐力　与日常活动供氧不足、疲劳有关。

6. 焦虑　与呼吸困难影响生活、工作和害怕窒息等因素有关。

7. 睡眠型态紊乱　与呼吸困难、不能平卧、环境刺激等有关。

8. 潜在并发症　肺性脑病、酸碱失衡及电解质紊乱、心律失常、休克、消化道出血、弥散性血管内凝血(DIC)等。

【护理措施】

1. 环境与休息　保持环境整洁和合适的温、湿度;冬季注意保暖,避免直接吸入冷空气。病情轻者可下床活动,以不感到疲劳为宜;病情稍重者鼓励进行床上或床边活动;病情危重者应严格卧床休息。根据患者自护能力,协助或给予患者日常生活护理,如洗漱、进餐、如厕等。

2. 科学、合理的膳食 因消化液分泌减少、胃肠道淤血、胃肠蠕动减慢,患者食欲减退,应指导患者少食多餐。饮食上应根据患者的喜好,选择营养丰富,易消化的食物,以清淡为主,避免辛辣、刺激食物,避免摄入容易引起腹胀及便秘的食物,必要时可静脉输入营养物质。

3. 病情观察 观察患者咳嗽、咳痰、呼吸困难程度;监测动脉血气分析和水、电解质、酸碱平衡状况;观察患者有无心悸、腹胀、尿量减少、下肢水肿等右心衰竭表现;观察皮肤状况。并发肺性脑病者应着重观察患者神志,如出现昼睡夜醒、精神错乱、狂躁或表情淡漠、神志恍惚等表现时应立即通知医师并协助抢救。

4. 用药护理 遵医嘱应用抗炎、止咳、祛痰、平喘等药物,观察药物疗效和不良反应。抗炎药物使用时应注意观察有无继发感染;使用吸入制剂时,指导患者用药前后清洁口腔,避免口腔不适或真菌感染;利尿剂尽可能白天使用,以免影响夜间睡眠,并观察患者尿量及电解质、酸碱平衡情况;应用洋地黄类药物时注意观察患者有无药物毒性反应;使用扩血管药物应注意观察血压。重症患者慎用镇静剂、麻醉剂以及催眠药等,应密切观察患者有无呼吸抑制等。

5. 保持呼吸道通畅 加强翻身、拍背和呼吸道的湿化和雾化,可使用咳痰机、振动排痰仪等提高患者排痰的有效性,必要时采取机械吸痰。多种排痰方式联合应用,有利于维持患者呼吸道通畅。

6. 氧疗的护理 给予持续低流量、低浓度(25%~29%)氧气吸入,并向患者讲解吸氧的目的、方法及注意事项,使患者能坚持长期氧疗。

7. 呼吸肌功能锻炼 锻炼的目的是使浅而快的呼吸转变为深而慢的有效呼吸,加强胸、膈呼吸肌的肌力和耐力,改善呼吸功能,具体措施参见本章第二节"慢性阻塞性肺疾病患者的护理"。

8. 皮肤护理 因右心衰竭常致患者体液过多、双下肢水肿,应观察患者下垂及受压部位的皮肤情况,勤翻身,必要时局部使用泡沫敷贴或睡气垫床,预防压疮的发生。

9. 心理护理 应多与患者沟通交流,增强患者战胜疾病的信心,帮助患者获得家庭支持,减轻患者焦虑、恐惧心理,鼓励患者配合治疗。

【健康指导】

1. 肺心病相关疾病的知识指导 使患者和家属了解疾病的发生、发展过程,积极防治原发病,避免各种导致病情急性加重的诱因如受凉感冒等,减少急性发作的次数。指导患者戒烟并避免被动吸烟,注意定期复查。

2. 增强机体免疫力 根据病情协助患者制订有效的锻炼计划,提高机体免疫能力。锻炼方式多种多样,如散步、练太极拳、骑自行车、做体操等,以不感觉疲劳为宜。坚持呼吸功能锻炼,有利于肺功能恢复。

3. 长期家庭氧疗 向患者及家属讲解长期家庭氧疗的作用及重要性。动脉血氧分压 ≤7.33 kPa(55 mmHg)或指脉氧饱和度≤88%(或伴有高碳酸血症);动脉血氧分压 7.33~8 kPa(55~60 mmHg)或指脉氧饱和度≤88%,并有肺动脉高压、心力衰竭所致水肿或红细胞增多症者应给予家庭氧疗。氧流量不宜过高,1~2 L/min 即可,每日吸氧时间在 15 h 以上,且夜间应持续吸氧。

4. 疫苗和免疫调节剂的应用　参见本章第二节"慢性阻塞性肺疾病患者的护理"。

第四节　支气管哮喘患者的护理

支气管哮喘(bronchial asthma)简称哮喘,是嗜酸粒细胞、肥大细胞和 T 淋巴细胞等多种炎症细胞参与的气道慢性炎症。这种慢性炎症导致气道高反应性和广泛多变的可逆性气流受限。临床上以反复发作性呼气性呼吸困难伴哮鸣音为特点,常在夜间和(或)清晨发作和加重,多数患者可自行缓解或经治疗后缓解。哮喘是全球性疾病,全球约有 1.6 亿患者,我国患病率为 1%~4%,本病约 40% 有家族史。儿童发病率高于成人,成人男女患病率接近,发达国家高于发展中国家,城市高于农村。

哮喘的诊断标准包括如下几点。

(1)反复发作喘息、气急、胸闷或咳嗽,多与接触变应原、冷空气、物理或化学性刺激、病毒性上呼吸道感染、运动等有关。

(2)发作时在双肺可闻及散在或弥漫性以呼气相为主的哮鸣音,呼气相延长。

(3)上述症状可经治疗缓解或自行缓解。

(4)排除其他疾病所引起的喘息、气急、胸闷或咳嗽。

(5)临床表现不典型者(如无明显喘息或体征)至少应有下列三项中的一项:①支气管激发试验或运动试验阳性。②支气管舒张试验阳性。③昼夜呼吸流量峰值(PEF)变异率≥20%。

符合上述(1)~(4)条或(4)、(5)条者,可以诊断为支气管哮喘。

支气管哮喘目前无特效治疗方法,治疗目的为控制症状,防止病情恶化,尽可能保持肺功能正常,维持正常活动能力,减轻治疗不良反应,防治不可逆气道阻塞,避免死亡。脱离变应原是防治哮喘最有效的方法。治疗原则为急性发作期使用支气管舒张剂和抗炎药物,消除诱因,控制发作,缓解期预防复发。

【护理评估】

(一)健康史

哮喘的发作受诸多因素的影响,应询问患者哮喘发作是否与下列因素有关。

1. 吸入变应原　如花粉、尘螨、真菌孢子、动物毛屑、工业粉尘、刺激性气体。

2. 食物　引起哮喘发作的常见食物有鱼类、虾蟹、蛋类和牛奶等。过咸或过甜等刺激性强的食物也可诱发哮喘。

3. 感染　哮喘的发作与上呼吸道的反复感染有关,如病毒、细菌、真菌、原虫、寄生虫等的感染。

4. 接触某些药物　常见的药物有阿司匹林、普萘洛尔、青霉素、磺胺类等。

5. 其他　吸烟、气候的变化、剧烈运动、精神紧张等也可诱发哮喘,还应注意询问家族史。

(二)身体状况

1. 主要症状　患者起病急,哮喘发作前可有干咳、打喷嚏、流泪等先兆,随之很快出现哮喘发作。典型表现为发作性伴有哮鸣音的呼气性呼吸困难或发作性胸闷和咳嗽,严重者被迫采取坐位或呈端坐呼吸,甚至出现发绀等,有时咳嗽为唯一症状。哮喘症状可在数分钟内发作,经数小时至数天,可自行或用支气管舒张剂缓解。

2. 护理体检 哮喘发作时胸部呈过度充气状态,严重发作时可有颈静脉怒张、发绀、大汗淋漓、脉搏加快和奇脉,胸廓饱满,胸部叩诊呈过清音,听诊双肺可闻及以呼气相为主的哮鸣音,有时不用听诊器亦可听到哮鸣音,若伴有感染,则可闻及湿啰音。

3. 支气管哮喘的分期及病情评价 根据临床表现可分为急性发作期、慢性持续期和缓解期。

(1)急性发作期:气促、咳嗽、胸闷等症状突然发生或加剧,常有呼吸困难,以呼气流量降低为其特征,常因接触变应原等刺激物或治疗不当所致。哮喘急性发作时其程度轻重不一,病情加重可在数小时或数天内出现,偶尔可在数分钟内即危及生命,故应对病情做出正确评估,以便给予及时有效的紧急治疗。哮喘急性发作的严重程度分级见表1-3。

表1-3 哮喘急性发作的严重程度分级

临床特点	轻度	中度	重度	危重
气短	步行、上楼时	稍事活动	休息时	—
体位	可平卧	喜坐位	端坐呼吸	—
讲话方式	连续成句	常有中断	单字	不能讲话
精神状态	可有焦虑/尚安静	时有焦虑或烦躁	常有焦虑或烦躁	嗜睡、意识模糊
出汗	无	有	大汗淋漓	—
呼吸频率	轻度增加	增加	常大于30次/分	—
辅助呼吸肌活动及三凹征	常无	可有	常有	胸腹矛盾运动
哮鸣音	散在,呼吸末期	响亮、弥漫	响亮、弥漫	减弱乃至无
脉率	<100次/分	100~120次/分	>120次/分	>120次/分或脉率变慢或不规则
奇脉(收缩压下降)	无(10 mmHg)	可有(10~25 mmHg)	常大于25 mmHg	无
使用β受体激动剂后PEF预计值或个人最佳值	>80%	60%~80%	<60%或小于100 L/min或作用时间小于2 h	—
PaO_2(吸空气)	正常	60~80 mmHg	<60 mmHg	—
$PaCO_2$	<45 mmHg	≤45 mmHg	>45 mmHg	—
SaO_2(吸空气)	>95%	91%~95%	≤90%	—
pH	—	—	降低	降低

(2)慢性持续期:许多哮喘患者可能没有急性发作,但在相当长的时间内表现为不同程度的喘息、咳嗽、胸闷等。治疗前(包括新发生症状的患者和既往已诊断为哮喘而长期未应用药物规范治疗的患者)根据其临床表现和肺功能可将慢性持续期的病情程度分为4级(表1-4)。

(3)缓解期:经过治疗或未经治疗症状、体征消失,肺功能恢复到急性发作前水平,并维持4周以上。

4. 并发症 可并发阻塞性肺气肿、慢性肺源性心脏病、慢性呼吸衰竭及自发性气胸等。

表1-4 哮喘慢性持续期严重程度分级及其临床特点

分级	临床特点
间歇(第一级)	出现症状每周少于1次,短期出现,夜间哮喘症状不超过每月2次,$FEV_1 \geq$预计值的80%或$PEF \geq$个人最佳值的80%,PEF或FEV_1变异率小于20%
轻度持续(第二级)	出现症状每周达到或多于1次,但每天不足1次,可能影响活动和睡眠,夜间哮喘症状每月多于2次,但每周不足1次,$FEV_1 \geq$预计值的80%或$PEF \geq$个人最佳值的80%,PEF或FEV_1变异率为20%~30%
中度持续(第三级)	每日有症状,影响活动和睡眠,夜间哮喘症状每周达到或多于1次,FEV_1占预计值的60%~79%或PEF占个人最佳值的60%~79%,PEF或FEVL变异率大于30%
严重持续(第四级)	每日有症状,频繁出现,经常出现夜间哮喘症状,体力活动受限,FEV_1<预计值的60%或PEF<个人最佳值的60%,PEF或FEV_1变异率大于30%

(三) 心理-社会状况

因哮喘发作时出现呼吸困难、濒死感而导致患者焦虑、恐惧。哮喘发作严重的患者,甚至丧失生活信心,易对家属、医务人员或支气管舒张药产生依赖心理。

【常见护理诊断/问题】

1. 气体交换受损 与支气管痉挛、气道炎症、气道阻力增加有关。

2. 有体液不足的危险 与哮喘反复发作或重症哮喘发作时间长、患者张口呼吸、体液消耗过多、不能进食有关。

3. 焦虑/恐惧 与呼吸困难、哮喘发作伴濒死感、健康状态不佳有关。

4. 知识缺乏 缺乏哮喘疾病及使用定量吸入器的相关知识。

5. 潜在并发症 呼吸衰竭,与气道阻塞、呼吸肌劳累、缺氧和二氧化碳潴留加重有关。

【护理目标/评价】

1. 患者呼吸困难缓解,发绀减轻或消失。
2. 摄入足够的液体,痰液稀释,排痰顺畅。
3. 情绪稳定。
4. 了解哮喘有关知识,能够正确使用定量吸入器。
5. 预防哮喘发作,不发生呼吸衰竭。

【护理措施】

(一) 改善通气,缓解呼吸困难

1. 环境 患者对气温和气味很敏感,应保持室内空气流通、新鲜,维持室温在18~22℃,湿度在50%~70%。应避免环境中的变应原,不宜在室内放置花草及用羽毛枕头,应注意避免房间内尘埃飞扬,或避免吸入刺激性物质而导致哮喘发作。

2. 体位 哮喘发作时,协助患者采取半卧位或坐位并较舒适地伏在床旁小桌上休息,以减轻体力消耗。

3. 饮食 提供清淡、易消化、足够热量的饮食,避免进食硬、冷、油煎食物,与哮喘发作有关的食物,如鱼、虾、蟹、蛋类、牛奶等,应避免食用。某些食物添加剂如酒石黄、亚硝酸盐也可诱发哮喘,应引起注意。

4. 病情观察 观察哮喘发作的前驱症状,如鼻咽痒、喷嚏、流涕、眼痒等黏膜过敏症状。哮喘发作时,观察患者意识状态、呼吸频率、节律、深度等,监测呼吸音、哮鸣音变化,监测动脉血气分析和肺功能情况。哮喘严重发作时,如经治疗病情无缓解,做好机械通气准备工作。

5. 给氧 哮喘发作时,PaO_2可有不同程度的下降,按医嘱给予吸氧2~4 L/min,伴有高碳酸血症时应低流量(1~2 L/min)、低浓度吸氧。吸氧时应注意呼吸道的湿化和通畅,避免气道干燥和寒冷气流的刺激而导致气道痉挛。

6. 促进排痰 清除呼吸道分泌物是改善通气的重要环节。

7. 药物 按医嘱使用支气管舒张药和抗生素。

（二）补充液体

哮喘发作的患者,应注意补充液体,使痰液稀释,以利于咳出,改善通气功能。若无心、肾功能不全,鼓励患者每日饮水2~3 L。重症哮喘应静脉补液,以纠正失水,一般补液量为2~3 L/d,滴速以30~50滴/分为宜,避免单位时间内输液过多而诱发心力衰竭。

（三）心理护理

哮喘发作时患者精神紧张、烦躁、恐惧,而不良情绪常会诱发或加重哮喘发作。应提供良好的心理支持,尽量守护在患者床旁,多安慰患者,使其产生信任和安全感。应多巡视患者,耐心解释病情和治疗措施,给予心理疏导和安慰,消除过度的紧张状态,对减轻哮喘发作的症状和控制病情有重要意义。

（四）预防并发症

痰液黏稠造成痰栓,使呼吸困难加重。神志不清时,应做好气管插管或气管切开准备,及时清除痰栓,减少无效腔,以预防呼吸衰竭的发生。出现呼吸衰竭时应积极采取相应措施,必要时给予人工呼吸机辅助治疗,以缓解患者呼吸困难,使呼吸肌得到休息,维持呼吸功能。若出现气胸等并发症,应积极采取相应措施,立即排气减压。

（五）用药护理

1. 拟肾上腺素类药物 此类药物较多,目前多选用$β_2$受体激动剂,如沙丁胺醇(又称舒喘灵,喘乐宁),每次2~4 mg,每日3次;特布他林(博利康尼),每次2.5 mg,每日口服2~3次。缓释舒喘灵(全特宁)口服剂型每次8 mg,每日2次,对夜间发作较适用,此药片内含有控释材料,必须整片吞服。长效$β_2$受体激动剂作用时间为10~12 h,常用药物有福莫特罗(奥克斯都保)、沙美特罗(施立稳)及丙卡特罗(美普清)等,且有一定抗炎作用。福莫特罗4.5 μg,每天2次,每次1喷。注意观察药物的不良反应,如头痛、头晕、心悸、骨骼肌震颤等,药物用量过大可引起严重心律失常,甚至发生猝死。$β_2$受体激动剂不宜长期、规律、单一、大量使用。因为长期应用可引起$β_2$受体功能下降和气道反应性增高,出现耐药性。

2. 茶碱类药物 常用药物有氨茶碱,口服每次0.1~0.2 g,每日3次,静脉给药主要应用于危重症哮喘,静脉滴注首次剂量4~6 mg/kg,注射速度不超过0.25 mg/(kg·min),静脉滴注维持量为0.6~0.8 mg/(kg·h),日注射量一般不超过1.0 g,静脉滴注的时间应超过10 min。茶碱缓释片(舒弗美)不能嚼服,必须整片吞服,可用于夜间哮喘。茶碱类药主要不良反应是胃肠道、心脏和中枢神经系统的毒性反应。氨茶碱用量过大或静脉滴注速度过快可引起恶心、呕吐、头痛、失眠、心律失常,严重者可引起室性心动过速、癫痫样症状、昏迷,甚至心搏骤停等。用药时监测血药浓度可减少不良反应的发生,其安全浓度为6~15 μg/mL。发热、妊娠、小儿,或老年有心、肝、肾功能障碍及甲状腺功能亢进者不良反应增加。合用西咪替丁(甲氰咪胍)、喹诺酮类、大环内酯类药物等可影响茶碱代谢而使其排泄减慢,应加强观察。

3. 抗胆碱药 胆碱能受体(M受体)拮抗剂,有舒张支气管及减少痰液的作用。常用异丙托溴铵吸入或雾化吸入,约10 min起效,维持4~6 h。长效抗胆碱药噻托溴铵作用维持时间可达24 h。抗胆碱药吸入后,少数患者可有口苦或口干感。

4. 糖皮质激素 当前控制哮喘发作最有效的药物。主要作用机制是抑制炎症细胞的迁移和活化,抑制细胞因子的生成,抑制炎症介质的释放。可分为吸入、口服和静脉用药。吸入治疗是目前推荐长期抗感染治疗哮喘的最常用的方法。吸入剂有倍氯米松和布地奈德,吸入剂量在轻度持续者一般为200~1500 μg/d、中度持续者500~1000 μg/d、重度持续者大于1000 μg/d(不宜超过2000 μg/d)。口服剂有泼尼松(强的松)、泼尼松龙(强的松龙),可大剂量、短疗程服用,30~40 mg/d。严重哮喘发作时应静脉给药,可用地塞米松10~30 mg/d或琥珀酸氢化可的松,每天100~400 mg。注意观察药物的不良反应,吸入剂虽然全身副作用少,但少数患者可引起口咽部念珠菌感染、声音嘶哑或呼吸道不适,喷药后应用清水漱口可减轻局部反应和胃肠道吸收。长期口服激素可引起或加重消化性溃疡、骨质疏松等。

5. 其他 白三烯(LT)拮抗剂:具有抗炎和舒张支气管平滑肌的作用,常用药物如扎鲁司特20 mg,每天2次,或孟鲁司特10 mg,每天1次口服;白三烯调节剂的主要不良反应是较轻微的胃肠道症状,少数有皮疹、血管性水肿、转氨酶升高,停药后可恢复。色甘酸钠:非糖皮质激素类抗炎药物,对预防运动或变应原诱发的哮喘最为有效。色甘酸钠雾化吸入3.5~7 mg或干粉吸入20 mg,每天3~4次,少数患者吸入后可有咽喉不适、胸闷、偶见皮疹,孕妇慎用。酮替芬和新一代组胺H_1受体拮抗剂阿司咪唑等对轻症哮喘和季节性哮喘有一定效果,也可与$β_2$受体激动剂联合用药。酮替芬有镇静、头晕、口干、嗜睡等不良反应,对高空作业人员、驾驶员、操纵精密仪器者应予以强调。

(六)正确使用定量吸入器

指导前仔细评估患者使用吸入器的情况,找出使用中存在的问题及其相关因素,针对问题并结合其文化程度、学习能力确定教育内容、方法,护士自我介绍吸入器的正确使用方法:吸入前振摇,以使药液混匀,嘱患者缓慢呼气,置喷口于口内,双唇包紧。缓慢吸气,在深吸气过程中按压驱动装置,尽可能屏气5~10 s,使较小的雾粒在更远的气道沉降,然后再缓慢呼气。若需要再次吸入,应等待至少1 min后再吸入药液。用药后漱口或喝水可减少口腔真菌感染及咳嗽的发生。首次使用前或每次当气雾剂已超过一星期未被使用时,先向空气中试喷。吸入器应避免阳光直射和40 ℃以上高温。注意观察药物的疗效及不良反应。

【健康指导】

哮喘患者的教育与管理是提高疗效、减少复发、提高患者生活质量的重要措施。

1. 向患者解释哮喘的激发因素、发病机制、治疗方法,提高患者在治疗中的依从性,使患者了解长期、适当、充分的治疗,可以完全控制哮喘的发作。

2. 熟悉哮喘发作的先兆及相应的处理方法。皮试查变应原,进行特异脱敏治疗。

3. 了解支气管舒张剂和抗炎药物的作用、用法和副作用,掌握正确的吸入技术。

4. 指导患者摄入营养丰富清淡饮食,避免易诱发哮喘的食物,如牛奶、鱼虾等,避免刺激性食物和饮酒,鼓励多饮水。

5. 适当锻炼,保证充足睡眠,增强体质。保持有规律的生活和乐观情绪,避免身心过劳。

6. 心理-社会指导 精神心理因素在哮喘的发生发展过程中起重要作用,培养良好的情绪和战胜疾病的信心是哮喘治疗和护理的重要内容。哮喘患者的心理反应可有抑郁、焦虑、恐惧、性格改变等,给予心理疏导。此外,患者常有社会适应能力下降(如自信心及适应能力下降、交际减少等)的表现,应指导患者充分利用社会支持系统,动员与患者关系密切的家人或朋友参与对哮喘患者的管理,为其身心康复提供各方面的支持。

7. 学会在家中自行监测病情变化,并进行评定,重点掌握峰流速仪的使用方法,有条件的应记哮喘日记;与医生共同制定防止复发、保持长期稳定的方案。

第五节 支气管扩张患者的护理

支气管扩张(bronchiectasis)是指直径大于 2 mm 的支气管由于管壁的肌肉和弹性组织破坏引起的慢性异常扩张。临床特点为慢性咳嗽,咳大量脓性痰和(或)反复咯血。患者多有童年麻疹、百日咳或支气管肺炎等病史。由于生活条件的改善,麻疹和百日咳疫苗的预防接种及抗生素的应用,本病的发病率已明显减少。

主要发病因素是支气管-肺组织感染和支气管阻塞,两者互为因果。婴幼儿期支气管肺组织感染是支气管扩张最常见的原因。由于儿童支气管腔较细和管壁薄,易阻塞,反复感染导致支气管壁各层组织,尤其是平滑肌和弹性纤维的破坏,削弱了对管壁的支撑作用。支气管炎症引起的支气管黏膜充血、水肿和分泌物阻塞管腔,致使引流不畅而加重感染。肿瘤、异物、感染、支气管周围肿大的淋巴结或肺癌的压迫可使支气管阻塞导致肺不张,胸腔负压直接牵拉支气管管壁,导致支气管扩张。支气管先天发育障碍较少见,如气管支气管巨大症是先天性结缔组织异常、管壁薄弱导致的气管和主支气管扩张。Kartagener 综合征(支气管扩张、鼻窦炎及内脏转位)因软骨发育不全或弹性纤维不足,导致局部管壁薄弱或弹性较差引起支气管扩张。某些全身性疾病,如类风湿关节炎、克罗恩病、溃疡性结肠炎、系统性红斑狼疮、人免疫缺陷病毒(HIV)感染等疾病可同时伴有支气管扩张。另外,支气管扩张可能与机体免疫功能失调有关。

治疗原则是促进痰液引流和防治呼吸道感染。反复呼吸道感染或大咯血者,若病变范围比较局限,可行肺叶切除术。

【护理评估】

(一)健康史

1. 既往病史 婴幼儿期曾患麻疹、百日咳或有支气管肺炎迁延不愈的病史和呼吸道感染反复发作可造成支气管扩张。

2. 了解患者吸烟史及生活、工作环境是否有尘埃或废气污染等。

(二)身体状况

1. 主要症状

(1)慢性咳嗽伴大量脓痰:咳嗽、咳痰与体位改变有关,晨起及晚间卧床改变体位时咳嗽明显、痰量增多。呼吸道感染急性发作时,黄绿色脓痰明显增加,一日可达数百毫升;若有厌氧菌混合感染时,痰有恶臭味,呼吸有臭味。痰液收集于玻璃瓶中静置后可分四层:上层为泡沫,下悬脓性黏液,中为混浊黏液,底层为坏死组织沉淀物。

(2) 反复咯血:50%~70%的患者反复咯血,量不等,从痰中带血至大咯血,咯血量与病情程度、病变范围不一致。部分患者咯血为唯一症状,无咳嗽、脓痰等呼吸道症状,临床上称为干性支气管扩张,多发生于引流良好的上叶支气管,且不易感染。

(3) 全身中毒症状:反复的肺部感染可引起全身中毒症状,出现间歇发热或高热、乏力、食欲减退、盗汗、消瘦、贫血等,严重者可出现气促或发绀。

2. 护理体检 早期或干性支气管扩张可无异常肺部体征。病变重或继发感染时常可在两肺下方、背部闻及固定而持久的局限性粗湿啰音,有时可闻及哮鸣音;结核引起的支气管扩张,湿啰音多位于肩胛间区;慢性重症支气管扩张肺功能严重障碍时,可出现杵状指(趾)。

(三) 实验室及其他检查

1. 胸部 X 线检查 早期轻症患者一侧或双侧有肺纹理增多、增粗现象;支气管柱状扩张的典型 X 线表现为轨道征,囊状扩张的特征性改变为卷发样阴影,感染时阴影内出现液平面。

2. 胸部 CT 检查 显示管壁增厚的柱状扩张,或成串成簇的囊样改变。高分辨率 CT(HRCT)具有更高的空间和密度分辨能力,已基本取代支气管造影。

3. 支气管造影 可确定病变部位、性质、范围、严重程度,为治疗或手术切除提供重要参考依据。

4. 纤维支气管镜检查 可明确出血、扩张或阻塞部位,还可进行局部灌洗、局部止血,取冲洗液做微生物学检查。

5. 实验室检查 白细胞计数一般正常,如继发肺部感染时白细胞总数和中性粒细胞数可增多。痰涂片或培养可发现致病菌。

(四) 心理-社会状况

支气管扩张是一种长期反复感染的慢性疾病,病程长,发病年龄较轻,会给患者的学习、工作甚至婚姻问题带来影响,特别是痰多、有口臭的患者,在心理上产生极大压力,往往害怕到人群中去,将自己孤立,远离集体。

【常见护理诊断/问题】

1. 清理呼吸道无效 与痰多黏稠、咳嗽无力、咳嗽方式无效有关。

2. 营养失调:低于机体需要量 与慢性反复支气管-肺组织感染导致机体消耗量增多有关。

3. 有窒息的危险 与痰液黏稠、大咯血有关。

【护理目标/评价】

1. 患者能有效清除痰液。
2. 摄入足够营养,体重渐增,抗病能力增强。
3. 呼吸道通畅,未发生窒息。

【护理措施】

(一) 保持呼吸道通畅

1. 休息和环境 急性感染或病情严重者应卧床休息。保持室内空气流通,维持适宜的温湿度,注意保暖。

2. 饮食 摄入高热量、高蛋白质及含维生素、矿物质丰富的饮食,指导患者在咳痰后及进食前后用清水或漱口液漱口,保持口腔清洁,促进食欲。鼓励患者多饮水,每天 1500 mL 以上。充足的水分可稀释痰液,利于排痰。大量咯血者应禁食;小量咯血者宜进少量温、凉流质饮食,多食富含纤维素食物,以保持大便通畅,避免排便时腹压增加而引起再度咯血。

3. 病情观察 观察痰液的量、颜色、性质、气味和与体位的关系,痰液静置后是否有分层现象,记录 24 h 痰液排出量。观察咯血的颜色、性质及量。病情严重者需观察患者缺氧情况,是否有发绀、气促等表现。注意患者有无发热、消瘦、贫血等全身症状。

4. 体位引流 指利用重力作用促使呼吸道分泌物流入气管、支气管排出体外。
①引流前准备:向患者解释体位引流的目的、过程和注意事项,监测生命体征和肺部听诊,明确病变部位。引流前 15 min 遵医嘱给予支气管扩张剂。备好排痰用纸巾或可弃去的一次性容器。②引流体位:引流体位的选择取决于分泌物潴留的部位和患者的耐受程度。原则上抬高患部,引流支气管开口向下,有利于潴留的分泌物随重力作用流入支气管和气管排出。如果患者不能耐受,应及时调整姿势。头外伤、胸部创伤、咯血、严重心血管疾病和患者状况不稳定者,不宜采用头低位进行体位引流。③引流时间:根据病变部位、病情和患者状况,每天 1~3 次,每次 15~20 min。一般于饭前 1 h,饭后或鼻饲后 1~3 h 进行。④引流的观察:引流时应有护士或家人协助,观察患者有无出汗、脉搏细弱、头晕、疲劳、面色苍白等症状,评估患者对体位引流的耐受程度,如患者出现心率超过 120 次/分、心律失常、高血压、低血压、眩晕或发绀,应立即停止引流并通知医生。在体位引流过程中,鼓励并指导患者做腹式深呼吸,辅以胸部叩击等措施。⑤引流后护理:体位引流结束后,帮助患者采取舒适体位,弃掉污物。给予清水或漱口剂漱口,保持口腔清洁,减少呼吸道感染的机会。观察患者咳痰的情况,如性质、量及颜色,并记录。

5. 用药护理 按医嘱使用抗生素、祛痰剂和支气管舒张药,指导患者掌握药物的疗效、剂量、用法和不良反应。必要时通知医生。

(二)咯血护理

详见本章第一节。

(三)窒息护理

1. 监测病情 密切观察患者咳痰与咯血的量、颜色、性质及速度,监测生命体征及意识状态的变化;注意有无胸闷、气促、呼吸困难、发绀、面色苍白、出冷汗、烦躁不安等窒息征象;对精神极度紧张、咳嗽剧烈的患者,可给予小剂量镇静剂或镇咳剂,用药后注意观察呼吸中枢和咳嗽反射受抑制情况,以早期发现因呼吸抑制导致血块不能咯出而发生的窒息。尽量避免搬动患者,以减少肺活动度。

2. 保持呼吸道通畅 痰液黏稠无力咳出者,可经鼻腔吸痰。重症患者在吸痰前后应适当提高吸氧浓度,以防吸痰引起低氧血症。应将气管内痰液和积血轻轻咳出,保持气道通畅。咯血时轻轻拍击健侧背部,嘱患者不要屏气,以免诱发喉头痉挛,使血液引流不畅形成血块,导致窒息。

3. 窒息的抢救 对大咯血及意识不清的患者,应在病床旁备好急救器械,一旦患者出现窒息征象,应立即取头低脚高 45°俯卧位,面部侧向一边,轻拍背部,迅速排出滞留在气道和口咽部的血块,或直接刺激咽部以咳出血块。必要时用吸痰管进行机械吸引,并给予高浓度吸氧。做好气管插管或气管切开的准备与配合工作,以解除呼吸道阻塞。

(四)手术患者护理

行肺叶切除术的患者按肺叶切除术护理。

【健康指导】

1. 向患者及其家属介绍疾病发生、发展与治疗、护理过程,指导患者正确认识、对待疾病,积极配合治疗。

2. 积极治疗口腔及上呼吸道的慢性病灶如扁桃体炎、鼻窦炎等,避免受凉。减少刺激性气体吸入,吸烟者应戒烟。注意口腔卫生,既可防止呼吸道感染,又能去除呼吸时的臭味。

3. 强调清除痰液对减轻症状、预防感染的重要性,指导患者及其家属学习和掌握有效咳嗽、胸部叩击、雾化吸入及体位引流的排痰方法,长期坚持,以控制病情的发展。

4. 生活指导 讲明加强营养对机体康复的作用,使患者能主动摄取必需的营养素,以增加机体抗病能力。鼓励患者参加体育锻炼,建立良好的生活习惯,劳逸结合,以维护心、肺功能状态。

第六节 肺炎患者的护理

肺炎(pneumonia)指终末气道、肺泡腔和肺间质的炎症,可由多种病原体、理化因素、过敏因素等引起,是呼吸系统的常见病。在我国发病率及病死率高,尤其是老年人或免疫功能低下者。门诊患者中肺炎病死率为1%~5%,住院患者平均为12%,其中重症监护患者约40%。

肺炎可根据解剖、病因或患病环境加以分类,按病因分类更有利于抗生素或化学药物的选择。临床诊断时亦可将两种分类结合起来。

(一)病因分类

1. 感染 包括细菌、病毒、真菌、支原体、衣原体及寄生虫等感染,其中细菌感染是肺炎最常见病因,约占80%。主要致病细菌:肺炎球菌、金黄色葡萄球菌、甲型溶血性链球菌、流感嗜血杆菌等;常见的病毒:呼吸道合胞病毒、腺病毒、流感病毒及巨细胞病毒等;真菌性肺炎由白色念珠菌、曲霉菌、放线菌等引起;一些以往较少报道的病原体如军团菌、卡氏肺囊虫、衣原体等相继出现,一些非致病菌也可在适宜条件下成为机会致病菌。院外感染的肺炎仍以肺炎球菌为主,而院内感染的肺炎则以革兰氏阴性杆菌为主。

2. 理化因素 包括毒气、药物、化学物质、放射线、水、食物或呕吐物的吸入;免疫和变态反应(过敏性、风湿性疾病)等也均可引起肺炎。

(二)解剖分类

1. 大叶性肺炎 病变常累及整个肺段至肺叶,又称肺泡性肺炎。细菌感染是主要病因,以肺炎链球菌最为多见,流感嗜血杆菌、铜绿假单胞菌、大肠埃希菌、克雷伯菌、葡萄球菌和结核杆菌也可引起本病,病毒一般不引起肺泡性肺炎。X线胸片显示肺叶或肺段的实变阴影。

2. 小叶性肺炎 指炎症累及细支气管、终末细支气管及远端肺泡,又称支气管肺炎。可由细菌、病毒、支原体等引起,如肺炎链球菌、葡萄球菌、腺病毒、流感病毒以及肺炎支原体等。常继发于支气管炎、支气管扩张、上呼吸道病毒感染后以及长期卧床患者,可闻及湿啰音,由于下叶常受累,X 线胸片显示为沿肺纹理分布的不规则斑片状阴影,密度深浅不一,且不受肺叶和肺段限制。

3. 间质性肺炎 为肺间质的炎症,病变主要累及支气管壁、支气管周围组织和肺泡壁。由于病变在肺间质,呼吸道症状较轻,异常体征较少。X 线胸片显示为肺下部纤细、不规则的条索状阴影,可呈网状,其间可见密度增高的小点状阴影。

(三) 根据感染来源分类

1. 社区获得性肺炎(community acquired pneumonia,CAP) 在医院外罹患的感染性肺实质炎症,主要病原菌为肺炎链球菌、肺炎支原体、肺炎衣原体等,耐药菌普遍。

2. 医院获得性肺炎(hospital acquired pneumonia,HAP) 患者入院时不存在肺部感染,也不处于感染潜伏期,而在入院 48 h 后在医院内发生的肺炎,也包括出院后 48 h 内发生的肺炎。常见病原菌为革兰氏阴性杆菌,包括铜绿假单胞菌、肺炎克雷伯菌、金黄色葡萄球菌、大肠埃希菌等。

【病因与发病机制】

1. 微生物的侵入途径 ①吸入口咽部的分泌物。②直接吸入周围空气中的细菌。③菌血症。④邻近部位的感染直接蔓延到肺。

2. 机体防御功能降低 当呼吸道局部屏障和清除功能、肺泡巨噬细胞的吞噬功能及机体的正常免疫功能降低时就容易发生肺炎。易患因素包括:①吸烟、酗酒,年老体弱、长期卧床、意识不清、吞咽和咳嗽反射功能障碍。②慢性或重症患者。③长期使用肾上腺糖皮质激素、免疫抑制剂或抗肿瘤药物。④接受机械通气以及大手术者等。

【诊断要点】

1. 症状 起病急,典型表现为畏寒、发热,在上呼吸道感染后出现咳嗽、咳痰或原有呼吸道症状加重,并出现脓性痰或血性痰液,伴或不伴胸痛;病变范围大者可有呼吸困难、发绀。

2. 体征 早期肺部体征不明显,典型体征为肺实变、湿啰音。

3. 评估严重程度 肺炎的严重性主要取决于局部炎症程度、肺部炎症的播散和全身炎症反应程度。

【治疗要点】

1. 抗感染治疗 肺炎治疗的最主要环节,选用抗生素应遵循抗菌药物治疗原则,即对病原体给予针对性治疗。先根据病情及经验,按社区获得性肺炎或医院获得性肺炎选择抗生素,再根据病情演变和病原学检查结果进行调整。

2. 对症支持治疗 包括维持水、电解质平衡,纠正缺氧,改善营养,清除呼吸道分泌物等。

3. 并发症的预防及处理 重症肺炎患者可出现严重败血症或毒血症,同时并发感染性休克,应及时给予抗休克治疗。发生肺脓肿、呼吸衰竭等应给予相应治疗。

【常见护理诊断/问题】

1. 气体交换受损 与气道内黏液堆积、肺部感染等因素致呼吸面积减少有关。

2. 清理呼吸道无效 与肺部炎症、痰液黏稠、疲乏有关。

3. 体温过高 与细菌引起肺部感染有关。

4. 潜在并发症 感染性休克、肺不张、肺脓肿等。

【护理措施】

1. 休息与饮食 卧床休息,减少组织耗氧,有利于机体组织修复。治疗和护理尽量集中进行,以保证患者有足够的休息时间。高热时应及时补充营养和水分,给予高热量、高蛋白、高维生素、易消化的流质或半流质饮食。高热、暂不能进食者需静脉补液,滴速不宜过快,以免引起肺水肿。有明显麻痹性肠梗阻或胃扩张时,应暂禁食、禁饮,给予胃肠减压,直至肠蠕动恢复。

2. 高热护理 寒战时注意保暖,及时添加被褥,使用热水袋时注意防止烫伤。高热时予以物理降温;大量出汗者应及时更换衣服和被褥,避免受凉,并注意保持皮肤的清洁、干燥。高热使唾液分泌减少,口腔黏膜干燥,同时机体抵抗力下降,易引起口唇干裂、口唇疱疹及口腔炎症、溃疡,因此,应做好口腔护理,协助患者漱口或用漱口液清洁口腔,口唇干裂可涂润滑油保护。

3. 病情观察 监测患者神志、体温、呼吸、脉搏、血压、尿量、有无皮肤色泽和意识状态改变;监测白细胞总数和分类计数、动脉血气分析值;注意观察痰液量、颜色和气味,如肺炎链球菌肺炎呈铁锈色痰、克雷伯菌肺炎典型痰液为砖红色胶冻状、厌氧菌感染者痰液多有恶臭味等。

4. 用药护理 遵医嘱早期应用足量、有效抗感染药物,并注意观察疗效及不良反应,发现异常及时报告。痰标本的留取最好在使用抗生素前,采集后应立即送标本进行接种培养。

5. 保持呼吸道通畅 指导患者有效咳嗽排痰,如翻身、拍背、雾化吸入、应用祛痰剂等;协助患者取半坐卧位,以增强肺通气量,减轻呼吸困难;有低氧血症或气紧发绀者,给予氧气吸入。患者胸痛,且随呼吸、咳嗽而加重时,可采取患侧卧位,或用胸带固定胸廓,以减轻疼痛,必要时可遵医嘱使用镇咳药物。

6. 感染性休克的护理

(1)准确记录出入液量:估计组织灌流情况。

(2)体位:取抬高头胸部约20°、抬高下肢约30°的仰卧中凹位,以利于呼吸和静脉血回流,增加心排血量。

(3)吸氧:中、高流量吸氧,以改善组织器官的缺氧状态,维持$PaO_2>8$ kPa(60 mmHg)。

(4)补充血容量:尽快建立两条静脉通路,遵医嘱补液,以维持有效血容量,降低血液黏稠度,改善微循环,防止弥散性血管内凝血(DIC)。补液速度应考虑患者的年龄和基础疾病,先快后慢,可在中心静脉压监测下调整补液量和速度,中心静脉压<0.49 kPa(5 cmH$_2$O)可适当加快输液速度,若中心静脉压达到或超过0.98 kPa(10 cmH$_2$O),输液速度则不宜过快。若患者口唇红润、指端温暖、收缩压>12 kPa(90 mmHg)、尿量>30 mL/h 则提示血容量基本补足。若血容量基本补足的情况下尿量<20 mL/h,尿相对密度(比重)<1.018,应警惕急性肾衰竭的发生。

(5)用药护理:遵医嘱使用多巴胺、间羟胺(阿拉明)等血管活性药物以及糖皮质激素和抗生素等,注意观察药物的疗效及不良反应,发现异常情况及时报告并处理。

(6)病情观察:密切观察患者意识状态,监测生命体征及皮肤、黏膜的变化,以准确判断病情转归。监测和纠正电解质和酸碱平衡紊乱。

【健康指导】

1. 疾病相关知识宣传教育 讲解肺炎的病因和诱因,指导患者避免受凉、淋雨、吸烟、酗酒和防止过度疲劳;有皮肤痈、疖、伤口感染、毛囊炎、蜂窝织炎时及时治疗,尤其是免疫功能低下者和慢性支气管炎、支气管扩张者。

2. 自我护理与疾病监测　慢性病患者、年老体弱者可接种流感疫苗、肺炎疫苗等;长期卧床者,应注意经常改变体位、翻身、拍背,排出气道内痰液,有感染征象及时就诊。

3. 饮食与活动　增加营养的摄入,保证充足的休息时间,劳逸结合,生活有规律;积极参加体育锻炼,增强体质,防止感冒。

4. 用药指导　指导患者遵医嘱用药,了解药物的疗效、用法、疗程、不良反应,防止自行减量或停药,定期随访。

一、肺炎链球菌肺炎患者的护理

肺炎链球菌肺炎(pneumococcal pneumonia)是由肺炎球菌(肺炎链球菌)所引起的肺实质炎症,典型病变呈大叶性分布,临床上表现为寒战、高热、咳嗽及咯铁锈色痰。本病居社区获得性肺炎的首位,由于抗生素的广泛应用,发病率逐渐下降,不典型病例较前增多。

【病因与发病机制】

肺炎链球菌为革兰氏阳性球菌,其毒力大小与其荚膜多糖有关。根据荚膜多糖抗原性的不同,可将肺炎链球菌分为84个血清型,引起成人致病的多为1~9型和12型,以第3型毒力最强,阳光直射1 h或加热至52 ℃ 10 min可灭菌,对碳酸等消毒剂也较敏感,但于干燥痰中可存活数月。

肺炎链球菌是上呼吸道寄居的正常菌群,正常人带菌率可达40%~70%,很少发病,只有机体免疫力降低时才发病,且多为内源性感染。当健康人因某些诱因使呼吸道防御功能受损,细菌进入下呼吸道,在肺泡内繁殖增长,引起肺泡壁水肿,白细胞、红细胞及纤维蛋白渗出,渗出液中含有细菌,经Cohn孔(肺泡孔)向肺的中央部分蔓延,累及整个肺叶或肺段而致肺炎。因病变开始于外周,故易累及胸膜致渗出性胸膜炎。典型病理改变分为充血期、红色肝样变期、灰色肝样变期和消散期。因肺炎链球菌不产生毒素,故不引起原发组织坏死和空洞形成,炎症消散后肺组织结构多无破坏,不留纤维瘢痕。极少数患者由于机体反应性差,纤维蛋白不能完全吸收,称为机化性肺炎。

【临床表现】

由于年龄、病程、免疫功能及对抗生素治疗的反应不同,其临床表现多样。

1. 症状　发病前常有受凉、淋雨、疲劳、醉酒、病毒感染等诱因,多有上呼吸道感染的前驱症状,典型表现为起病急骤、畏寒、高热、全身肌肉酸痛,体温通常在数小时内升至39~40℃,呈稽留热,或体温高峰在下午或傍晚;患侧胸痛,可放射至肩部或腹部,咳嗽或深呼吸时加剧,故患者常取患侧卧位;痰少,可带血或呈铁锈色。

2. 体征　急性病容,面颊绯红,鼻翼扇动,皮肤灼热、干燥,口角及鼻周有单纯疱疹;严重者可出现发绀、心动过速、心律不齐;有感染中毒症者,可出现皮肤、黏膜出血点,巩膜黄染。早期肺部无明显异常体征;肺实变期触觉语颤增强,叩诊浊音,听诊闻及支气管肺泡呼吸音或管样呼吸音等实变体征;消散期可闻及湿啰音。

本病自然病程1~2周,起病5~10天后体温可自行骤降或逐渐消退,使用有效抗菌药物可使体温在1~3天内恢复正常,其他症状与体征亦逐渐消失。

3. 并发症　近年来已较少见,重症患者可并发感染性休克、心肌炎、胸膜炎、脓胸、肺脓肿、脑膜炎及关节炎等。

【诊断要点】

根据典型症状与体征,结合胸部 X 线检查,可做出初步诊断。病原菌检测是确诊本病的主要依据。

【治疗要点】

1. 抗感染治疗 一旦确诊立即应用抗生素治疗。抗菌药物疗程一般为 5~7 天,或在热退后 3 天停药,或由静脉用药改为口服,维持数日。首选青霉素治疗,尽可能在 1 h 内输注完,以达到有效血药浓度。对青霉素耐药、重症或有并发症者,可选用一、二代或三代头孢菌素。对青霉素过敏者,可选用红霉素或林可霉素静脉滴注,也可选用喹诺酮类药物,病情稳定后可改口服治疗。多重耐药菌株感染者可用万古霉素。

2. 对症支持治疗 如卧床休息;保证热量、维生素及蛋白质的摄入量;纠正脱水,维持水、电解质平衡。

3. 并发症治疗 有感染性休克、脓胸、心包炎时进行对症治疗及处理。

二、支原体肺炎患者的护理

支原体肺炎(mycoplasmal pneumonia)是由肺炎支原体引起的呼吸道和肺组织的炎症,病变开始于上呼吸道,有充血、单核细胞浸润,向支气管和肺蔓延,呈间质性肺炎或斑片状融合性支气管肺炎,常同时有咽炎、支气管炎和肺炎。秋冬季节较多见,约占非细菌性肺炎的 1/3。儿童和青年人居多,婴儿有间质性肺炎时应考虑支原体肺炎的可能性。

肺炎支原体是介于细菌与病毒之间,能独立生活的最小微生物,经口、鼻分泌物在空气中传播。已知支原体有 30 余种,仅肺炎支原体对人致病。健康人经吸入而感染,发病前 2~3 天至病愈数周,可在呼吸道分泌物中发现肺炎支原体,其致病性可能是患者对支原体或其代谢产物的过敏反应所致。感染潜伏期一般为 2~3 周。

【临床表现】

起病缓慢,有咽痛、咳嗽、畏寒、发热、头痛、乏力、肌痛等症状。咳嗽逐渐加剧,呈阵发性刺激性呛咳,咳黏液痰,偶有血丝。由于支原体常在支气管纤毛上皮之间生长,不易清除,故可使咳嗽顽固而持久。发热可持续 2~3 周,体温正常后仍可有咳嗽,由于持续咳嗽患者可有胸痛。肺部体征不明显,与肺部病变程度常不相称。

【治疗要点】

本病呈良性经过,有自限性,部分病例不经治疗可自愈,较重者经有效治疗 2 周左右即痊愈,有并发症者可使病程延长。治疗首选药物为大环内酯类抗生素,常用红霉素,每天 1.5~2 g,分 3~4 次口服,疗程 2~3 周;罗红霉素、阿奇霉素的效果亦佳;亦可用四环素类抗生素;青霉素或头孢菌素类抗生素无效。红霉素静脉滴注速度不宜过快、浓度不宜过高,以免引起疼痛及静脉炎。对剧烈呛咳者,可适当给予镇咳药。家庭中发病应注意呼吸道隔离,避免传播。

三、军团菌肺炎患者的护理

军团菌肺炎(legionnaires pneumonia)是由革兰染色阴性嗜肺军团杆菌引起的一种以肺炎为主的全身性疾病,又称军团病,1976 年被确认。军团菌有多种,其中嗜肺军团杆菌是引起肺炎的重要菌种。该菌存在于水和土壤中,常经供水系统、空调和雾化等途径而被吸入,引起呼吸道感染,可呈小的暴发流行,常侵及老年人、患有慢性病或免疫受损者。夏季或初秋为多发季节。

【临床表现】

嗜肺军团杆菌感染起病缓慢,但也可经2~10天潜伏期而急骤发病。开始有倦怠、乏力和低热,1~2天后出现高热、寒战、肌痛、头痛。呼吸道症状为咳嗽,痰少而黏稠,可带血,一般不呈脓性;可伴胸痛,进行性呼吸困难。消化道症状为恶心、呕吐和水样腹泻。严重者有焦虑、感觉迟钝、定向障碍、谵妄等神经精神症状,并可出现呼吸衰竭、休克和肾功能损害。体征为肺实变体征,双肺散在干、湿啰音,胸膜摩擦音,部分发热患者可有相对缓脉。

【治疗要点】

治疗首选红霉素,每天1~2g,分4次口服;重症以静脉给药,疗程2~3周。必要时可加用利福平或多西环素,疗程3周以上,否则易复发。氨基糖苷类和青霉素、头孢菌素类抗生素对本病无效。

本病除执行肺炎一般护理常规外,应严格控制入量,详细记录每日出入液量。给予高热量、低蛋白、高维生素、易消化饮食。密切观察病情变化,若出现少尿或无尿,心力衰竭、肺水肿先兆及精神、神经等症状应立即报告医师,酌情处理。

防治关键是加强医院、旅馆、建筑工地等环境监控,防止供水系统(冷凝器、淋浴和喷雾器)等的污染。

第七节 肺结核患者的护理

肺结核(pulmonary tuberculosis)是结核分枝杆菌引起的肺部慢性传染性疾病。结核分枝杆菌(以下简称结核菌)可侵及全身几乎所有脏器,但以肺部最为常见。临床常有低热、乏力、盗汗、消瘦等全身中毒症状和咳嗽、咳痰、咯血、胸痛等呼吸系统表现。结核病是全球流行的传染性疾病之一,在全球所有传染性疾病中,结核病仍是成年人的首要死因。20世纪60年代起,结核病化学治疗成为控制结核病的有效方法,使新发结核病治愈率达95%以上。但20世纪80年代中期以来,结核病出现全球恶化趋势,WHO于1993年宣布结核病处于"全球紧急状态"。WHO报告:全球约20亿人曾受到结核分枝杆菌感染,现有肺结核患者约2000万,每年新发病例800万~1000万,每年死于结核病约300万。更值得注意的是,全球90%的结核病患者在发展中国家。在我国,结核病总的疫情虽有明显下降,但流行形势仍十分严峻,疫情呈"三高一低",即患病率高、死亡率高、耐药率高、年递减率低。全国有近半的人口曾受结核分枝杆菌感染,2000年统计结果显示,活动性肺结核患者约500万,占世界结核患者总数的1/4,每年因结核病死亡人数约13万,是全国十大死亡病因之一。因此,结核病的防治仍然是一个严重、需要高度重视的公共卫生和社会问题。

临床上肺结核可分为原发性和继发性两大类。原发性肺结核,是指初次感染结核菌所致的结核病,常见于小儿。继发性肺结核通常发生在曾受过结核菌感染的成年人,因机体已有特异的免疫力,结核菌一般不波及局部淋巴结,血行播散也较少见,但肺内局部变态反应剧烈,容易发生干酪样坏死和形成空洞。

肺结核的治疗原则主要是抗结核化学药物治疗和对症治疗。外科治疗是肺结核综合治疗的一个组成部分,其首要条件是病变通过内科治疗病情已经稳定,不再处于活动进展期,其中有些病变不可逆转恢复,需要采用外科手术切除病灶或用萎陷疗法促进愈合,如某些肺结核空洞、结核球、毁损肺等,可行肺叶或全肺切除术。

【护理评估】

(一) 健康史

1. 一般情况 有无吸烟嗜好。年龄可影响人对结核菌感染的自然抵抗力,老人及幼儿是易感者;原发型肺结核多见于儿童、青少年或来自边远山区、农村初次进城无卡介苗接种史的成年人;浸润型肺结核多见于成年人。

2. 机体抵抗力 生活贫困、营养不良、婴幼儿、老年人、糖尿病、矽肺、麻疹、百日咳及有免疫缺陷疾病和接受免疫抑制剂治疗者,易使人体免疫力削弱,而容易感染发病,或引起原已稳定的病灶重新活动。

3. 既往史 有无卡介苗接种史;有无淋巴结炎、胸膜炎、咯血或肺结核病史;抗结核治疗经过和疗效,目前的用药情况,能否按医嘱服药。

4. 环境因素 是否在过于拥挤和污染的环境中工作和生活,以便确认有无环境因素助长患病的概率。

5. 预防接种史 是否常规接种过卡介苗,家族中与患者有密切接触的人是否接种过卡介苗或患过肺结核,目前有无症状。

(二) 身体状况

1. 主要症状

(1) 全身中毒症状:表现为午后低热、乏力、食欲减退、消瘦、盗汗等,妇女可有月经失调和闭经,当肺部病灶急剧进展播散时,可有不规则高热。

(2) 呼吸系统症状:有咳嗽、咳痰、咯血、胸痛、呼吸困难等,一般为干咳或带少量黏液痰,继发感染时痰液呈黏液脓性且量增多;约 1/3 患者有不同程度的咯血,痰中带血多因炎性病灶的毛细血管扩张所致,中等量以上咯血,则与小血管损伤或来自空洞的血管瘤破裂有关。咯血后低热多为小血管内血液吸收或阻塞支气管引起感染所致,若高热持续不退,提示结核病灶播散,大咯血若血块阻塞大气道可引起窒息,炎症波及壁层胸膜,可有相应部位胸痛,且随呼吸和咳嗽而加重。慢性重症肺结核时,呼吸功能减退,常出现渐进性呼吸困难,并发气胸或大量胸腔积液时,呼吸困难尤为严重。

2. 护理体检 早期病灶小或位于肺组织深部,一般无明显体征。若病灶广泛,可见患侧呼吸运动减弱,叩诊浊音,听诊呼吸音减低。结核好发于肺尖,在锁骨上下、肩胛间区叩诊略浊,于咳嗽后偶可闻及湿啰音,对肺结核的诊断具有参考意义。病变广泛纤维化或胸膜增厚粘连时,患侧胸廓塌陷、肋间隙变窄、气管和纵隔向患侧移位,健侧可有代偿性肺气肿征。

3. 临床类型及特点

(1) Ⅰ 型(原发型肺结核)系初次感染结核菌引起,常见于小儿,首先在肺部形成渗出性炎性病灶(原发病灶,部位多在上叶底部、中叶或下叶上部),继而引起淋巴管炎和肺门淋巴结炎。症状多轻微而短暂,类似感冒,有低热、咳嗽、食欲不振、体重减轻等。X 线可见肺部原发灶呈哑铃状阴影,淋巴管炎和肺门淋巴结肿大。

(2) Ⅱ 型(血行播散型肺结核)本型为各型肺结核中较严重者。儿童多由原发型肺结核发展而来,成人多继发于肺或肺外结核病灶破溃至血管而引起。急性发病急骤,全身毒血症状重,如高热、盗汗、气急、发绀等,并发脑膜炎时出现脑膜刺激征;亚急性和慢性者病情发展较缓慢,病程长,全身毒血症状轻,如低热、消瘦、淋巴结肿大等;有些患者常无自觉症状,偶于 X 线检查时才发现。急性血行播散型肺结核 X 线可见两肺粟粒状阴影,分布均匀,密度一致,大小相近;亚急性或慢性血行播散型肺结核 X 线可见两中上肺野粟粒状阴影,病灶可融合,密度不一,大小不等。

(3)Ⅲ型(继发型肺结核)成人中最常见的肺结核类型,病程长,易反复。临床症状视其病灶性质、范围及人体反应性而定。

1)浸润型肺结核:浸润型肺结核病变和纤维干酪增殖病变多发生在肺尖和锁骨下。X 线显示为片状、絮状阴影,可融合形成空洞。渗出性病变易吸收,纤维干酪增殖病变吸收很慢,可长期无变化。

2)空洞型肺结核:空洞由干酪渗出病变溶解形成,洞壁不明显、有多个空腔,形态不一。空洞型肺结核多有支气管播散,临床表现为发热、咳嗽、咳痰和咯血。空洞型肺结核患者痰中经常排菌。

3)结核球:干酪样坏死灶部分消散后,周围形成纤维包膜,或引流支气管阻塞,空洞内干酪物质不能排出,凝成球形病灶,称"结核球"。

4)干酪样肺炎:发生于免疫力低下、体质衰弱、大量结核分枝杆菌感染的患者,或有淋巴结支气管瘘,淋巴结内大量干酪样物质经支气管进入肺内。大叶性干酪样肺炎 X 线呈大叶性密度均匀的磨玻璃状阴影,逐渐出现溶解区,呈虫蚀样空洞,可有播散病灶,痰中能查出结核分枝杆菌。小叶性干酪样肺炎的症状和体征比大叶性干酪样肺炎轻,X 线呈小叶斑片播散病灶,多发生在双肺中下部。

5)纤维空洞型肺结核:肺结核未及时发现或治疗不当,使空洞长期不愈,出现空洞壁增厚和广泛纤维化;随机体免疫力的高低,病灶吸收、修复与恶化交替发生,形成纤维空洞。X 线胸片可见一侧或两侧有单个或多个纤维厚壁空洞,多伴有支气管播散病灶和明显的胸膜肥厚。由于肺组织广泛纤维增生,造成肺门抬高,肺纹理呈下垂样,纵隔向患侧移位,健侧呈代偿性肺气肿。

(4)Ⅳ型(结核性胸膜炎):当机体处于高敏状态时,结核菌侵入胸膜腔可引起渗出性胸膜炎。除出现全身中毒症状外,有胸痛和呼吸困难。早期出现局限性胸膜摩擦音,随着积液增多出现胸腔积液体征。X 线可见中下肺野均匀致密阴影,上缘弧形向上,外侧升高。

(5)Ⅴ型(其他肺外结核):按部位和脏器命名,如骨关节结核、肾结核、肠结核等。

4. 活动性与转归

(1)进展期:新发现的活动性病变;病变较前增多、恶化;新出现空洞或空洞增大;痰菌试验转为阳性。凡具备上述一项者,即属进展期。

(2)好转期:病变较前吸收好转;空洞缩小或闭合;痰菌减少或转为阴性。凡具备上述一项者,即属好转期。

(3)稳定期:病变无活动性,空洞闭合,痰菌连续阴性(每月至少查痰一次),均达 6 个月以上。若空洞仍然存在,则痰菌试验需连续阴性 1 年以上。

5. 并发症 肺内空洞及干酪样病变靠近胸膜部位破溃时,可引起结核性脓气胸。渗出性胸膜炎的胸水,如未及时治疗,亦可逐渐干酪化甚至变为脓性,成为结核性脓胸。慢性纤维空洞型肺结核或一侧肺毁损,并发肺气肿、肺大疱,可引起自发性气胸,亦可导致慢性肺源性心脏病甚至心肺衰竭。肺结核病灶反复进展及纤维化,致使肺内支气管正常结构被破坏,可引起继发性支气管扩张。

(三) 心理-社会状况

评估患者的性格特征、情绪反应,了解患者是否采用有效应对方式适应角色的转变;有无因疾病导致角色的改变而产生自卑、悲观、抑郁;是否因病程长而产生"患病角色"习惯。由于疾病具有传染性,多数患者患病期间十分关注亲友、同事对其态度,对人际交往有紧张、恐惧情绪,应了解患者是否因害怕他人嫌弃而主动远离人群,造成心理上的压抑和孤独。有吸烟嗜好的患者是否已经或准备戒烟,家庭是否成为有效的戒烟支持系统。患者及家属对结核病知识的了解程度,患者对用药的长期性是否有充分的思想准备;了解患者家庭主要成员对其关怀、支持程度;家庭的经济条件,有无医疗保障的支持;患者工作单位所能提供的支持;出院后的就医条件,居住地的社区保健服务等。

【常见护理诊断/问题】

1. **疲乏**　与结核菌感染引起毒血症状有关。
2. **营养失调:低于机体需要量**　与机体消耗增加、食欲减退有关。
3. **知识缺乏**　缺乏结核病防治知识和坚持服药原则的知识。
4. **有窒息的危险**　与结核病灶内血管破裂导致大出血阻塞大气道有关。

【护理目标/评价】

1. 患者身心得到休息,能够维持日常生活和社交活动,乏力等不适症状减轻。
2. 遵循饮食计划,保证营养物质的摄入,维持足够的营养和液体,体重增加。
3. 患者获得有关结核病知识,治疗期间按时服药。
4. 呼吸道通畅,无窒息发生。

【护理措施】

(一) 适当休息和活动,增加机体耐力

1. 与患者一起讨论预防和减轻疲劳的方法,如指导患者使用全身放松术,解除精神负担和心理压力;协助患者日常活动,减少机体消耗和减轻疲乏感。
2. 了解患者的活动能力、方式和活动量,制定合理的休息与活动计划。

(1) 急性期应取半坐卧位卧床休息,使膈肌下降,胸腔容量扩大,肺活量增加,以改善呼吸困难,还可减轻体力和氧的消耗,避免活动后加重呼吸困难和疲劳感;肺结核进展期或咯血时,以卧床休息为主,适当离床活动;大咯血应绝对卧床休息,保证患侧卧位,以免病灶扩散。

(2) 稳定期可适当增加户外活动,如散步、打太极拳、做保健操等,加强体质锻炼,提高机体耐力和抗病能力。呼吸功能的锻炼可减少肺功能受损。

(3) 轻症患者在化疗的同时,可进行正常工作,但应避免劳累和重体力劳动。

(二) 加强营养,补充机体需要

1. 制定较全面的饮食营养摄入计划。为肺结核患者提供高热量、高蛋白质、富含维生素的饮食。蛋白质不仅能提供热量,还可增加机体的抗病能力及机体修复能力,患者饮食中应有鱼、肉、蛋、牛奶、豆制品等动植物蛋白,成人每天蛋白质为 $1.5 \sim 2.0$ g/kg,其中优质蛋白质应占一半以上;食物中的维生素 C 有减轻血管渗透性的作用,可以促进渗出病灶的吸收;B 族维生素对神经系统及胃肠神经有调节作用,可促进食欲。每天摄入一定量的新鲜蔬菜和水果,以补充维生素。注意增加饮食的品种,采用患者喜欢的烹调方法。患者进食时应心情愉快、细嚼慢咽,促进食物的消化吸收。

2. 患者如无心、肾功能障碍,应补充足够的水分。由于机体代谢增加,盗汗使体内水分的消耗量增加,应鼓励患者多饮水,每日不少于 1500 mL,既保证机体代谢的需要,又有利于体内毒素的排泄。

3. 每周测体重 1 次并记录,观察患者营养状况的改善情况。

(三) 用药护理

1. 掌握早期、联用、适量、规律和全程的抗结核化疗的原则,督促患者按化疗方案用药,不遗漏或中断。加强访视宣传,取得患者合作,才能保证治疗计划的顺利完成。

2. 用药剂量要适当。药量不足,组织内药物达不到有效浓度,影响疗效,还易使细菌产生继发性耐药;滥用药物或药量过大,非但造成浪费,而且还使毒副作用增加。

3. 向患者说明用药过程中可能出现的不良反应,并注意观察有无巩膜黄染、肝区疼痛及胃肠道反应等,发现异常随时报告医生并协助处理(表 1-5)。

表 1-5　常用抗结核药的用法、不良反应和注意事项

药名	成人每日用量/g	间歇疗法一日量/g	主要不良反应	注意事项
异烟肼 (HINH)	0.3~0.4 (空腹顿服)	0.6~0.8 (2~3 次/周)	偶有眩晕,周围神经炎,精神异常,发热、皮疹等	·避免与抗酸药同时服用 ·注意消化道反应,肢体远端感觉及精神状态 ·定期查肝功能 ·可抑制抗凝血药代谢,使抗凝作用增强
利福平 (RFP)	0.45~0.6*(空腹顿服,或分 3 次饭前 1 h 服)	0.6~0.9 (2~3 次/周)	偶有肝功能损害,胃肠道不适,腹泻,血白细胞及血小板减少,流感样综合征	·体液及分泌物呈橘黄色,使隐形眼镜永久变色 ·监测肝脏毒性及过敏反应 ·会加速口服避孕药、口服降糖药、茶碱、抗凝血等药物的排泄,使药效降低或失效
链霉素 (S、SM)	0.75~1.0 (一次肌内注射)	0.75~1.0 (2 次/周)	听神经损害,眩晕,听力减退,口周麻木,过敏性皮疹,肾功能损害	·进行听力检查,注意听力变化及有无平衡失调(用药前、用药后 1~2 个月复查一次) ·了解尿常规及肾功能的变化
吡嗪酰胺 (Z、PZA)	1.5~2.0(顿服,或分 3 次服)	2~3 (2~3 次/周)	可引起发热、黄疸,肝功能损害及痛风	·警惕肝脏毒性 ·注意关节疼痛、皮疹等反应 ·定期监测 ALT 及血清尿酸 ·避免日光过度照射
乙胺丁醇 (E、EMB)	0.75~1.0** (顿服或分 3 次服)	1.5~2.0 (2~3 次/周)	视神经损害,视力减退,皮疹	·检查视觉灵敏度和颜色的鉴别力(用药前、用药后 1~2 个月复查一次)
对氨基水杨酸钠 (P、PAS)	8~12(分 3 次饭后服用)	10~12 (3 次/周)	胃肠道不适,过敏反应,有恶心、呕吐、食欲减退、腹痛、腹泻、皮疹、黄疸及肝功能损害	·监测不良反应的症状、体征 ·定期查肝功能

* 体重<50 kg 用 0.45,体重≥50 kg 用 0.6

4. 咯血患者遵医嘱使用止血药物。垂体后叶素 10U 加入 20~30 mL 生理盐水或 50% 葡萄糖中,在 15~20 min 内缓慢静脉推注;然后以 10 U 垂体后叶素加入 5% 葡萄糖液 500 mL,静脉滴注维持治疗,使用过程中需密切观察药物不良反应。

(四)预防大咯血窒息

护理措施见本章概述。

(五)健康指导

1. 指导用药、配合治疗

(1)根据患者及家属对结核病知识认识程度及接受知识的能力,进行卫生宣教,使之了解结核病是一种慢性呼吸道感染病,抗结核用药时间至少半年,有时长达一年半之久,患者往往难以坚持,而只有坚持合理、全程化疗,才可完全康复。告知患者,不规则服药或过早停药是治疗失败的主要原因。

(2)帮助住院患者尽快适应环境,消除焦虑、紧张心理,充分调动人体内在的自身康复能力,增进机体免疫功能,树立信心,使患者处于接受治疗的最佳心理状态,积极配合治疗。

2. 重视营养   宣传饮食营养与人体健康及疾病痊愈的关系,在坚持药物治疗的同时,辅以营养疗法的意义。使患者了解结核病是一种慢性消耗性疾病,由于体内分解代谢加速和抗结核药物的毒性反应,使胃肠功能障碍、食欲不振,导致营养代谢的失衡和机体抵抗力下降,促使疾病恶化,必须高度重视饮食营养疗法。

3. 户外活动和锻炼

(1)指导患者进行有利于身心健康和疾病恢复的有益活动,如做保健体操、行走、打太极拳等,以促进疾病早日康复。

(2)宣传休息、营养、阳光、空气对结核病康复的重要性。有条件的患者可选择在空气新鲜、阳光充足、气候温和、花草茂盛、风景宜人的海滨湖畔疗养。

4. 消毒、隔离   宣传结核病的传播途径及消毒、隔离重要性,指导患者采取有效的消毒、隔离措施,并能自觉遵照执行。

(1)患者单居一室,实行呼吸道隔离,室内保持良好通风,每日用紫外线照射消毒,或用1%过氧乙酸溶液 1~2 mL 加入空气清洁剂内做空气喷雾消毒。

(2)注意个人卫生,严禁随地吐痰,痰液需经灭菌处理,如将痰吐在纸上直接焚烧是最简易的灭菌方法;打喷嚏或咳嗽时避免面对他人,并用双层纸巾遮住口鼻,纸巾用后焚烧,以控制感染源;为避免结核菌的传播,外出时应戴口罩。

(3)实行分餐制,同桌共餐时使用公筷;餐具、痰杯煮沸消毒或用消毒液浸泡消毒,以预防结核菌经消化道进入。

(4)不饮未消毒的牛奶,以免肠道结核菌感染。

(5)患者使用的被褥、书籍应在烈日下曝晒,时间不少于 6 h。

5. 出院指导   指导出院患者定期随诊,接受肝功能和 X 线胸片检查,以了解病情变化,有利治疗方案的调整,继续巩固治疗至疾病痊愈。

6. 预防接种   做好结核病的预防工作和结核患者的登记管理工作。对未受过结核菌感染的新生儿、儿童及青少年及时接种卡介菌,使人体对结核菌产生获得性免疫力。

第八节   原发性支气管肺癌患者的护理

原发性支气管肺癌(primary bronchogenic carcinoma)简称肺癌,起源于支气管黏膜或腺体,常有区域性淋巴转移和血行转移,早期以刺激性咳嗽、痰中带血等呼吸道症状多见,病情进展速度与细胞生物学特征有关。肺癌多发生于中年以后,以45~65岁年龄组最高,男女之比约2.23:1。肺癌位居男性常见恶性肿瘤首位,女性居第2位。近几年肺癌年轻化、女性化趋势日益明显。我国2006年进行的第3次全国居民死亡原因调查显示肺癌居全部恶性肿瘤死亡的首位,占全部恶性肿瘤死亡的22.7%,较过去30年上升了46.5%。近30年随着诊断方法和放疗技术进步、化疗新药以及分子靶向治疗药物出现,规范有序的诊断、分期以及根据肺癌临床行为进行多学科的治疗研究取得了较大进步,但70%~80%肺癌患者就诊时已处于中晚期,5年生存率仍处于10%~15%。

【病因与发病机制】

肺癌发生的确切病因尚不完全清楚,目前认为主要与以下因素有关:

1. 吸烟 是肺癌最主要的致病因素,烟草在燃烧时释放的3、4-苯并芘、多核芳香烃、芳香胺、亚硝酸盐等均有强烈的致癌作用。据统计,85%以上的肺癌由主动或被动吸烟引起,90%以上的男性肺癌与吸烟有关;女性主要为被动吸烟,肺癌发病率较配偶不吸烟者高2倍以上。多年每日吸烟40支以上者,肺鳞癌和小细胞癌的发病率比不吸烟者高4~10倍。吸烟指数(每天吸烟支数×吸烟年数)大于400者为高危人群。美国的研究结果表明,戒烟后2~15年期间肺癌发生的危险性进行性减少,此后的发病率相当于终身不吸烟者。

2. 职业因素 调查显示,约6%的肺癌与接触放射性元素氡有关,目前被认为是导致肺癌的第2因素;3%~4%的肺癌与接触致癌物质石棉有关;其他与铀、镭、砷、铬、镍、铜、锡、铁、煤焦油、沥青、石油、芥子气等有关的职业,肺癌发病率也较高。

3. 环境污染 工业废气以及燃气、燃油、燃煤等产生各种不完全燃烧造成城市的大气污染,建筑材料造成室内污染,长期暴露于高温烹饪油的烟雾中等都是诱发肺癌的危险因素。

4. 肺部慢性疾病 肺结核、硅沉着病(矽肺)、尘肺等常合并肺癌的发生;支气管、肺慢性炎症及肺纤维化在愈合过程中部分发展为癌肿。

5. 其他因素 遗传因素、家族史、性别、代谢异常、内分泌功能失调、免疫功能降低等均可能与肺癌发生有关;女性肺癌与病毒(如人乳头状瘤病毒)感染有关。

【临床表现】

肺癌症状的有无和轻重取决于肿瘤发生的部位和发展程度。

(一)早期

周围型肺癌常无症状,仅在体检时偶然发现;肿瘤位于大支气管内阻塞管腔时,症状出现较早。

(二)进展期

可由原发肿瘤、胸内蔓延、远处转移及副肿瘤综合征引起。

1. 咳嗽 是最常见的首发症状,常为较长时间经治不愈的阵发性、刺激性干咳,药物不易控制,病情发展伴有继发感染时,痰量增加,且呈黏液脓性。患细支气管-肺泡细胞癌时咳大量黏液痰。

2. 咯血和血痰 是常见症状之一,中央型肺癌突出表现为痰中带血丝或血痰。主要原因是肿瘤侵犯支气管血管或肺泡毛细血管所致,也可因剧烈咳嗽导致肿瘤表面血管破裂所致。

3. 胸闷、气促 由肿瘤压迫引起支气管狭窄;或肿瘤转移到肺门淋巴结,肿大的淋巴结压迫主支气管隆突并发阻塞性肺炎所致。肿瘤转移至胸膜、发生大量胸腔积液或上腔静脉阻塞等均可影响肺功能,表现为胸闷、气促、喘息等。

4. 胸痛 患者出现胸背部胀满、疼痛或压迫感,当活动、咳嗽、深呼吸时患侧尤为明显。

5. 发热 一般为中度发热,多由于肺癌组织代谢出现肿瘤热或肿瘤致支气管和肺组织阻塞性炎症所致,抗生素治疗效果不佳。

6. 体重减轻、消瘦 肿瘤发展到晚期,由于肿瘤毒素作用和消耗增加,糖酵解代谢高于正常细胞,加上感染、疼痛、精神因素等导致食欲减退,摄入不足,常出现消瘦或恶病质。

(三) 晚期

1. 胸内蔓延的表现 ①声音嘶哑:肿瘤直接压迫或转移至纵隔淋巴结,压迫喉返神经致声带麻痹,可出现声音嘶哑;累及膈神经时出现膈肌麻痹。②吞咽困难:常因肿瘤侵犯或压迫食管引起。③胸腔积液:当肺癌侵犯胸膜时,引起胸腔积液,常为能找到癌细胞的血性积液。④心包积液:初期表现为呼吸短促,端坐呼吸,病情继续可出现严重呼吸困难,胸骨下压榨性疼痛,肝大,氮质血症等。⑤上腔静脉综合征(superior vena cava syndrome,SVCS):肿瘤侵犯纵隔,压迫上腔静脉时,上腔静脉回流受阻,常导致头面部、颈部和上肢水肿,胸部淤血和静脉曲张,可引起头痛、头昏和眩晕,危及生命,此为临床肿瘤学的急诊之一。⑥霍纳(Horner)综合征:表现为眼球下陷,上睑下垂,眼裂变小、瞳孔缩小、患侧面部无汗等,主要由肺尖部肺癌(又称肺上沟瘤或Pancoast瘤)压迫第7颈椎至第1胸椎外侧旁的交感神经所致。⑦Pancoast综合征:在霍纳综合征基础上,肿瘤破坏第1~2肋间神经及臂丛神经,引起以腋下为主、向上肢内侧放射的烧灼样疼痛,夜间更明显。

2. 远处转移表现 肺癌最常发生淋巴结、脑、骨转移。淋巴结转移常转移到锁骨上、颈部和腋下淋巴结,质地较坚硬,可为单个或多个结节。转移至颅内,可出现头痛(最常见)、呕吐、视物模糊和精神意识障碍等。转移至骨骼,表现为肋骨、椎骨、髂骨、骶骨、四肢长骨、锁骨、肩胛骨的溶骨性破坏,病理性骨折,局限性疼痛,并有固定压痛点,叩击痛。转移至腹部如肝脏、胰腺、肾上腺等,表现为食欲下降、消瘦、肝区疼痛和黄疸,晚期出现腹部肿块及腹水;肾上腺转移症状不明显,依靠CT、MRI或PET/CT检查做出诊断。

3. 肺外表现 指肺癌非转移性胸外表现,又称副癌综合征(paraneoplastic syndrome)。①内分泌系统:鳞癌出现高钙血症,大细胞癌可出现男性乳房发育。②骨关节:腺癌、鳞癌患者可出现肺性增生性骨关节病、杵状指。③血液系统:凝血功能异常,出现高凝状态、弥散性血管内凝血;造血功能异常,出现贫血、白细胞增多症等。④皮肤和肾脏:皮肌炎、黑棘皮病等;肾病综合征等。

【诊断要点】

1. 年龄40岁以上;长期刺激性干咳,经治疗后不愈;痰中带血丝或咯血;胸痛、胸闷等症状。

2. 锁骨上或颈部淋巴结肿大。

3. 胸部X线摄片、CT和上述其他辅助检查获得阳性结果有助诊断。

【治疗要点】

综合治疗是肿瘤治疗的发展趋势,肺癌综合治疗的方案为小细胞肺癌多选用化疗加放疗加手术,非小细胞癌(鳞癌、腺癌、大细胞癌的总称)则先手术,后放疗和化疗。

(一) 手术治疗

1. 目的 彻底切除肺部原发病灶、局部淋巴结及纵隔淋巴结,尽可能保留健康肺组织。

2. 适应证 在无手术禁忌的情况下,所有Ⅰ期、Ⅱ期、Ⅲ期的患者均应首选手术治疗。

3. 禁忌证 ①远处转移,如胸外淋巴结、脑、骨、肝等器官转移。②肺门、纵隔淋巴结广泛转移,严重侵犯周围器官及组织,无法切除或切除困难者。③心、肺、肝、肾功能不全,全身情况差的患者。

4. 手术方式 肺叶切除术是最常用的手术方式,应同时行系统性肺门及纵隔淋巴结清除术。全肺切除对心肺功能损伤大,患者术后生活质量差,目前不主张行全肺切除。

(二) 放射治疗(放疗)

约70%的患者在治疗过程中需放疗。对于不适宜手术治疗的患者,放疗是并发症最少且最有效的非手术治疗方法。放疗方式有术前放疗、术后放疗、根治性放疗、姑息性放疗。

(三) 化学治疗(化疗)

化学治疗包括术后辅助化疗、新辅助化疗(在手术前加用化疗,可控制原发灶,减少术后远处转移)、Ⅲb期的同步放化疗、晚期转移性的肺小细胞肺癌的化疗。根据肺癌的临床类型选择不同的化疗方案。

(四) 靶向治疗

靶向治疗是以肿瘤组织或细胞中所具有的特异性(或相对特异)分子为靶点,利用分子靶向药物特异性阻断该靶点的生物学功能,选择性从分子水平来逆转肿瘤细胞的恶性生物学行为,从而达到抑制肿瘤生长甚至肿瘤消退的目的。靶向治疗不杀死或较少杀伤正常细胞。目前肺癌靶向治疗的主要针对靶点:

1. 以表皮生长因子受体(EGFR)作为靶点 EGFR酪氨酸激酶抑制剂(EGFR-TKI)药物有吉非替尼(Gefitinib,易瑞沙)、盐酸厄洛替尼片(Erlotinib,特罗凯)。

2. 以新生血管生成作为靶点 单克隆抗体贝伐单抗(bevacizumab avastin)、重组人血管内皮抑制素(恩度,Endostar)。

(五) 免疫治疗

免疫治疗又称生物治疗或生物反应调节剂(biological response modifier,BRM),是用于刺激人体自身免疫系统使其功能增强来抵抗癌肿的治疗方法,多数情况作为主要治疗的辅助治疗,主要药物有细胞因子、白细胞介素(IL)、干扰素(TNF)、胸腺肽、转移因子(RNA)等。

(六) 中医中药治疗

多数中药在肺癌的治疗中能减少放疗、化疗的毒副作用,提高机体的抗病能力,具有巩固疗效和促进、恢复机体功能的辅助作用。

(七) 治疗癌性疼痛

不仅是缓解疼痛,还要预防疼痛的发生(即持续地控制疼痛)。治疗疼痛有药物和非药物治疗两大类。

(八) 其他局部治疗方法

经支气管动脉灌注加栓塞治疗、经纤维支气管镜引导腔内置入治疗源做近距离照射以及经纤维支气管镜高频电刀切割癌体或行激光治疗等,对缓解患者的症状和控制肿瘤的发展有较好疗效。

【常见护理诊断/问题】

1. 恐惧 与癌症的确诊、预后和生命受到威胁有关。

2. 气体交换受损 与肺部原发病灶、手术、麻醉有关。

3. 疼痛　与手术损伤组织、肿瘤压迫或转移有关。

4. 营养失调：低于机体需要量　与癌肿致机体过度消耗、化疗反应、摄入量不足等有关。

5. 潜在并发症　出血、肺部感染、化疗药物的不良反应等。

【护理措施】

1. 心理护理

(1) 患者入院时热情接待，建立良好的护患关系。

(2) 向患者及家属讲解肺癌的发病因素，治疗目的、方法、过程、意义、配合要点、注意事项及可能出现的问题，让患者有充分的心理准备。

(3) 了解患者的心理反应，鼓励患者表达自己的感受，多与医护人员及周围人群沟通、交流，树立战胜疾病的信心，积极配合治疗。

(4) 了解患者的背景，对个别特殊患者进行针对性心理疏导。

(5) 关心、同情、体贴患者，关注患者家属的心理状况，鼓励患者家属和朋友积极给予患者关心和经济支持。

2. 保持呼吸道通畅，呼吸功能训练

(1) 评估呼吸频率、节律与深度，监测呼吸型态，评估呼吸困难程度。

(2) 劝患者戒烟，讲解保持呼吸道通畅的重要性。

(3) 协助患者采取舒适体位，抬高床头，半卧位休息。

(4) 指导患者进行有效咳嗽和深呼吸，练习腹式呼吸、咳嗽、翻身、腿部运动、术侧手臂肩膀运动，使患者掌握有意识控制呼吸的技巧。

(5) 注意口腔卫生，治疗龋齿或上呼吸道感染；遵医嘱给予抗生素。

(6) 通过体位引流、超声雾化、支气管镜、祛痰剂，帮助患者拍背、排痰等措施保持呼吸道通畅。

(7) 根据患者呼吸情况备吸痰用物于床旁。

3. 饮食营养护理

(1) 评估营养失调的因素及程度，讲解营养支持的重要性，取得患者合作。

(2) 与营养师、患者、家属共同制订合理的饮食计划，注意食物色、香、味，营养合理搭配。

(3) 指导患者和家属正确选择有利于患者康复的饮食，鼓励进食高蛋白、高维生素、低脂、清淡、易消化的饮食，少食多餐，避免过冷、过热、油腻、辛辣、刺激性强的食物。

(4) 有吞咽困难和病情危重者给予喂食或鼻饲，必要时输入胃肠外营养支持液、血浆、人血清蛋白等。

4. 化疗期间护理

(1) 化疗前：向患者讲解化疗方案，药物名称、作用、毒副作用，讲解保护血管的重要性；评估并有计划地选择血管；讲解深静脉置管的目的、方法、优缺点、注意事项。

(2) 化疗中：再次向患者讲解化疗药物名称、作用、毒副作用；正确选择血管，建立安全的化疗药静脉输入通道；指导正确保护血管的方法，嘱患者输液肢体制动，教会患者观察静脉穿刺处情况及疼痛、肿胀的处理方法。加强巡视，观察药物不良反应，重点交接班，防治消化道症状，进行饮食指导。加强安全措施，防止患者跌倒。

(3) 化疗后：加强营养，进食清淡、少油腻、高营养、高蛋白饮食，少食多餐。安全指导，防跌倒。每周复查血液常规及生化指标,根据检查结果做出相应处理,防止交叉感染。

5. 放疗期间护理

(1) 放疗前护理:①介绍肺癌放疗的有关知识,如放疗作用、疗程、可能的副作用及配合要点。②给予心理支持,鼓励患者表达自身感受,教会患者自我放松的方法。③加强营养,宜进食高蛋白、高热量、高维生素、低脂、易消化的清淡饮食,戒烟、酒,忌食煎炒、辛辣、刺激性食物。④评估全身情况,纠正贫血,控制感染,预防感冒。

(2) 放疗中护理:①保持照射野皮肤的清洁、干燥,充分暴露照射野皮肤,避免机械性刺激,宜穿宽松、柔软、吸湿性强的纯棉低领内衣。②照射野皮肤可用温水软毛巾轻轻蘸洗,瘙痒时忌抓挠;沐浴时用温水,时间不超过 5 min,禁用刺激性皂类清洁皮肤;应避免酸、碱、碘酊、香粉等化学药物刺激,也应避免贴胶布。③放疗期间及放疗结束后半年,照射野皮肤避免阳光暴晒、冷热等物理刺激,外出时应以遮阳伞或衣服遮挡,尽量不用电热毯、热水袋,且不应靠近取暖器。④保持照射野标记清晰,以保证治疗准确。皮肤色素沉着不必特别处理,放疗结束后会逐渐恢复。⑤每周监测患者血常规变化,观察有无发热等症状,及时对症处理,保证放疗顺利进行。⑥观察有无放射性肺炎的发生。放射性肺炎是放射治疗较多见且危害较大的并发症,症状、体征与普通肺炎比较无特殊,X 线胸片显示肺炎范围与照射野一致。处理措施为给予足量糖皮质激素及抗生素,持续低流量吸氧。

(3) 放射性皮炎的护理:①干性反应:皮肤瘙痒、色素沉着、脱皮,无渗出物,不易感染,但会遗留色斑,照射野皮肤在放疗后及时涂擦比亚芬软膏可有效减少该反应的发生。②湿性反应:湿疹、水疱,严重者出现糜烂、破溃,常继发感染,应酌情暂停放疗,注意保持照射野皮肤清洁、干燥,局部涂擦美宝或用烧伤三号加庆大霉素湿敷。

(4) 放疗后护理:①密切注意患者血常规以及有无放射性肺炎症状,根据情况给予对症处理。②加强营养,防止受凉感冒,进行适当活动。

【健康指导】

1. 改变不良习惯 指导患者戒烟及避免二手烟,尽量减少接触厨房油烟,保证居住环境空气流通、清新;根据气候、个人体质及时增减衣服,防止受凉导致呼吸道感染。

2. 饮食指导 进食高蛋白、高维生素、高热量、低脂肪、易消化饮食,营养合理搭配,不偏食,忌辛辣刺激性食物,忌烟、酒、茶。

3. 活动指导 告知患者适当活动及呼吸肌功能锻炼的重要性,根据患者自身情况进行锻炼及深呼吸,有效咳嗽、咳痰,训练肺功能;积极参加力所能及的社会活动,与他人进行沟通交流。

4. 定期复查 告知患者治疗时间安排;定期门诊复查,疗程结束后每 3 个月复查 1 次,半年后每半年复查 1 次。指导患者和家属,如出现咳嗽、气紧加重、咯血、背部疼痛、头痛、呕吐等及时到医院就医。

第九节 呼吸衰竭患者的护理

呼吸衰竭(respiratory failure,RF)指各种原因引起肺通气和(或)换气功能严重障碍,以致在静息状态下亦不能维持足够的气体交换,导致低氧血症伴(或不伴)高碳酸血症,进而引起一系列病理生理改变和相应临床表现的综合征。其临床表现并无明显特征,动脉血气分析可明确诊断。

【病因与发病机制】

（一）病因

引起呼吸衰竭的原因很多，但以支气管-肺组织疾病最为常见。

1. 气道阻塞性病变 气管-支气管的炎症、痉挛、异物、肿瘤等引起气道阻塞和肺通气不足，或伴有通气/血流比例失调，导致缺氧和二氧化碳潴留，发生呼吸衰竭。如COPD、重症哮喘等。

2. 肺组织病变 各种累及肺泡和(或)肺间质的病变，如肺炎、肺气肿、严重肺结核、弥散性肺纤维化等，均致肺有效弥散面积减少、肺顺应性减低等，导致缺氧或合并二氧化碳潴留。

3. 肺血管疾病 肺栓塞、肺血管炎等可引起通气/血流比例失调，或部分静脉血未经过氧合直接流入肺静脉，导致呼吸衰竭。

4. 胸廓与胸膜病变 胸部外伤、脊柱畸形等可影响胸廓活动和肺脏扩张的疾病，引起通气减少及吸入气体分布不均，导致呼吸衰竭。

5. 神经肌肉疾病 脑血管疾病、颅脑外伤、脑炎以及镇静催眠剂中毒，可直接或间接抑制呼吸中枢。脊髓损伤、多发性神经炎、重症肌无力等，均可造成呼吸肌无力、疲劳或麻痹，导致呼吸动力下降而引起肺通气不足。

（二）发病机制

各种病因使肺通气和(或)换气过程发生障碍，均可导致呼吸衰竭。

1. 肺通气不足 健康成人在静息状态下呼吸空气时，有效肺泡通气量约为每分钟4 L。肺泡通气量减少会引起PaO_2下降和$PaCO_2$上升，引起缺氧和二氧化碳潴留。呼吸空气条件下，$PaCO_2$与肺泡通气量(V_A)和CO_2产生量(V_{CO_2})的关系为$PaCO_2 = 0.863 \times V_{CO_2}/V_A$，若$V_{CO_2}$是常数，肺泡通气不足时，$V_A$下降，$PaCO_2$上升。

2. 弥散障碍 肺内气体交换是通过弥散过程实现的，O_2、CO_2等气体通过肺泡膜进行交换，其弥散速度取决于肺泡膜两侧气体分压差以及肺泡膜的弥散面积、厚度和通透性等，同时还受血液与肺泡接触时间以及心排血量、血红蛋白含量、通气/血流比例的影响，且O_2的弥散能力仅为CO_2的1/20，故发生弥散障碍时，通常以低氧血症为主。

3. 通气/血流比例失调 通气/血流比例指每分钟肺泡通气量与每分钟肺毛细血管总血流量之比。正常成人静息状态下，通气/血流比值约为0.8。若部分肺泡通气不足，通气/血流比值减小，部分未经氧合或未经充分氧合的静脉血(肺动脉血)通过肺泡毛细血管或短路流入动脉血(肺静脉)中，称肺动-静脉样分流或功能性分流；若部分肺泡血流不足，通气/血流比值增大，肺泡通气不能被充分利用，称为无效腔样通气。通气/血流比例失调通常仅导致低氧血症，而无二氧化碳潴留，严重的通气/血流比例失调亦可导致二氧化碳潴留。

4. 肺内动-静脉解剖分流增加 肺动脉内的静脉血未经氧合直接流入肺静脉是通气/血流比例失调的特例。

5. 氧耗量增加 氧耗量增加可使肺泡氧分压下降，发热、寒战、呼吸困难和抽搐等均增加氧耗量，若同时伴有通气功能障碍，则会出现严重低氧血症。

【临床表现】

1. 呼吸困难 是呼吸衰竭最早出现的症状，多数患者有明显呼吸困难，表现为频率、节律的改变。较早表现为呼吸频率增快，病情加重时出现呼吸困难，辅助呼吸肌活动加强，如三凹征；并发CO_2麻醉时，则出现浅慢呼吸或潮式呼吸。

2. 发绀 是缺氧的典型表现,当动脉血氧饱和度低于90%或氧分压<6.67 kPa(50 mmHg)时,可在口唇、指甲等处出现发绀。因发绀程度与还原型血红蛋白含量相关,所以红细胞增多者发绀更明显,贫血者发绀不明显或不出现。

3. 精神神经症状 急性缺氧可出现精神错乱、躁狂、昏迷、抽搐等症状,如合并急性二氧化碳潴留,可出现嗜睡、淡漠、扑翼样震颤等,直至呼吸骤停。慢性呼吸衰竭伴二氧化碳潴留时,随 $PaCO_2$ 升高可表现为先兴奋后抑制现象,兴奋症状包括失眠、烦躁、躁动、夜间失眠而白天嗜睡等。

4. 循环系统表现 早期多数患者有心率加快;严重低氧血症、酸中毒可引起心肌损害,亦可引起周围循环衰竭、血压下降、心律失常、心搏停止;二氧化碳潴留使外周体表静脉充盈、皮肤充血、多汗、血压升高、心排血量增多而致脉搏洪大;因脑血管扩张可产生搏动性头痛。

5. 消化和泌尿系统表现 严重呼吸衰竭对肝、肾功能都有影响,部分病例可出现丙氨酸氨基转移酶与血浆尿素氮升高;个别病例尿中可出现尿蛋白、红细胞和管型。因胃肠道黏膜屏障功能损伤,可导致胃肠道黏膜充血、水肿、糜烂、渗血或应激性溃疡,引起上消化道出血。

【诊断要点】

呼吸衰竭由于病因不同,病史、症状、体征都不尽相同,除原发疾病、低氧血症及二氧化碳潴留导致的临床表现外,呼吸衰竭的诊断主要依靠血气分析,而结合肺功能、胸部影像学和纤维支气管镜等检查对于明确呼吸衰竭的原因也很重要。呼吸衰竭的诊断标准是在海平面、标准大气压、静息状态、呼吸空气条件下,PaO_2<8 kPa(60 mmHg),伴或不伴 $PaCO_2$>6.67 kPa(50 mmHg)。单纯 PaO_2<8 kPa(60 mmHg)为Ⅰ型呼吸衰竭,若伴有 $PaCO_2$>6.67 kPa(50 mmHg),则为Ⅱ型呼吸衰竭。

【常见护理诊断/问题】

1. 低效性呼吸型态 与气道阻塞、胸廓疾病以及神经肌肉病变等有关。

2. 气体交换受损 与小气道阻塞、呼吸面积减少、通气/血流比值失调等有关。

3. 清理呼吸道无效 与呼吸道感染、分泌物过多或黏稠、呼吸肌疲劳、无效咳嗽或咳嗽无力等有关。

4. 自理能力下降/缺陷 与长期患病、反复急性发作致身体衰弱有关。

5. 营养失调:低于机体需要量 与摄入不足、呼吸功增加和呼吸道感染致能量消耗增多有关。

6. 潜在并发症 肺性脑病、心律失常、消化道出血、休克、DIC、多器官功能障碍综合征(multiple organ disfunction syndrome, MODS)等。

【治疗要点】

呼吸衰竭总的治疗原则为保持呼吸道通畅,加强呼吸支持、纠正缺氧和改善通气;治疗病因和消除诱发因素;加强一般支持治疗和对其他重要脏器功能的监测与支持。

1. 保持呼吸道通畅 是呼吸衰竭最基本、最重要的治疗措施。清除气道内分泌物及异物,必要时建立人工气道。人工气道包括简易人工气道、气管插管及气管切开。简易人工气道主要有口咽通气道、鼻咽通气道和喉罩,是气管内导管的临时替代方式。若患者有支气管痉挛,需积极使用支气管扩张药物,可选用肾上腺素受体激动剂、抗胆碱药、糖皮质激素或茶碱类药物等。

2. 氧疗 确定吸氧浓度的原则是保证 PaO_2 迅速提高到 8 kPa(60 mmHg)或脉搏血氧饱和度(SpO_2)达 90% 以上的前提下,尽量减低吸氧浓度。Ⅰ型呼吸衰竭时较高浓度(>35%)给氧可迅速缓解低氧血症而不会引起二氧化碳潴留,但对伴有高碳酸血症的急性呼吸衰竭,往往需要低浓度给氧,若吸入高浓度氧,使血氧迅速上升,解除了低氧对外周化学感受器的刺激,便会抑制患者呼吸,造成通气状况进一步恶化。

吸氧装置主要包括鼻导管或鼻塞、面罩,鼻导管或鼻塞较简单、方便,不影响患者咳痰、进食等,但缺点为氧浓度不恒定,易受患者呼吸影响,高流量时对局部黏膜有刺激,氧流量不能大于 7 L/min,吸入氧浓度(%) = [21+(4×氧流量)]%;面罩主要包括简单面罩、带储气囊无重复呼吸面罩和文丘里(Venturi)面罩,主要优点为吸氧浓度相对稳定,可按需调节,对鼻黏膜刺激小,缺点为在一定程度上影响患者咳痰、进食。

3. 增加通气量、改善二氧化碳潴留

(1)呼吸兴奋剂:呼吸兴奋剂主要包括尼克刹米、洛贝林等,使用时应注意必须保持气道通畅,否则会促发呼吸肌疲劳,进而加重二氧化碳潴留。

(2)机械通气:当机体出现严重通气和(或)换气功能障碍时,以人工辅助通气装置来改善通气和(或)换气功能,即为机械通气。呼吸衰竭时应用机械通气能维持必要的肺泡通气量,降低 $PaCO_2$,改善肺的气体交换效能,也能使呼吸肌得以休息,有利于恢复呼吸肌功能。机械通气过程中应根据血气分析和临床资料调整呼吸机参数。机械通气的主要并发症:①通气过度,造成呼吸性碱中毒。②通气不足,加重原有的呼吸性酸中毒和低氧血症。③出现血压下降、心排血量下降、脉搏增快等循环功能障碍。④气道压力过高或潮气量过大可致气压伤,如气胸、纵隔气肿或间质性肺气肿。⑤人工气道长期存在,可并发呼吸机相关肺炎(ventilator-associated pneumonia, VAP)等。

近年来,无创正压通气(non-invasive positive pressure ventilation, NIPPV)技术迅速发展,其无创性、简易、并发症发生率较低及患者易接受等优点使其在临床上得以广泛运用,尤其在呼吸衰竭治疗方面应用效果良好。NIPPV 使用时患者应具备以下基本条件:①清醒能合作。②血流动力学稳定。③不需气管插管保护(即患者无误吸、严重消化道出血、气道分泌物过多且排痰不利等情况)。④无影响使用鼻/面罩的面部创伤。⑤能耐受鼻/面罩。

4. 病因及诱因治疗 引起呼吸衰竭的原发疾病很多,针对不同病因采取适当的治疗措施十分必要,也是治疗呼吸衰竭的根本所在。

5. 一般支持疗法 电解质紊乱和酸碱平衡失调可进一步加重呼吸系统乃至其他系统器官的功能障碍,并可干扰呼吸衰竭的治疗效果,应及时纠正。呼吸衰竭患者由于摄入不足或代谢失衡,往往存在营养不良,需保证充足的营养及热量供给。

6. 其他重要器官功能的防治 呼吸衰竭往往会累及其他重要器官,因此应加强对重要器官功能的防治,如肺动脉高压、肺源性心脏病、肺性脑病、肾功能不全、消化道功能障碍和弥散性血管内凝血(DIC)等,特别要注意防治多器官功能障碍综合征(MODS)。

【护理措施】

1. 观察病情,防治并发症 评估患者的呼吸频率、节律和深度,呼吸困难程度;如使用辅助呼吸机通气,应评估其人机协调情况;密切观察生命体征,尤其是血压、心率和心律失常情况;观察缺氧和二氧化碳潴留的症状和体征,有无发绀、球结膜水肿、肺部有无异常呼吸音等,监测 SpO_2 及动脉血气分析值;严密观察患者的意识状态及神经精神症状,评估有无头痛、头晕等症状,如有异常应及时通知医师;评估患者的饮食、营养以及睡眠状况,并提供相应的护理支持、营养指导等;注意观察尿量及粪便颜色,严密观察有无上消化道出血等相关并发症;及时了解血气分析、血电解质及尿常规等检查结果。

2. 保持呼吸道通畅,改善通气 保持呼吸道通畅是改善缺氧和二氧化碳潴留最根本的措施。指导并协助患者有效咳嗽、咳痰;对于痰液黏稠的患者,可采取饮水、口服或雾化吸入祛痰药稀释痰液,促进痰液排出;协助咳嗽无力患者定时翻身、拍背或使用振动排痰仪等促进痰液排出;意识不清或昏迷、气管插管或气管切开的患者,则进行负压吸痰,必要时也可用纤维支气管镜吸痰。注意观察痰液的色、质、量及实验室检查结果。

3. 氧疗的护理 根据病情及医嘱选择适合的氧疗装置,正确实施氧疗并密切观察氧疗效果,如吸氧后呼吸困难有无缓解、发绀有无减轻等。对于Ⅱ型呼吸衰竭患者,应给予低浓度、低流量(1~2 L/min)吸氧,防止呼吸抑制。此外,还应让患者及家属掌握氧疗的作用及用氧安全知识。

4. 指导患者有效呼吸 参见本章第二节"慢性阻塞性肺疾病患者的护理"。

5. 机械通气的护理 根据患者病情及医嘱选择适合的机械通气方式,包括无创正压通气及有创通气,机械通气过程中应密切监测,预防并及时发现、处理可能发生的并发症。

(1)环境管理:保持病室适宜的温度和湿度,每日空气消毒2次,保持病室通风,严格探视陪伴制度。

(2)心理护理:机械通气患者容易出现焦虑、恐惧等心理障碍,应注意健康宣教与心理护理,治疗前向患者解释安置呼吸机的目的、注意事项、治疗过程中可能出现的不适感受及对策、紧急情况的处理方法,消除其顾虑,取得合作。对过度紧张的患者,指导呼吸放松的方法等。

(3)无创正压通气(NIPPV)治疗的护理:无创正压通气指无需气管插管或切开的辅助机械通气方法,通常包括双水平气道正压通气(bi-level positive airway pressure,BIPAP)和持续气道正压通气(continuous positive airway pressure,CPAP)两种通气模式。护士根据患者的病情及医嘱选择合适的鼻罩或面罩连接无创呼吸机,进行呼吸机的参数设置,包括吸气压、呼气压、吸气压力上升时间、吸氧浓度及后备通气频率等。参数调节原则为压力均从较低水平开始,吸气压与呼气压之差最好不要低于 $0.588 \sim 0.784$ kPa($6 \sim 8$ cmH_2O),待患者耐受后再逐渐上调直到达到满意的通气和氧合水平,或调至患者可耐受的最高水平。

无创通气治疗过程中应监测患者的意识、生命体征、血氧饱和度、血气分析以及人机协调性、呼吸机的工作情况、不良反应等。护士应熟悉无创呼吸机临床使用过程中的常见问题及解决方法,如漏气、鼻面部压疮、口鼻咽干燥、胃肠胀气、人机对抗、呼吸困难未改善或加重、潮气量过小及二氧化碳潴留改善不理想等;熟悉无创呼吸机常见报警原因及处理措施,如压力管脱落、低氧流量报警、呼吸机故障报警、高压报警、低压报警及低每分通气量等。无创通气治疗过程中应做好护理记录,包括通气模式、吸气压及呼吸末正压值、吸入气中氧浓度分数,患者的意识、氧饱和度、血气分析结果、呼吸困难及发绀情况有无改善等。此外,无创通气治疗患者的饮食原则为予以高热量、高蛋白、丰富维生素、易消化的饮食,长时间带机的患者可安排15~30 min暂停时间以进餐,停机期间改为鼻导管给氧并密切观察患者呼吸及SpO_2的变化,必要时鼻饲或遵医嘱给予全胃肠外营养(total parenteral nutrition,TPN)。

(4)有创机械通气的护理:有创机械通气指通过人工气道使患者与呼吸机相连接进行机械通气的方法,最常见的连接方式是气管插管或气管切开。

1)人工气道的护理:人工气道为有效进行机械通气、吸除气管内痰液或血液、解除呼吸道梗阻等创造了良好条件,有创机械通气主要以经口/鼻气管插管和气管切开为主。其护理措施主要包括:适时吸痰,保持呼吸道通畅;妥善固定导管,避免扭曲、堵塞、滑脱,密切观察气管插管导管插入的深度以及导管尖端至门齿的距离,固定气管切开导管的系带松紧度应以一横指为宜;注意气道湿化与雾化,湿化方法包括加温湿化器湿化、持续或间断气道滴注、应用湿热交换器等,护士应熟悉判断人工气道湿化满意的标准,避免湿化不足及湿化过度。

人工气道气囊分为高容低压、低容高压、等压气囊3种,以高容低压气囊最常用,气囊压应保持在 2.45~2.94 kPa(25~30 cmH$_2$O),以预防套管周围带有病原菌的滞留物漏入下呼吸道,气囊压力大于 2.94 kPa(30 cmH$_2$O)会压迫气道黏膜引起缺血坏死。推荐压力表测量气囊压力,并掌握气囊充气方法,包括最小漏气技术及最小闭合技术。对高容低压气囊,不推荐常规放气,但需监测气囊压力;如使用高压低容气囊,至少应每 4 h 放气 1 次,每次放气时间约 5 min。

掌握气管插管及气管切开的相关并发症及预防处理措施。气管插管常见并发症如后鼻道出血、牙齿脱落、口唇及鼻黏膜溃疡、导管过深误入一侧主支气管、鼻窦炎和鼻中隔坏死、误吸、喉部损伤、出血等;气管切开并发症如出血、气胸、空气栓塞、皮下气肿和纵隔气肿、切口感染、气道梗阻、吞咽困难、气管软化、气管-食管瘘等。

2) 有创机械通气的护理:首先应建立有效沟通,向家属讲解气管插管或切开的必要性和重要性,并签署同意书。插管或切开成功后保持呼吸道通畅,连接有创呼吸机,调整通气参数,有条件的医院可由呼吸治疗师设置管理,包括潮气量、通气频率、吸气流速、PEEP、吸氧浓度、吸气时间及湿化温度等。持续带机患者的呼吸机管道和湿化器至少每周更换 1 次,保持冷凝液瓶在管路最低位,避免管路中的冷凝液倒入呼吸道,及时倾倒集液瓶中的冷凝水;湿化器送消毒供应中心低温灭菌。保持呼吸道通畅,严密监测患者的意识状态、生命体征、SpO$_2$、血气分析以及发绀情况等,观察患者有无自主呼吸、呼吸的频率和节律、两侧呼吸音是否对称,警惕气胸或纵隔气肿,观察呼吸道分泌物的性质和量。严密观察人机协调性和呼吸机运转状况,密切观察呼吸机各参数是否符合病情所需。预防相关并发症的发生,如肺气压伤/容积伤、低血压、人机对抗及呼吸机相关性肺炎(VAP)。熟悉呼吸机常见报警原因及处理,如高压报警、低压报警、气源报警及低分钟通气量报警等。长期带机患者注意营养状况。掌握撤机的临床指征,包括患者氧合良好,PaO$_2$≥8 kPa(60 mmHg) 且 FiO$_2$≤40%;PCO$_2$ 在相对正常范围内;可以满足断开呼吸机后的呼吸功耗;神志清楚,反应良好。撤机时应有序进行,对呼吸机进行终末消毒与保养。

6. 用药护理 遵医嘱及时、准确给药,并观察疗效及不良反应。

7. 心理护理 呼吸衰竭的患者常对病情和预后有所顾虑,对治疗丧失信心,应多了解和关心患者的心理状况,应建立有效的沟通,鼓励患者表达感受,教会患者自我放松等各种调节办法。

【健康指导】

1. 向患者或家属讲解疾病的诱因、发展和转归,注意语言通俗易懂。

2. 指导患者有效咳嗽、咳痰及呼吸操等呼吸功能锻炼方法,提高患者的自我护理能力。

3. 指导患者遵医嘱正确用药,并讲解相关药物的用法和注意事项等。

4. 指导并教会氧疗患者正确的家庭氧疗方法及注意事项;行家庭无创呼吸机治疗的患者,指导并教会其家庭呼吸机的维护及保养方法,定时复诊。

5. 指导患者制订合理的休息与活动计划,教会患者减少氧耗量的活动与休息方法。

6. 掌握及时就医的指征和定期复诊。

第二章 循环系统疾病患者的护理

第一节 心力衰竭患者的护理

心力衰竭(heart failure)是各种心脏疾病导致心功能不全的一种综合征,是指心肌收缩力减弱使心排血量不能满足机体代谢的需要,器官、组织血液灌注不足,同时出现肺循环和(或)体循环淤血的表现。心力衰竭时通常伴有肺循环和(或)体循环的被动性充血,故又称为充血性心力衰竭(congestive heart failure),常是各种原因所致心脏疾病的终末阶段。

心功能不全或心功能障碍的概念在理论上更为广泛,心力衰竭是指出现临床症状的心功能不全,但心功能不全不一定全有心力衰竭。"心功能不全"常用来表明器械检查的结果,如超声心动图等提示心脏收缩或舒张功能不正常,而尚未出现临床症状的状态。

心力衰竭的临床类型按其发展速度可分为急性和慢性两种,以慢性居多;按其发生的部位可分为左心衰竭、右心衰竭和全心衰竭。

一、慢性心力衰竭

慢性心力衰竭也称慢性充血性心力衰竭,是大多数心血管疾病的最终归宿,也是最主要的死亡原因。我国过去引起慢性心力衰竭的病因以风湿性心脏瓣膜病(风心病)为主,但近年来所占比例已趋下降,而高血压和冠状动脉粥样硬化性心脏病(冠心病)的比例呈明显上升趋势。

慢性心力衰竭的基本病因如下:①原发性心肌损害:主要见于冠心病心肌缺血和(或)心肌梗死,其次为心肌炎、心肌病、结缔组织疾病等造成心肌的损害,还可见于心肌代谢障碍性疾病,如维生素 B_1 缺乏、糖尿病、心肌淀粉样变性等。②心脏负荷过重:如二尖瓣、主动脉瓣关闭不全等瓣膜反流性疾病及心内外分流性疾病导致的容量负荷过重,以及高血压、主动脉瓣狭窄、肺动脉高压、肺动脉瓣狭窄等导致的压力负荷过重。以上两方面病因可单独存在,亦可先后出现或同时存在。

治疗原则是以改善血流动力学和拮抗神经内分泌改变的不利影响为主,同时针对病因治疗,防治诱发因素,从而减轻症状,提高活动耐力,改善生活质量;阻止或延缓心室重塑,防止心肌损害进一步加重,延缓病情进展,降低死亡率。同时,良好的护理是治疗心力衰竭的重要环节,能减轻患者心脏负荷,缓解身心不适,获得有效的药物治疗效果,并可预防并发症,维持心脏代偿功能。

【护理评估】

(一)健康史

1. 患者原有的心脏病病史。

2. 评估可能诱发或加重心力衰竭的因素。

(1)感染:以呼吸道感染为最常见,其次是感染性心内膜炎、全身感染等。因为感染可通过多种途径增加心脏负荷和(或)妨碍心肌的舒缩功能。

(2) 身心过劳：如过度劳累、情绪激动、精神过于紧张、妊娠和分娩等。

(3) 严重心律失常：特别是快速型心律失常，如心房颤动是器质性心脏病常见的心律失常，也是诱发心力衰竭最重要的因素。快速型心律失常因心率加快，心肌的耗氧量增加，舒张期缩短，心排血量减少，使冠状动脉供血不足而诱发心力衰竭。

(4) 血容量增加：钠摄入过多，补液或输血速度过快、量过多等可使血容量增加。

(5) 其他：药物使用不当、环境与气候的突变、合并甲状腺功能亢进症、贫血、肺栓塞等。

（二）身体状况

1. 左心衰竭 主要表现为肺循环淤血和心排血量降低。

(1) 主要症状

1) 呼吸困难：劳力性呼吸困难是左心衰竭最早出现的症状，由于运动使回心血量增加，左心房压力升高，导致肺淤血加重。多发生于重体力活动时，休息后可缓解。随着病情进展，轻微体力活动时即可出现，甚至出现夜间阵发性呼吸困难，此为左心衰竭的典型表现。心力衰竭进一步加重时，患者不能平卧，常采用高枕卧位、半卧位甚至端坐位时可使呼吸困难缓解。重者可出现急性肺水肿，表现为极度的呼吸困难。

2) 咳嗽、咳痰：是肺泡和支气管黏膜淤血所致，常于夜间发生，坐位或立位时可减轻或消失。痰常呈白色泡沫状，偶见痰中带血丝，当肺淤血明显加重或有肺水肿时，咳粉红色泡沫痰。长期慢性肺淤血肺静脉压力升高，导致肺循环和支气管血液循环之间侧支形成，在支气管黏膜下血管扩张形成，此种血管一旦破裂可导致大咯血。

3) 心排血量降低为主的症状：可有乏力、疲倦、头晕、嗜睡（或失眠）、心悸、发绀等，主要是由于心、脑、肾及骨骼肌等脏器组织血液灌注不足及代偿性心率加快所致。严重的左心衰竭使血液进行再分配时，首先是肾的血流量明显减少，故患者可出现少尿。长期的肾血流量减少可有血尿素氮、肌酐升高并出现肾功能不全的相应症状。

(2) 护理体检：可见皮肤黏膜苍白。呼吸加快，交替脉，血压一般正常，有时脉压减小。多数患者有左心室增大，心率加快，心尖部第一心音减弱并可闻及舒张期奔马律，肺动脉瓣区第二心音亢进。两肺底可闻及湿啰音，有时伴哮鸣音。此外，还有原发心脏病的体征，如发绀、心脏瓣膜疾病的杂音等。

2. 右心衰竭 主要表现为体循环淤血。

(1) 主要症状：消化道症状是右心衰竭常见的症状，由胃肠道及肝淤血所致，常见的症状有食欲缺乏、恶心、呕吐、腹痛、腹胀等。

(2) 护理体检

1) 颈静脉：颈静脉充盈或怒张是右心衰竭的主要体征之一，而肝颈静脉反流征阳性则更具有特征性。

2) 肝大：肝脏因淤血而肿大，常伴有压痛，长期肝内淤血可导致心源性肝硬化。

3) 水肿：轻者见于足踝、胫前部，常于晚间出现，休息后可消失，严重的可呈现全身性水肿，并伴有胸水、腹水。

4) 心脏：除原有心脏病的体征外，右心室增大导致心浊音界向左侧扩大，胸骨左缘第3～4肋间可闻及舒张期奔马律，三尖瓣区可有收缩期吹风样杂音。

3. 全心衰竭 左、右心衰竭的临床表现同时存在，或以某一侧心力衰竭表现为主。当左心衰竭导致右心衰竭时，由于右心排血量减少，可使夜间阵发性呼吸困难等左心衰竭的肺淤血症状反而有所减轻。

（三）心功能分级

美国纽约心脏病学会（NYHA）1928年提出的一项分级方案，根据患者自觉的活动能力将心功能划分为四级。

Ⅰ级：患者患有心脏病但体力活动不受限制。日常活动不引起乏力、心悸、呼吸困难或心绞痛等症状。

Ⅱ级：心脏病患者体力活动轻度受限。休息时无自觉症状，日常活动可引起上述症状，休息后很快缓解。

Ⅲ级：心脏病患者体力活动明显受限。轻于日常活动即可出现上述症状，休息较长时间后症状方可缓解。

Ⅳ级：心脏病患者不能从事任何活动。休息时亦有症状，体力活动后加重。

美国心脏病学会及美国于2001年提出将心力衰竭分为两个阶段和四个等级。

六分钟步行试验是一项简单易行、安全、方便的试验，用以评定慢性心力衰竭患者的运动耐力的方法。要求患者在走廊里尽可能快地行走，测定6 min的步行距离，若6 min步行距离小于150 m，表明为重度心功能不全；150～425 m为中度；426～550 m为轻度心功能不全。本试验除用以评价心脏的储备功能外，常用以评价心力衰竭治疗的疗效。

（四）心理-社会状况

心力衰竭是心血管病发展至晚期的表现。长期的疾病折磨和心力衰竭的反复发作，体力活动受到限制，甚至不能从事任何体力活动，生活上需他人照顾。家属和亲人也可能因长期照顾患者而感到疲劳，而忽视患者的病情，常使患者陷于焦虑、内疚、绝望甚至对死亡的恐惧之中。

【常见护理诊断/问题】

1. **活动无耐力** 与心排血量下降有关。
2. **心输出量减少** 与心肌收缩力下降，心脏负荷加重，心排血量减少有关。
3. **气体交换受损** 与左心衰竭致肺循环淤血有关。
4. **体液过多** 与右心衰竭致体循环淤血，水钠潴留有关。
5. **有感染的危险** 与肺淤血有关。
6. **潜在并发症** 洋地黄中毒。

【护理目标/评价】

1. 患者能说出限制最大活动量的指征，遵循活动计划，自诉活动耐力增加。
2. 循环血量增加，组织灌注改善。
3. 呼吸困难明显改善，血气指标维持在正常范围。
4. 水肿、腹水减轻或消失，尿量趋于正常。
5. 无感染发生。
6. 未发生洋地黄中毒。

【护理措施】

（一）减轻心脏负荷，增加心排血量

1. 适当安排休息与活动 了解患者目前的心功能状态和日常活动量。向患者解释休息是心力衰竭的一种基本治疗，包括体力和精神休息，可使心脏负荷减轻，利于心功能的恢复。根据患者心功能状态决定其活动量，与患者及家属一起制定活动计划。

(1) 心功能Ⅰ级：不限制患者一般的体力活动，但要避免剧烈运动和重体力劳动。应动静结合，循序渐进地增加活动量。告诉患者若活动中有呼吸困难、胸痛、心悸、疲劳等不适时应停止活动，并以此作为限制最大活动量的指征。

(2) 心功能Ⅱ级：体力活动应适当限制，增加午睡时间，强调下午多休息，可做轻体力工作和家务劳动。

(3) 心功能Ⅲ级：一般的体力活动应严格限制，每天休息时间要充分，增加卧床休息的时间，可以自理日常生活或在他人协助下自理。

(4) 心功能Ⅳ级：绝对卧床休息。生活由他人照顾，对卧床休息的患者需加强床边护理，照顾患者日常生活。

当病情好转后，鼓励患者不要延长卧床时间，应尽早做适量的活动，以避免长期卧床导致的静脉血栓形成、肺栓塞、便秘、虚弱、直立性低血压的发生。

2. 饮食 低热量、低盐、产气少且含维生素丰富的易消化饮食。低热量饮食可降低基础代谢率，减轻心脏负荷，但时间不宜过长；避免产气食物以免加重呼吸困难；低盐饮食对于减轻水钠潴留很重要。一般建议限制钠盐的方法为轻、中、重度心力衰竭每天摄入钠量分别限制在 2 g（相当于氯化钠 5 g）、1 g（相当于氯化钠 2.5 g）、0.4 g（相当于氯化钠 1.0 g）。服利尿剂者可适当放宽。告诉患者及家属低盐饮食的重要性并督促其执行。限制含钠量高的食物如发酵面食、腌制品、海产品、罐头、味精、啤酒、碳酸饮料等，可用糖、醋、蒜调味以增进食欲。根据血钾水平调整食物中钾含量。

3. 保持大便通畅 由于进食少、肠道淤血、长期卧床及焦虑等原因使肠蠕动减慢及排便方式改变，患者常出现便秘，因用力排便可增加心脏负荷，所以应保持大便通畅。饮食中需含粗纤维丰富的食物，适量饮蜂蜜，腹部按摩，必要时给予缓泻剂或开塞露。

4. 用药 按医嘱使用强心、利尿及血管扩张剂，同时观察疗效及副作用。

5. 加强心理护理，减轻焦虑 因焦虑可使心率增加，周围血管阻力和血液黏稠度增加，所以应缓解患者精神紧张。减轻焦虑，稳定情绪还能防止心律失常发生。对高度紧张、焦虑、精神不易放松的患者除借助小剂量镇静剂外，更需要的是对医护人员的信赖。护士以认真、负责的工作态度，处处为患者着想，并为患者提供一切方便和积极心理支持，以调适心理压力，消除负性情绪。

（二）缓解呼吸困难

1. 给予氧气吸入，根据缺氧的轻重程度调节氧流量，一般为 2~4 L/min。

2. 患者取半卧位或端坐位，使膈肌下移，以利于呼吸。病情许可的情况下鼓励患者多翻身、咳嗽，尽量做缓慢深呼吸。

3. 控制输液量和速度，并向患者及家属解释其重要性，以防患者及家属随意调快滴速，诱发急性肺水肿。

4. 鼓励患者在心功能改善后尽早活动，以增加肺活量。注意保暖，保持呼吸道通畅，防止呼吸道感染。

（三）预防感染

注意保暖，避免着凉，保持呼吸道通畅，预防呼吸道感染。

（四）用药的护理

1. 洋地黄 常用药物有地高辛、洋地黄毒苷、毒毛花苷丙、毒毛花苷 K，因洋地黄的治疗量和中毒量接近,故使用时应注意。

(1) 下列情况易致洋地黄中毒:低钾血症(如呕吐、腹泻及使用利尿剂等引起)、严重的肝肾疾病、原发性心肌疾病、甲状腺功能低下、低镁血症及高钙血症等均会改变心脏对药物的敏感性,易引起洋地黄中毒。

(2) 洋地黄中毒的表现

1) 心血管系统:可出现频发室性期前收缩(呈二联律或三联律)、心动过缓、房室传导阻滞等各种类型的心律失常。快速型心律失常伴有传导阻滞是洋地黄中毒的特征性表现。

2) 消化系统:食欲缺乏、恶心、呕吐、腹痛、腹泻等,常是洋地黄中毒的首发症状。

3) 神经系统:头痛、头晕、嗜睡、抑郁、对刺激过敏、疲乏无力、视物模糊、黄视、绿视等。

(3) 洋地黄中毒的处理

1) 停用洋地黄。

2) 如血钾低应补充钾盐,可口服或静脉补充氯化钾,同时停用排钾利尿剂。

3) 纠正心律失常,如血钾不低的快速性心律失常,首选利多卡因或苯妥英钠,心率缓慢者可用阿托品静脉注射或临时起搏。电复律一般禁用,因易致心室颤动。

(4) 洋地黄中毒的预防

1) 患者服药前,应听 1 min 心率。指导患者在服地高辛前听心率、测脉搏,当脉搏小于 60 次/分或节律不规则时应暂停服药并通知医生。

2) 严格按医嘱给药。注意洋地黄不能与奎尼丁、普罗帕酮(心律平)、维拉帕米(异搏定)、钙剂、胺碘酮等药物合用,以免增加药物毒性。必要时监测血清地高辛浓度。用毛花苷丙或毒毛旋花子苷 K 时必须稀释后缓慢静脉注射,并同时观察心率、心律的变化。

3) 存在上述诱发因素时,应慎用洋地黄类药物。

2. 利尿剂

(1) 噻嗪类利尿剂:主要的副作用是低钾血症,严重者伴碱中毒,从而诱发心律失常或洋地黄中毒,故应监测血钾,注意有无腹胀、肠鸣音减弱、乏力等低钾血症的症状,应多补充含钾丰富的食物,如瓜果、红枣、蘑菇、深色蔬菜等,必要时遵医嘱补充钾盐。口服补钾药物宜在饭后服用或与果汁同饮,以减轻胃肠道不适,其他副作用还有呕吐、腹泻、高血糖等。

(2) 氨苯蝶啶:副作用有胃肠道反应、乏力、皮疹、嗜睡,长期用药可产生高钾血症,肾功能减退出现少尿或无尿时应慎用。

另外,一般情况下,应用利尿剂的时间宜选择在早晨或日间,以免夜间排尿过频而影响患者的休息。

3. 血管扩张剂

(1) 扩张动脉的药物:如酚妥拉明可致恶心、呕吐、腹痛、狼疮样综合征等。

(2) 扩张静脉的药物:如硝酸酯类可致头痛、面红、心动过速、血压下降等副作用。

(3) 扩张动、静脉的药物:如血管紧张素转换酶抑制剂卡托普利,最常见的不良反应为干咳,停药后即可消失,其他副作用有直立性低血压、皮炎、蛋白尿、咳嗽、间质性肺炎、高钾血症等。高钾血症、妊娠、肾动脉狭窄患者禁用。

血管扩张剂均易引起血压下降甚至休克,在应用时需密切观察血压和心率,尤其静脉给药时需注意滴速和调整剂量使血压维持在安全范围,以免发生低血压。

【健康指导】

1. 指导患者积极治疗原发病,维护心脏功能。

2. 饮食宜清淡、低盐、易消化、富营养、含适量纤维素饮食,每餐不宜过饱,多食蔬菜、水果,防止便秘。戒烟酒。

3. 合理安排活动与休息,避免劳累,活动量要适宜,以不出现心悸、气急为原则。睡眠要充足。建议患者进行散步、打太极拳等运动。适当活动有利于提高心脏储备力和活动耐力,改善心功能状态和生活质量。

4. 避免诱发因素,如感染(尤其是呼吸道感染)、过度劳累、情绪激动、钠盐摄入过多等,育龄妇女应注意避孕。

5. 严格遵医嘱服药,强调不随意增减或撤换药物的重要性。服洋地黄者应会识别中毒反应并及时就诊;用血管扩张剂者,改变体位时动作不宜过快,以防止发生直立性低血压。

6. 嘱患者定期门诊随访,防止病情发展。

二、急性心力衰竭

急性心力衰竭是指由于急性心脏病变引起的心排血量显著、急骤降低导致的组织器官灌注不足和急性淤血综合征。临床上最常见的是急性左心衰竭引起的急性肺水肿。患者常突发呼吸窘迫,端坐呼吸,咳白色或粉红色泡沫样痰,极度烦躁,发绀等。

急性左心衰竭常见的病因如下:①与冠心病有关的急性心肌梗死、乳头肌梗死断裂、室间隔破裂穿孔等。②感染性心内膜炎引起的瓣膜穿孔、腱索断裂所致的急性心脏瓣膜性反流。③其他,如严重心律失常(尤其是快速型心律失常)、输液过多、过快等。急性左心衰竭主要导致左心室排血量急剧下降或左心室充盈障碍引起的肺循环压力骤然升高而导致的急性肺水肿。

主要抢救措施为快速利尿、扩血管、强心治疗。本节主要讨论急性左心衰竭。

【护理评估】

(一)健康史

了解既往心脏病病史,评估引起急性心力衰竭的诱发因素。如有无急性弥漫性心肌损害和急性的心肌排血受阻或舒张受限,严重心律失常,静脉输液过速或过量等。

(二)身体状况

1. 主要症状 急性左心衰竭患者病情发展常极为迅速且十分危重。临床表现为突发严重呼吸困难,呼吸频率常达30~40次/分,强迫坐位,面色青灰、口唇发绀,大汗淋漓、皮肤湿冷,频繁咳嗽,咳大量粉红色泡沫样痰。严重者可因脑缺血而致神志模糊。

2. 护理体检 心率增快,心尖部可闻及舒张期奔马律,两肺满布湿啰音和哮鸣音,动脉压早期可升高,随后下降,严重者可出现心源性休克。

(三)心理-社会状况

患者因病情突然加重,咳喘而有窒息感,易产生濒死恐惧心理,极度烦躁。病情变化突然,家属心理极度紧张和恐惧使患者更加恐慌。

【常见护理诊断/问题】

1. 气体交换受损 与急性肺水肿有关。

2. 恐惧 与突发病情加重而担心疾病的预后有关。

【护理目标/评价】

1. 患者呼吸困难和缺氧改善。

2. 情绪逐渐稳定。

【护理措施】

（一）减轻呼吸困难，改善缺氧

1. 协助患者立即取坐位，双腿下垂，以减少回心血量、减轻肺水肿。

2. 保证呼吸道通畅，立即给予 6~8 L/min 高流量吸氧，并通过 30%~50% 的乙醇溶液湿化，以降低肺泡内泡沫的表面张力使泡沫消散，增加气体交换面积。对于病情特别严重者应给予面罩用麻醉机加压给氧，使肺泡内压在吸气时增加，一方面可以使气体交换加强，另一方面可以对抗组织液向肺泡内渗透。

3. 迅速建立静脉通道，遵医嘱正确使用药物，观察药物副作用。

（1）吗啡 3~5 mg 稀释后静脉注射，3 min 内推完，必要时每间隔 15 min 重复一次，共 2~3 次。因吗啡可使患者镇静，减少躁动，还可扩张小血管，从而减轻心脏的负荷。在使用过程中注意有无呼吸抑制、心动过缓等。呼吸抑制者禁用。

（2）快速利尿，呋塞米 20~40 mg 静脉注射，2 min 内推完，10 min 内起效，必要时 4 h 可重复一次。呋塞米除有利尿作用外，还有扩张静脉作用，有利于缓解肺水肿。应用利尿剂应严格记录尿量。

（3）血管扩张剂，使用血管扩张剂时要注意用药速度和血压变化，防止低血压发生。用硝普钠时应注意现用现配，避光滴注，密切观察血压，根据血压的变化调节滴速，有条件者可用输液泵控制。硝普钠含有氰化物，连续使用不得超过 24 h。

（4）使用快速洋地黄制剂，如发病 2 周内未使用过洋地黄者，可给予毛花苷丙，首剂可给予 0.4~0.8 mg 稀释静脉注射，推注速度宜缓慢，同时听心率，2 h 以后可酌情再给予 0.2~0.4 mg。

（5）氨茶碱的使用，对解除支气管痉挛有效，并有一定的正性肌力及扩血管、利尿作用。要求缓慢静脉给药。

4. 密切观察患者呼吸、脉搏、意识、精神状态、皮肤颜色及温度、肺部啰音的变化。

（二）给予心理支持

（1）急性期避免在患者面前讨论病情，以减少误解。医护人员在抢救时必须保持镇静、操作熟练、忙而不乱，使患者产生信任、安全感。

（2）缓解期分析产生恐惧的原因，鼓励患者说出内心感受。指导患者进行自我放松，如深呼吸、放松疗法等。向患者解释恐惧对心脏的不利影响，使患者主动配合，保持情绪稳定。

【健康指导】

1. 向患者及家属讲解急性心力衰竭的诱因，应积极治疗原有心脏疾病。

2. 在静脉输液前嘱患者主动告诉护士自己有心脏病史，以便护士在输液时控制输液量及滴速。

第二节 心律失常患者的护理

心律失常（cardiac arrhythmia）是指心脏冲动的频率、节律、起源部位、传导速度与激动次序的异常，使心脏的活动规律发生紊乱。常见于各种器质性心脏病、药物中毒、电解质和酸碱平衡失调以及自主神经功能紊乱等。

正常心脏冲动起源于窦房结,经结间束、房室结、希氏束、左右束支及浦肯野纤维网传导到心房与心室,以一定范围的频率,产生有规律的收缩。正常情况下,窦房结的自律性最高,整个心脏受窦房结控制,其他部位的自律性不能表现出来,成为潜在的起搏点。当窦房结的自律性降低或激动不能传出、潜在起搏点的自律性异常增高、发生其他类型的快速异位搏动时可形成异位心律。总之,各种原因引起心肌细胞的自律性、兴奋性、传导性改变,使心脏冲动形成和(或)传导异常时,均会导致心律失常。

一般无症状的良性心律失常无须治疗。如症状明显或有可能并发恶性心律失常者应采取相应的治疗措施。①去除病因或诱因:积极治疗心内外原发病变,纠正电解质及酸碱平衡失调、停用可引发心律失常的药物等。②药物治疗:使用抗心律失常药物控制发作,对室上性快速性心律失常,可给予普萘洛尔、美托洛尔、维拉帕米、普罗帕酮、莫雷西嗪、胺碘酮等;室性快速性心律失常宜选用利多卡因、苯妥英钠、普罗帕酮、莫雷西嗪、胺碘酮、钾盐等;缓慢性心律失常可用阿托品、异丙肾上腺素。③其他治疗:如刺激迷走神经治疗阵发性室上性心动过速,人工心脏起搏治疗缓慢或快速型心律失常,心脏电复律治疗异位性快速心律失常,心导管射频消融治疗顽固性心律失常等。

【护理评估】

主要评估内容为各类心律失常患者的健康史、身心状况、护理体检和心电图表现。此外,还应对患者的家庭和社会情况进行评估。

(一) 窦性心律失常

由窦房结冲动引起的心律,统称为窦性心律,其正常频率,成人为60～100次/分。窦性心律的频率超过100次/分,称为窦性心动过速(sinus tachycardia);低于60次/分,称为窦性心动过缓(sinus bradycardia);当其节律发生快慢不一改变,不同P-P或R-R间期的差异大于0.12 s时,称为窦性心律不齐(sinus anisorhythmia)。

1. 健康史

(1)窦性心动过速常见于健康人吸烟、饮茶或咖啡和酒、运动、情绪激动,亦常见于某些病理状态,如发热、贫血、失血、休克、心力衰竭、甲状腺功能亢进症以及应用肾上腺素、阿托品等药物。

(2)窦性心动过缓常见于健康的青年人、运动员、睡眠状态;也可见于颅内高压、甲状腺功能低下、阻塞性黄疸、服用洋地黄及抗心律失常药物,如β受体阻滞剂、胺碘酮、钙通道阻滞药;器质性心脏病中常见于冠心病、心肌炎、心肌病。

(3)窦性心律不齐常见于青少年、老年人、自主神经功能不稳定者,且常与呼吸周期有关。也可见于心脏病患者,或与使用洋地黄有关。

2. 身体状况　窦性心动过速可无症状或仅有心悸感;当窦性心动过缓者心率过慢时,可引起头晕、乏力、胸痛等。患者可因躯体不适而紧张不安。

护理体检:重点评估脉搏频率、节律,以及心率、心律和心音的变化。心率可超过100次/分或低于60次/分,窦性心律不齐时表现为心率快慢稍不规则,常在吸气时心率加快,呼气时心率减慢。

3. 心电图表现　①均可见窦性P波(Ⅰ导联、Ⅱ导联、aVF导联直立,aVR导联倒置),P-R间期≥0.12 s。②窦性心动过速时P-P或R-R间期<0.6 s。③窦性心动过缓时P-P或R-R间期>1.0 s。④窦性心律不齐时P-P间期不等,最长与最短的P-P间期之差>0.12 s,

常与窦性心动过缓同时存在。

（二）期前收缩

期前收缩(premature beats)又称过早搏动,由于异位起搏点兴奋性增高,发出的冲动提前使心脏收缩所致,是临床上最常见的心律失常。按其起源部位不同,分为房性、房室交界性、室性三类,其中以室性最为常见。此外,依据期前收缩出现的频度不同,分为偶发和频发,如与正常基础心律交替出现,可呈现二联律、三联律。在同一导联的心电图上室性期前收缩的形态不同,称为多源性室性期前收缩。

1. 健康史 期前收缩可发生于健康人精神或体力过分疲劳、情绪紧张、烟酒过量、饱餐时,为生理性期前收缩;也常见于各种心脏病患者,如冠心病、风心病、心肌炎、心肌病、二尖瓣脱垂等,属病理性期前收缩。此外,药物、电解质紊乱亦可引起。

2. 身体状况 偶发期前收缩患者可无症状,部分患者有心悸或心跳暂停感;当期前收缩频发或连续出现时,可出现心悸、乏力、头晕、胸闷、憋气、晕厥等症状,并可诱发或加重心绞痛、心力衰竭。如出现上述症状,应观察其程度、持续时间以及给日常生活带来的影响。期前收缩患者往往过于注意自己的脉搏和心跳,容易焦虑不安。

护理体检:听诊呈心律不齐,期前收缩后出现较长的间歇,第一心音常增强,第二心音相对减弱甚至消失。

3. 心电图表现

（1）房性期前收缩:①提前出现 P′波,形态与窦性 P 波略有不同。②P′—R 间期≥0.12 s。③P′波后的 QRS 波形态多正常,其后常可见一不完全代偿间歇。

（2）房室交界性期前收缩:①提前出现的 QRS-T 波群,形态与窦性激动的 QRS-T 波群基本相同。②逆行 P′波可出现于 QRS 波群前、后或埋于 QRS 波群中。③P′—R 间期<0.12 s 或 R—P′间期<0.20 s。④期前收缩后多见有一完全代偿间歇。

（3）室性期前收缩:①提前出现 QRS-T 波群,其前无相关 P 波。②提前出现的 QRS 波形态异常,时限≥0.12 s。③T 波与 QRS 波群主波方向相反。④期前收缩后可见一完全代偿间歇。

（三）阵发性心动过速

阵发性心动过速(paroxysmal tachycardia)是一种阵发、快速而规律的异位心律,由三个或三个以上连续发生的期前收缩形成,又称异位性心动过速。根据异位起搏点的部位不同,可分为房性、房室交界性和室性阵发性心动过速。由于房性与房室交界性阵发性心动过速在临床上常难以区别,故统称为室上性阵发性心动过速,简称室上速。临床特点为突然发作、突然终止,可持续数秒、数小时甚至数日,自动停止或经治疗后停止。

1. 健康史

（1）室上性阵发性心动过速可发生在无明显器质性心脏病的患者,也可见于风心病、冠心病、甲状腺功能亢进症、洋地黄中毒等。

（2）室性阵发性心动过速多见于有器质性心脏病的患者,最常见者为冠心病急性心肌梗死,也见于心肌病、心肌炎、风心病、洋地黄中毒、电解质紊乱、奎尼丁或胺碘酮中毒等,少数发生于无器质性心脏病者。

2. 身体状况 室上性阵发性心动过速发作时患者可感心悸、头晕、胸闷、心绞痛,严重者发生晕厥、黑蒙、心力衰竭、休克。室性阵发性心动过速患者多有低血压、心绞痛、呼吸困难、晕厥、抽搐甚至猝死等。评估时对有晕厥史的患者应详细询问发作的诱因、时间及过程。阵发性心动过速发作时病情重,患者常有恐惧感。

护理体检:室上性阵发性心动过速听诊心律规则,心率可达 150~250 次/分,心尖部第一心音强度一致。室性阵发性心动过速听诊心律略不规则,心率多在 140~220 次/分,第一心音强度可不一致。

3. 心电图表现

(1)室上性阵发性心动过速:①频率 150~250 次/分,节律规则。②QRS 波形态正常(伴有室内差异性传导或原有束支传导阻滞者可增宽变形)。③P 波常不易辨认。

(2)室性阵发性心动过速:①频率一般为 140~220 次/分,节律可不规则。②QRS 波宽大畸形,时限大于 0.12 s,继发 ST-T 改变,T 波方向常与 QRS 波群主波方向相反。③如能发现 P 波,则 P 波与 QRS 波无关,即有房室分离现象。

(四) 扑动与颤动

当自发性异位搏动的频率超过阵发性心动过速的范围时,形成扑动或颤动。根据异位搏动起源的部位不同,可分为心房扑动与颤动(atrial flutter and atrial fibrillation)、心室扑动与颤动(ventricular flutter and ventricular fibrillation)。心房颤动是仅次于期前收缩的常见心律失常,远较心房扑动多见。心室扑动与颤动是极危重的心律失常。

1. 健康史

(1)心房扑动与颤动的病因基本相同,绝大多数见于器质性心脏病患者,最常见于风心病二尖瓣狭窄,也可见于冠心病、心肌病及甲状腺功能亢进症、洋地黄中毒。

(2)心室扑动与颤动常为器质性心脏病及其他疾病患者临终前发生的心律失常,临床上多见于急性心肌梗死、心肌病、严重低血钾、洋地黄中毒以及胺碘酮、奎尼丁中毒等。

2. 身体状况

(1)心房颤动多有心悸、胸闷、乏力,严重者可发生心力衰竭、休克、晕厥及心绞痛发作,心房内附壁血栓脱落可引起脑栓塞、肢体动脉栓塞、视网膜动脉栓塞等而出现相应的临床表现。患者可因体循环动脉栓塞致残而忧伤、焦虑。

(2)心室扑动与颤动的临床表现无差别,相当于心室停搏。一旦发生,患者立即出现阿-斯综合征,表现为意识丧失、抽搐、心跳呼吸停止。

护理体检:心房扑动者听诊时心律可规则亦可不规则。心房颤动者查体第一心音强弱不等,心室律绝对不规则,有脉搏短绌。室颤听诊心音消失,脉搏、血压测不到。评估房颤的患者,应仔细测定心率、心律、脉率,时间应在 1 min 以上。

3. 心电图表现

(1)心房扑动:①P 波消失,代之以间隔均匀、振幅相等、形状相似的 F 波(扑动波),频率 250~350 次/分。②QRS 波群与 F 波成某种固定的比例,心室律规则,最常见的比例为 2∶1;有时比例关系不固定,则引起心室律不规则。③QRS 波形态一般正常。

(2)心房颤动:①P 波消失,代之以间隔不均匀、振幅不等、形状不同的 F 波,频率 350~600 次/分。②QRS 波群间隔绝对不规则,心室率通常在 100~160 次/分。③QRS 波形态一般正常。

(3)心室扑动:①QRS-T 波群消失,代之以连续、相对规则、振幅较大的心室扑动波;②频率为 150~300 次/分。

(4)心室颤动:①QRS-T 波群完全消失,代之为连续快速、大小不等、极不规则的室颤波;②频率为 150~500 次/分。

(五) 房室传导阻滞

房室传导阻滞(atrioventricular block)是指窦性冲动从心房传入心室过程中受到不同程度的阻滞。阻滞可发生在心房结间束、房室交界区、房室束、双侧束支等部位。根据阻滞的程度分为三度,一度、二度又称为不完全性房室传导阻滞,三度称为完全性房室传导阻滞。二度房室传导阻滞又分为Ⅰ型(文氏现象和莫氏Ⅰ型)和Ⅱ型(莫氏Ⅱ型),Ⅱ型易发展成完全性房室传导阻滞。

1. 健康史 正常人在迷走神经张力增高时,可出现不完全性房室传导阻滞。临床上常见于器质性心脏病患者,如冠心病(急性心肌梗死)、心肌炎、心内膜炎、心肌病、先天性心脏病、高血压等,亦可见于药物中毒(洋地黄)、电解质紊乱、心脏手术、甲状腺功能低下症等。

2. 身体状况 一度房室传导阻滞患者常无症状;二度Ⅰ型可有心悸与心脏停顿感;二度Ⅱ型患者有乏力、头晕、胸闷、活动后气急、短暂晕厥感;三度房室传导阻滞可出现心力衰竭和脑缺血症状,严重时出现阿-斯综合征,甚至猝死。

护理体检:一度房室传导阻滞患者第一心音强度减弱;二度房室传导阻滞时,脉搏、心律不规则;三度房室传导阻滞听诊心律慢而规则,第一心音强弱不等,可闻及大炮音,心率通常为 20~40 次/分,血压偏低。

3. 心理-社会评估 严重房室传导阻滞等患者安装人工心脏起搏器或其他治疗费用昂贵,常给家庭带来经济负担,加之生活不能自理,影响工作,对手术及自我护理缺乏认识,患者易情绪低落、信心不足。家属由于对疾病认识不足,可能表现极度担忧,或麻痹大意不予重视。

4. 心电图表现

(1)一度房室传导阻滞:①P—R 间期>0.20 s。②每个 P 波后均有 QRS 波群。

(2)二度房室传导阻滞

1) Ⅰ型:①P—R 间期逐渐延长,直至 P 波后 QRS 波群脱落一次,周而复始。②最常见的房室传导比例为 3∶2 或 5∶4。

2) Ⅱ型:①P—R 间期固定,可正常或延长。②部分 P 波后 QRS 波群脱落,呈 2∶1 或 3∶1 脱落。本型易转变为第三度房室传导阻滞。

(3)三度房室传导阻滞:①P—P 间隔相等,R—R 间隔相等,P 波与 QRS 波群无关。②P 波频率大于 QRS 波频率。③QRS 波群形态可正常(心室起搏点在希氏束分支以上)或增宽畸形(起搏点在希氏束分支以下)。

(六) 预激综合征

预激综合征(preexcitation syndrome)是指激动经由附加的传导束抢先到达心室,使部分(或全部)心室肌提前激动,或心室冲动提前激动部分或全部心房。当患者出现预激心电图表现,临床上有心动过速发作时,可称为 W-P-W 综合征(Wolff-Parkinson-White syndrome)。发生预激的解剖学基础是:房室间除有正常的传导组织以外,还存在附加的房-室肌束连接,称为房室旁路或 Kent 束。另外,少见者尚有房-希氏束(James 束)、结室纤维束(Mahaim 束)。

1. 健康史 预激综合征者常无其他心脏异常征象。先天性心血管病如三尖瓣下移畸形、二尖瓣脱垂与心肌病等均可并发预激综合征。

2. 身体状况 预激综合征本身无任何症状,当引起快速室上性心动过速、心房颤动,可诱发心悸、胸闷、心绞痛、休克及心功能不全,甚至发生猝死。

护理体检:当出现快速室上性心律失常时心率增快;伴房颤时,可检测到脉搏短绌。

3. 心电图表现 由房室旁路引起的典型预激综合征表现为:①P—R 间期<0.12 s。②QRS 波群起始部分粗钝,形成预激波或 δ(delta)波,终末部分正常。③QRS 波群增宽,时间>0.11 s。④继发性 ST 段改变,T 波与 QRS 波群主波方向相反。

【常见护理诊断/问题】

1. 活动无耐力 与心律失常导致心排血量减少、组织脏器供血不足有关。

2. 焦虑 与心律失常反复发作、疗效不佳、缺乏相应的知识有关。

3. 有受伤的危险 与心律失常引起的头晕、晕厥有关。

4. 潜在并发症 猝死、心力衰竭、脑栓塞。

【护理目标/评价】

1. 患者活动耐力得到提高,能进行适当的活动。
2. 能保持良好的心理状态,焦虑减轻或消失。
3. 无心力衰竭、猝死等发生或能得到及时抢救。
4. 患者获得心律失常的有关知识和自我护理技能。

【护理措施】

(一) 合理安排患者的休息与体位,提高活动耐力

1. 对无器质性心脏病的良性心律失常患者,鼓励其正常工作和生活,建立健康的生活方式,注意劳逸结合,避免过度疲劳。与患者及家属共同制定活动计划,告知患者限制最大活动量的指征。

2. 当室性阵发性心动过速、第二度Ⅱ型及第三度房室传导阻滞等严重心律失常发作时,患者应绝对卧床休息。

3. 当心律失常发作导致胸闷、心悸、头晕时,嘱患者采取高枕卧位、半坐位或其他舒适体位,尽量避免左侧卧位,因左侧卧位可使患者感到心脏的搏动而加重不适感。

4. 保持病室安静、温度适宜,协助做好生活护理;关心患者,减少和避免任何不良刺激,促进身心休息。

5. 维持和促进心脏排血功能。严格按医嘱给予抗心律失常药物,纠正因心律失常引起的心排血量的减少,改善机体缺氧状况,提高活动耐力。

6. 对伴有气促、发绀等缺氧指征的患者,给予氧气持续吸入,多采用 2~4 L/min 的流量。

(二) 心电监护,防治并发症

1. 对出现严重心律失常的患者必须进行心电监护,密切观察并记录有无引起猝死的危险征兆:①潜在的有猝死危险的心律失常,如频发性、多源性、成联律的室性期前收缩,或室性期前收缩落在前一心搏的 T 波上、第二度Ⅱ型房室传导阻滞。②随时有猝死危险的严重心律失常,如室性阵发性心动过速、心室颤动、第三度房室传导阻滞等。一旦发现上述情况应立即报告医生,配合紧急处理。

2. 严重心律失常患者突然出现心前区疼痛、心悸、头昏、晕厥、气促、乏力等症状,提示发生猝死先兆。应嘱患者立即停止活动,安置半卧位,给予氧气吸入,密切观察患者的意识

状态及生命体征变化,进行心电监护并通知医生,做好抢救准备。建立静脉通道,备好纠正心律失常的药物及其他抢救药品、除颤器、临时起搏器等。患者出现意识丧失、抽搐、大动脉搏动消失、呼吸停止、瞳孔散大等猝死表现时,应立即配合医生进行心肺复苏、非同步直流电复律或临时起搏等。

3. 避免劳累、情绪激动、感染等诱发心力衰竭的因素,遵医嘱给予纠正心律失常的药物。

4. 监测生命体征、皮肤颜色、温度、尿量、心电图等,判断心律失常的类型,观察有无头晕、晕厥、气急、烦躁不安等表现。一旦发生心力衰竭,积极采取相应的护理措施。

5. 监测血气分析结果、电解质及酸碱平衡情况。

(三) 抗心律失常药物应用的护理

1. 严格遵医嘱给予抗心律失常药物,注意给药途径、剂量、给药速度等。口服药应按时按量服用;静脉注射时速度应缓慢,必要时心电监测。

2. 观察用药过程中及用药后的心率、心律、血压、脉搏、呼吸、意识变化,观察疗效和药物不良反应,及时发现用药而引起的心律失常。

(1) 奎尼丁对心脏的毒性反应较严重,可致心力衰竭、QT 间期延长、诱发室速甚至室颤而发生奎尼丁晕厥,有 30% 的患者因药物不良反应需要停药,故在给药前需测量患者的血压、心率、心律,如血压低于 90/60 mmHg、心率慢于 60 次/分或心律不规则时,需与医生联系。因该药毒性反应较重,故一般应白天给药,避免夜间给药。

(2) 利多卡因大剂量使用可引起呼吸抑制、低血压、房室传导阻滞等,应注意给药的剂量和速度。在治疗室性快速性心律失常时,一般先静脉注射 50~100 mg,有效后再以 2~4 mg/min 的速度静脉滴注维持。

(3) 普萘洛尔可引起心动过缓、房室传导阻滞等,在给药前应测量患者的心率,当心率低于 50 次/分时应及时停药。

(4) 普罗帕酮可引起恶心、呕吐、眩晕、视物模糊、房室传导阻滞、诱发和加重心力衰竭等,餐时或餐后服用可减少胃肠道刺激。

(5) 胺碘酮可引起胃肠反应、肝功能损害、心动过缓、房室传导阻滞、低血压等,久服还可影响甲状腺功能和引起角膜碘沉着,少数患者可出现肺纤维化。

(6) 莫雷西嗪可引起头晕、头痛、震颤、恶心、呕吐、腹泻、疲乏、心悸、房室传导阻滞等。

(四) 机械刺激迷走神经

初次发作的室上性阵发性心动过速患者,可试用机械刺激迷走神经的方法终止发作。方法如下。①用压舌板刺激悬雍垂,诱发呕吐。②深吸气后屏气,再用力作呼气动作。③颈动脉窦按压:患者取仰卧位,先按压右侧 5~10 s,如无效再按压左侧,不能两侧同时进行;按压的同时听诊心率,当心率减慢时立即停止。④压迫眼球:患者取平卧位,闭眼并眼球向下,用拇指在一侧眶下压迫眼球,每次 10 s,青光眼或高度近视者禁用此法。

(五) 心理护理

1. 向患者解释焦虑和恐惧情绪不仅可加重心脏负荷,更易诱发或加重心律失常;说明心律失常的可治性,解除患者思想顾虑;鼓励患者说出焦虑的原因,评估焦虑程度。

2. 指导患者采用放松技术,如全身肌肉放松、缓慢深呼吸;鼓励患者参加力所能及的活动或适当的娱乐,如读书看报、听音乐等分散注意力。嘱患者积极配合治疗,尽早控制病情,从而减轻躯体不适和紧张情绪。

3. 因焦虑程度严重而影响休息或加重病情时,按医嘱适当使用镇静、抗焦虑药。

【健康指导】

1. 向患者及家属讲解心律失常的常见病因、诱因及防治知识。

2. 嘱患者注意劳逸结合、生活规律;无器质性心脏病者,应积极参加体育锻炼,调整自主神经功能;有器质性心脏病者,则根据心功能情况适当活动。

3. 指导患者戒烟酒,避免摄入刺激性食物如咖啡、浓茶等;饮食应低脂、易消化、富营养,少食多餐,避免饱餐,保持大便通畅。心动过缓患者避免排便时屏气,以免兴奋迷走神经而加重病情。

4. 指导患者保持乐观、稳定的情绪;分散注意力,不过分注意心悸的感受;使患者和家属理解良性心律失常对人体的影响主要是心理上的。

5. 有晕厥史的患者避免从事驾驶、高空作业等有危险的工作,有头昏、黑蒙时立即平卧,以免晕厥发作时摔伤。

6. 说明服用抗心律失常药物的重要性,告知患者遵医嘱按时按量服药,不可随意增减药量或撤换药物,教会患者观察药物疗效和不良反应,有异常时及时就诊。

7. 教会患者及家属测量脉搏的方法,以利于病情自我监测;嘱患者每日至少测脉搏 1 次,每次应在 1 min 以上;教会患者家属心肺复苏术,以备紧急需要时应用。

8. 患者定期随访,经常复查心电图,及早发现病情变化。对安装人工心脏起搏器的患者及家属做好相应的指导。

附 1:人工心脏起搏术及护理

人工心脏起搏是指应用人工心脏起搏器发放一定形式的脉冲电流,通过导线和电极的传导,刺激与电极接触的心肌,从而引起心脏兴奋和收缩,替代正常心脏起搏点激动心脏。主要用于治疗缓慢性心律失常,亦可治疗快速性心律失常。

心脏起搏器的种类:①使用时埋藏在患者体内的称埋藏式起搏器,放在体外的称体外式(携带式)起搏器。②根据起搏电极所在心腔的位置不同,分为单腔起搏器和双腔起搏器,单腔起搏器又可分为心房起搏和心室起搏两类。③按起搏脉冲与患者自身心律的关系,可分为非同步起搏器和按需起搏器两类:非同步起搏器因其起搏频率固定,不受心脏自身节律的影响,故易出现起搏心律与患者自身心律互相干扰的现象,现已不用;按需起搏器是目前临床上常用的类型,它有感知功能,可感知患者自身心脏搏动而自动调整,按需要发放电脉冲,不发生干扰。

目前常用两种经静脉心内膜起搏法。①临时性起搏:采用双电极导管经外周静脉(常用股静脉、贵要静脉、锁骨下静脉)送至右心室,将电极接触到心内膜,起搏器置于体外,适用于暂时性和急需起搏救治的患者,一般放置时间不超过 2 周,以免发生感染。②永久性起搏:将单电极导管从头静脉、锁骨下静脉、颈外静脉送入右心室或右心房,将电极接触心内膜,起搏器埋藏于胸壁胸大肌前皮下组织中。适用于需长期起搏的缓慢性心律失常的患者。

【适应证】

1. 第二度 Ⅱ 型以上房室传导阻滞,症状明显者。

2. 病态窦房结综合征,心室率极慢,小于 45 次/分,特别是经常发生阿-斯综合征者。

3. 反复发作的颈动脉窦性昏厥和心脏停搏。

4. 外科手术前、介入性心脏诊治前的"保护性"应用。

5. 异位快速性心律失常药物治疗无效,临床症状重或有潜在危险者,可采用抗心动过速起搏器或自动复律起搏器。

【护理措施】

(一) 术前准备

1. 向患者及家属解释病变的性质、安装起搏器的意义、手术基本过程及术中配合要点等,以消除紧张及顾虑,取得密切配合。

2. 填写手术通知单并通知有关科室。

3. 术前一天(紧急起搏者应立即)做普鲁卡因、青霉素皮试,做好手术部位皮肤准备。

4. 检查起搏系统性能,预先进行测试。起搏器和起搏导管进行严密消毒。

5. 术前 6 h 禁食,精神过度紧张者可在术前半小时给予镇静剂,排空大小便。

6. 建立静脉通道,备齐一切抢救设备及药品。

(二) 术中配合

1. 密切观察患者面色、脉搏、呼吸、血压及心电图示波变化情况。

2. 永久起搏器埋入后,伤口放置橡皮引流条,缝合后覆盖无菌纱布并包扎。

(三) 术后护理

1. 持续 24 h 心电监护,注意心率、心律的变化及起搏信号有无脱落,心率和起搏频率是否一致,患者有无对起搏器不适感。

2. 伤口沙袋压迫 4~6 h,注意伤口部位有无渗血、血肿,观察体温变化。遵医嘱给予抗生素,预防感染。

3. 术后平卧 24 h,床上活动 48 h。应禁止患者术侧卧位,术侧上肢不宜过度活动。协助生活护理,常用物品及呼叫器放于患者健侧易取之处。嘱患者勿用力咳嗽,或咳嗽时用手按压伤口,必要时给予止咳药,以防止因震动致电极脱落。

4. 术后第 4 天开始协助并鼓励患者做术侧肩部活动,防止肩关节僵硬。

【健康指导】

1. 告知患者和家属伤口处理、防止感染的注意事项,以及起搏器的设置频率、使用年限、简单排除起搏器故障的方法等。

2. 教会患者每日自测脉搏,如发现脉搏逐渐减慢,指示起搏器电池不足。发现脉率明显改变或出现气急、头昏、疲乏、晕厥、胸痛等现象,提示起搏器发生故障,应立即就医。

3. 装有起搏器的一侧上肢应避免过度用力或幅度过大的动作,因手臂、肩部过度的活动都可能使电极脱落或影响起搏器功能。

4. 远离强磁场和高电压。如发现接触某种环境或电器设备会干扰起搏器功能,应立即离开现场或关掉电器电源。

5. 妥善保管心脏起搏器卡,外出随身携带,便于出现意外时为诊治提供信息。

6. 定期随访,测试起搏器功能。

附 2:心脏电复律术及护理

心脏电复律术是指在短时间内经胸壁向心脏通以高压强电流,使心肌纤维瞬时除极,以消除异位快速性心律失常,使之转复为窦性心律的方法。

目前常用的为直流电心脏电复律器,由电极、除颤、同步触发、心电示波、电源供应等几部分组成。其中同步触发装置能利用患者心电图中 R 波来触发放电,使电流仅在心动周期的绝对不应期中发放,避免诱发心室颤动,可用于转复心室颤动以外的各类异位性快速心律失常,称为同步电复律。不启用同步触发装置则可在任何时间放电,用于转复心室颤动,称为非同步电复律。

【适应证】

1. 心室颤动,为电复律的绝对指征。
2. 各种快速性异位心律失常,如阵发性室性心动过速、心房颤动、并发的预激综合征等,尤其是药物治疗无效者。

【禁忌证】

1. 有洋地黄中毒和低血钾时,暂不宜用电复律。
2. 病态窦房结综合征。
3. 伴有高度或完全房室传导阻滞的心房颤动或扑动。
4. 心脏明显增大及心房内有新鲜血栓形成的心房颤动患者。

【护理措施】

(一) 复律前准备

1. 向患者及家属解释电复律的目的、必要性、操作过程及配合要点,消除顾虑。
2. 遵医嘱术前 1~2 天停用洋地黄。房颤者需术前应用奎尼丁,可预防转复律后复发,并观察心率、心律、血压、脉搏及奎尼丁反应;房颤有栓塞史或检查发现有左心房血栓者,宜抗凝治疗 2 周。
3. 物品准备,包括电复律器、心电图机、示波仪及心肺复苏所需的急救药品和设备。
4. 电复律当日晨禁食,嘱患者排空大小便。

(二) 复律中配合

1. 协助患者卧硬板床,松开衣领,建立静脉通道,测血压,氧气吸入。
2. 常规应用心电图示波监护仪,记录心电图。检查及调试电复律器,选 R 波明显的导联方式测试同步性能。
3. 配合麻醉,地西泮 0.3~0.5 mg/kg 缓慢静脉注射,至患者出现朦胧或嗜睡状态、睫毛反射消失为止;麻醉中严密观察呼吸,必要时加压面罩给氧。
4. 安置电极板,两电极板表面涂以导电糊或包以生理盐水纱布,分别安置于胸骨右缘第 2~3 肋间和心尖部,与皮肤紧密接触。
5. 按需要量充电,根据病情选择同步或非同步电复律,按键放电。
6. 放电后随即观察心电图变化,连续监测 20~30 min。如未复律,可在 3~5 min 后重复,但连续电击一般不超过 3 次。

(三) 复律后护理

1. 复律后持续心电监护 24 h。严密观察心率、心律、呼吸、血压、脉搏、神志、面色、肢体活动情况,做好记录。及时发现电击所致的各种心律失常、栓塞、局部皮肤灼伤、肺水肿等,并配合处理。
2. 患者卧床休息 1~2 天,清醒后 2 h 内避免进食,以免恶心、呕吐。
3. 继续服用奎尼丁、洋地黄或其他抗心律失常药物以维持窦性心律。
4. 术前用抗凝治疗者,术后需继续用药 2 周,并定期复查凝血时间和凝血酶原时间。

第三节　心脏瓣膜病患者的护理

心脏瓣膜病(valvular heart disease)是由于炎症、退行性改变、黏液样变性、先天性畸形、缺血性坏死、创伤等原因引起的心脏单个或多个瓣膜(包括瓣叶、瓣环、腱索、乳头肌)的功能或结构异常,导致瓣口狭窄和(或)关闭不全。二尖瓣最常受累,其次为主动脉瓣,心室和主动脉、肺动脉根部严重扩张也可产生相应房室瓣和半月瓣的相对性关闭不全。

风湿性心脏瓣膜病(rheumatic heart disease)简称风心病,是风湿性炎症过程所致的瓣膜损害,主要累及40岁以下人群,女性多于男性。近年来由于人民群众生活水平的日益提高,居住与工作条件的不断改善以及青霉素等药物在预防和治疗链球菌感染的广泛应用,我国风心病的人群患病率已有所下降,但仍是我国最常见的心脏病之一。瓣膜黏液样变性和老年人的瓣膜钙化在我国呈日益增多趋势。

一、二尖瓣狭窄

二尖瓣狭窄(mitral stenosis)在风湿性心瓣膜病中最常见,单纯二尖瓣狭窄约占风心病的25%。

【病因与发病机制】

风湿热是最常见的病因,2/3的感染者为女性,约半数患者无明显急性风湿热史,但大多有反复链球菌性扁桃体炎或咽炎史。患者在至少急性风湿热两年后才能形成明显的二尖瓣狭窄,但多次发生风湿热则出现狭窄较早。二尖瓣狭窄常伴有关闭不全及主动脉瓣病变。结缔组织病或先天性畸形,如系统性红斑狼疮心内膜炎为二尖瓣狭窄的罕见病因。

【临床表现】

1. 症状　代偿期无症状或仅有轻微症状;失代偿期可有以下症状。

(1)呼吸困难:为最常见的早期症状,可随狭窄的加重出现劳力性呼吸困难、静息时呼吸困难、夜间阵发性呼吸困难、端坐呼吸甚至急性肺水肿。

(2)咳嗽:常见,尤其冬季明显;患者平卧时出现干咳。

(3)咯血:夜间阵发性呼吸困难或咳嗽后,咳痰呈血性或带有血丝;重度二尖瓣狭窄时大咯血可为首发症状;急性肺水肿时咳粉红色泡沫样痰。

(4)其他:右心受累期可表现为食欲下降、恶心、腹胀、少尿、水肿等。

2. 体征　重度二尖瓣狭窄常有"二尖瓣面容",即双颧绀红。

(1)二尖瓣狭窄的心脏体征:听诊心尖部可闻及第一心音亢进和开瓣音,提示瓣膜弹性及活动度尚好;如第一心音减弱或开瓣音消失提示瓣叶钙化僵硬;心尖部可闻及局限、不传导的低调的隆隆样舒张中晚期杂音,常可触及舒张期震颤;在舒张晚期,窦性心律时杂音较强,心房颤动时杂音较弱。

(2)肺动脉高压和右心室扩大的心脏体征:肺动脉高压时在肺动脉瓣区可闻及第二心音亢进伴分裂;伴肺动脉扩张时可在胸骨左缘第2肋间闻及递减型高调叹气样舒张早期杂音,称Graham Steel杂音;右心室扩大可见心前区心尖搏动比较弥散,伴相对性三尖瓣关闭不全时,在三尖瓣区可闻及全收缩期吹风样杂音,吸气时加强。

3. 并发症

(1)心房颤动:心房颤动为早期的常见并发症,可为患者就诊的首发症状,也可为首次呼吸困难发作的诱发因素以及患者体力活动受限的开始。开始可为阵发性,此后可发展为慢性心房颤动,并成为诱发心力衰竭、栓塞、急性肺水肿的主要原因之一。

(2)血栓栓塞:20%的患者可发生体循环栓塞,以脑动脉栓塞最多见,其次可见于下肢动脉、肠系膜动脉、视网膜中央动脉等。心房颤动、左心房增大、栓塞史或心排血量明显降低为其危险因素。

(3)右心衰竭:为晚期常见并发症,临床表现为右心衰竭的症状和体征。

(4)肺部感染:较常见,为诱发心力衰竭的主要原因之一。

(5)急性肺水肿:为重度二尖瓣狭窄的严重并发症,如未及时抢救,往往导致死亡。

(6)感染性心内膜炎:较少见。

【诊断要点】

心尖部闻及舒张期隆隆样杂音伴 X 线或心电图示左心房增大,一般可以确立二尖瓣狭窄的诊断,但需与左心房黏液瘤、严重主动脉瓣关闭不全、先天性心脏病所致的相对性二尖瓣狭窄等做鉴别。超声心动图对诊断及鉴别诊断具有特异性价值。

【治疗要点】

1. 一般治疗　包括预防风湿热复发;呼吸困难者减少体力活动,限制钠盐摄入,口服利尿剂,避免和控制急性感染、贫血等诱发急性肺水肿的因素;定期复查。

2. 并发症的处理

(1)大量咯血:患者取坐位,应用镇静剂、止血剂及利尿剂。

(2)急性肺水肿:处理与急性左心衰竭所致肺水肿基本相同,区别在于需避免使用以扩张小动脉、减轻心脏后负荷为主的血管扩张剂,并只在心房颤动伴快速心室率时应用正性肌力药。

(3)心房颤动:治疗以控制心室率、争取恢复和保持窦性心律、预防血栓栓塞为目的。一般急性发作应用药物及电复律,慢性者应用介入或手术治疗狭窄。

(4)预防栓塞:二尖瓣狭窄合并心房颤动者,若无禁忌,应长期服用抗凝剂如华法林,预防血栓形成及栓塞的发生。

3. 介入和手术治疗　为本病治疗的有效方法,在二尖瓣口面积小于 $1.5~cm^2$ 并伴有症状时应用,包括经皮球囊二尖瓣成形术、闭式分离术、直视分离术、人工瓣膜置换术。

二、二尖瓣关闭不全

二尖瓣关闭不全(mitral incompetence)常与二尖瓣狭窄同时存在,亦可单独存在。

【病因与发病机制】

二尖瓣结构(瓣叶、瓣环、腱索、乳头肌)和左心室结构任何部分的异常均可导致二尖瓣关闭不全。

1. 瓣叶病变　风湿性损害引起瓣膜增厚、僵硬、缩短和连接处融合,使心室收缩时两瓣叶不能紧密闭合;二尖瓣脱垂影响二尖瓣关闭;感染性心内膜炎引起瓣叶破坏;肥厚型心肌病收缩期瓣叶异常运动导致二尖瓣关闭不全等。

2. 瓣环扩大　任何原因引起的左心室扩大均可导致二尖瓣瓣环扩大,二尖瓣瓣环退行性变和钙化可引起关闭不全。

3. 腱索病变　先天性腱索过长或获得性腱索断裂缩短及融合均可引起二尖瓣关闭不全。

4. 乳头肌病变 冠状动脉供血不足可引起乳头肌功能失调,急性心肌梗死可发生乳头肌坏死,两者均可引起二尖瓣不同程度的关闭不全。

【临床表现】

1. 症状 轻度二尖瓣关闭不全仅有较轻的劳力性呼吸困难,严重反流时有心排血量减少,首先出现的突出症状是疲乏无力,肺淤血的症状如呼吸困难出现较晚。

2. 体征 心尖搏动向左下移位,心脏向左下扩大。心尖部第一心音减弱,全收缩期粗糙的高调一贯型吹风样杂音,向左腋下、左肩胛下区传导。

3. 并发症 与二尖瓣狭窄相似,但感染性心内膜炎发生率较二尖瓣狭窄高,而体循环栓塞较二尖瓣狭窄少见。

【诊断要点】

主要诊断依据为心尖部典型收缩期杂音;X线见左心房、左心室增大;超声心动图检查有确诊价值。

【治疗要点】

1. 一般治疗 包括预防感染性心内膜炎及风湿热复发;定期随访。

2. 并发症的处理

(1)心房颤动:治疗基本同二尖瓣狭窄,有体循环栓塞史或超声检查见左心房血栓者应长期抗凝治疗。

(2)心力衰竭:限制钠盐摄入,可应用利尿剂、血管转换酶抑制剂、β受体阻滞剂和洋地黄制剂。

3. 手术治疗 包括瓣膜修补术和人工瓣膜置换术。

三、主动脉瓣狭窄

主动脉瓣狭窄(aortic stenosis)常与二尖瓣病变合并发生。

【病因与发病机制】

1. 风湿炎症 导致瓣膜交界处粘连、融合,瓣叶纤维化、钙化、僵硬和挛缩畸形,使其开放受限,引起狭窄。主动脉瓣狭窄大多合并关闭不全或二尖瓣病变。

2. 先天性畸形 先天性二尖瓣畸形为成人孤立性主动脉瓣狭窄的常见病因。

3. 退行性老年钙化性主动脉瓣狭窄 为65岁以上老年人单纯性主动脉瓣狭窄的常见原因。

【临床表现】

1. 症状 出现较晚,呼吸困难、心绞痛和晕厥为典型主动脉狭窄常见的三联征。

(1)呼吸困难:劳力性呼吸困难为90%以上有症状患者的首发症状,由肺淤血引起,进而可发生夜间阵发性呼吸困难、端坐呼吸和急性肺水肿。

(2)心绞痛:见于60%的有症状患者,常由体力活动诱发,休息后缓解,主要由心肌缺血引起。

(3)晕厥:见于30%的有症状患者,多发生于直立、运动中或运动后即刻,少数在休息时发生,由体循环动脉压下降、脑循环灌注压降低、脑缺血引起。

2. 体征 心尖搏动相对局限,持续有力;在胸骨右缘第2肋间或胸骨左缘第3肋间可闻及响亮的、吹风样、粗糙的收缩期杂音,向颈部、胸骨左下缘和心尖区传导,常伴震颤。第一心音正常,第二心音减弱。动脉脉搏上升缓慢、细小而持续(细迟脉)。晚期收缩压和脉压均下降。

3. 并发症

(1) 心律失常：约 10% 的患者可发生心房颤动，致左心房内压急剧升高和心排血量明显减少时可出现严重低血压、晕厥或急性肺水肿；主动脉瓣钙化累及传导系统可致房室传导阻滞；左心室肥厚、心肌缺血可致室性心律失常。

(2) 猝死：一般发生于有症状者。

(3) 其他：感染性心内膜炎、体循环栓塞、心力衰竭、胃肠道出血（退行性老年钙化者）均较少见。

【诊断要点】

根据主动脉瓣区典型狭窄杂音，结合 X 线、心电图表现，临床可基本确诊。超声心动图及心导管检查有确诊价值。

【治疗要点】

1. 内科治疗 主要目的为观察狭窄进展情况，为有手术指征的患者选择合理手术时间；包括预防感染性心内膜炎及风湿热复发，预防心房颤动、心绞痛发作和心力衰竭的发生。

2. 手术治疗 人工瓣膜置换术为治疗成人主动脉瓣狭窄的主要方法，重度狭窄伴心绞痛、晕厥或心力衰竭为手术的主要指征。儿童和青少年可在直视下行瓣膜交界处分离术。

四、主动脉瓣关闭不全

主动脉瓣关闭不全（aortic incompetence）是常见心脏瓣膜病之一，常与二尖瓣狭窄同时存在。

【病因与发病机制】

1. 风湿性心脏病 约占 2/3，常合并二尖瓣损害。

2. 感染性心内膜炎 赘生物致主动脉瓣膜穿孔或瓣周脓肿，为单纯性主动脉瓣关闭不全的最常见病因。

3. 创伤 心胸部钝挫伤伤致主动脉根部，造成瓣叶破损或急性脱垂。

4. 主动脉夹层 夹层血肿致使主动脉瓣环扩大。

5. 主动脉瓣黏液样变 致使瓣叶舒张期脱垂进入左心室。

【临床表现】

1. 症状 急性早期可无症状，或仅有心悸、心前区不适、头部动脉强烈搏动感等；病变严重时可出现左心衰竭的表现，常有直立性头晕，心绞痛较主动脉瓣狭窄时少见，晕厥罕见；严重者可出现急性左心衰竭和严重低血压。

2. 体征 急性者常表现为心动过速，第一心音减弱，第三心音常见；慢性者为心尖搏动向左下移位，呈抬举性搏动；胸骨左缘第 3、第 4 肋间可闻及舒张期高调叹气样递减型杂音，向心尖部传导，坐位前倾、深呼气时容易听到；重度反流者，常可在心尖区听到舒张中晚期隆隆样杂音（Austin-Flint 杂音），严重的主动脉反流使左心室舒张压快速升高，导致二尖瓣已处于半关闭状态；收缩压升高，舒张压降低，脉压增大；外周血管征常见，包括点头征、水冲脉、毛细血管搏动征、股动脉枪击音等。

3. 并发症 左心衰竭为其主要并发症，亚急性感染性心内膜炎亦较常见，可发生室性心律失常，但猝死少见。

【诊断要点】

根据典型舒张期杂音、外周血管征、心电图、X线表现可基本确诊,超声心动图及主动脉造影可进一步确诊。

【治疗要点】

1. 一般治疗 预防风湿热复发,定期随访。

2. 手术治疗 人工瓣膜置换术为严重主动脉关闭不全的主要治疗方法,应在不可逆的左心室功能不全发生之前进行。

五、心脏瓣膜病患者的护理

【常见护理诊断/问题】

1. 体温过高 与风湿活动或合并感染有关。

2. 潜在并发症 心力衰竭、栓塞。

【护理措施】

1. 休息 急性期及左心房内有巨大附壁血栓者应绝对卧床休息,限制活动量,协助生活护理,以减少机体消耗及防止血栓脱落造成其他部位栓塞。病情允许时应鼓励并协助患者活动下肢、按摩及用温水泡脚或下床,防止下肢深静脉血栓形成。待病情好转后再逐渐增加活动量,避免劳累和情绪激动,预防上呼吸道感染,以免诱发心力衰竭。

2. 饮食护理 给予高蛋白、高维生素、清淡、易消化饮食,以促进机体恢复,但避免进食富含维生素K的深色绿叶菜如菠菜,以免影响抗凝治疗效果。

3. 病情观察 注意观察患者的神志、肢体活动,警惕脑及外周动脉栓塞;观察体温变化,发热患者每4 h测量体温1次,辨别热型,以协助诊断;观察有无风湿活动的表现,如皮肤环形红斑、皮下结节、关节红肿及疼痛不适等;监测其他生命体征,评估患者有无呼吸困难、乏力、心悸、食欲减退、尿少等症状;检查有无肺部湿啰音、肝大、颈静脉怒张、身体低垂部位水肿等心力衰竭体征。

4. 降温及基础护理 体温超过38.5℃时予以物理降温或遵医嘱给予药物降温,30 min后测量体温并记录降温效果;出汗多的患者及时擦干汗液,勤换衣裤、保持被褥干燥,防止受凉;做好口腔护理,保持口腔清洁。

5. 心力衰竭患者的护理 参见本章第一节"心力衰竭患者的护理"。

6. 栓塞发生时的护理 评估栓塞发生的危险因素,阅读患者的超声心动图及心电图报告,注意患者有无心房、心室扩大及附壁血栓,有无心房颤动,一旦发生脑及体循环栓塞征象,需立即报告医师,遵医嘱给予溶栓、抗凝治疗及配合抢救。

7. 用药护理 遵医嘱给予抗生素、抗风湿、抗心律失常、抗血小板聚集及血管活性药物,注意观察各种药物的疗效和不良反应,如青霉素及头孢类药物易引起过敏反应,用药前需询问有无过敏史及给予皮试。阿司匹林可导致胃肠道反应、柏油样便、牙龈出血等,不宜空腹服用。抗心律失常及血管活性药物要匀速输入,避免出现血压突然下降。

【健康指导】

1. 告诉患者及家属本病的病因和病程进展特点,说明本病治疗的长期性,鼓励患者树立信心,坚持治疗以控制病情进展。有手术适应证者劝导患者尽早择期手术,以免失去最佳手术时机。

2. 日常生活中尽可能改善居住环境中潮湿、寒冷、阴暗等不良条件;保持居室内空气流通、温暖、干燥,阳光充足。平时注意防寒保暖,尽量避免呼吸道感染,一旦发生感染,要立即用药治疗,预防风湿活动。

3. 指导患者合理休息、适当锻炼,心境平和、情绪稳定,加强营养以提高机体抵抗力。教育家属理解患者的病情并给予生活上的照顾与支持。

4. 告诉患者及家属在患者施行拔牙、内镜检查、导尿术、人工流产、分娩等手术前,主动告诉医师自己有风心病病史,以便于预防性使用抗生素。

5. 育龄妇女要根据心功能情况,在医师指导下控制好妊娠与分娩时机;病情较重不能妊娠与分娩者,向患者及家属做好解释工作。

6. 告诉患者坚持按医嘱服药的重要性,提供有关药物使用的书面资料,并定期随诊复查,防止病情进展。

第四节 冠状动脉粥样硬化性心脏病患者的护理

冠状动脉粥样硬化性心脏病(coronary atherosclerotic heart disease)指冠状动脉发生粥样硬化,引起血管管腔狭窄、闭塞和(或)因冠状动脉痉挛导致心肌缺血缺氧,甚至坏死而引起的心脏病,简称冠心病,亦称缺血性心脏病(ischemic heart disease)。冠状动脉粥样硬化性心脏病是动脉粥样硬化导致器官病变的最常见类型,也是严重危害人民健康的常见病。本病多发生在40岁以后,发病率男性多于女性。目前,在我国本病发病率呈逐年上升趋势。

【病因与发病机制】

本病是多种因素作用于不同环节所致,这些因素称为危险因素或易患因素。

1. 血脂异常 目前认为脂质代谢异常是冠状动脉粥样硬化最重要的危险因素。总胆固醇(total cholesterol,TC)、三酰甘油(triglyceride,TG)、低密度脂蛋白(low density lipoprotein,LDL)或极低密度脂蛋白(very low-density lipoprotein,VLDL)增高;高密度脂蛋白尤其是它的亚组分Ⅱ(high density lipoproteinⅡ,HDLⅡ)减低,载脂蛋白A(apolipoprotein A,Apo A)降低和载脂蛋白B(Apo B)增高都被认为是危险因素。新近研究认为脂蛋白a增高是独立的危险因素。

2. 高血压 临床资料表明,高血压患者冠状动脉粥样硬化性心脏病发生率明显增高,收缩压和舒张压增高都与本病关系密切。高血压患者患本病者较血压正常者高3~4倍,冠状动脉粥样硬化患者60%~70%患有高血压。

3. 吸烟 吸烟者血中碳氧血红蛋白浓度达20%~30%,可造成动脉壁氧含量不足,内膜下层脂肪酸合成增多,前列环素释放减少,使血小板在动脉壁黏附聚集,促进冠状动脉粥样硬化的形成。另外,烟草中所含尼古丁可直接引起心肌损害及冠状动脉痉挛。吸烟者与不吸烟者比较,本病的发病率和病死率增高2~6倍,且与每天吸烟的支数成正比;被动吸烟也是危险因素。

4. 糖尿病和糖耐量异常 糖尿病患者中本病发病率比非糖尿病患者高2倍以上,且能加速病变进展;本病患者常见糖耐量减低。

5. 年龄、性别 本病多见于40岁以上人群,近年来有年轻化趋势,49岁以后进展较快。男性比女性发病率高,但女性绝经期后发病率迅速增高。

6. 其他 ①肥胖(体重超出标准体重20%以上)。②缺少体力活动、工作紧张、压力大的脑力工作者。③经常进食高热量、高胆固醇、高糖和高盐食物者。④A型性格者,性格急躁、好胜心强、不注意劳逸结合者。⑤具有冠心病家族史者。⑥长期服用避孕药者等。

一、稳定型心绞痛患者的护理

稳定型心绞痛(stable angina pectoris)指在冠状动脉粥样病变管腔狭窄的基础上,由于心肌负荷增加,引起心肌急剧的、暂时的缺血、缺氧所导致的以发作性胸痛或胸部憋闷感为主要表现的临床综合征。情绪激动、劳累、饱餐、受凉等为常见诱因。胸痛常为压榨性,持续数分钟,休息或应用硝酸酯制剂后缓解。

【病因与发病机制】

冠状动脉粥样硬化是本病的基本病因。在正常情况下,冠状动脉循环血量有很大的储备,运动、心动过速使心肌氧耗量增加时,可通过神经体液的调节,扩张冠状动脉,增加冠脉血流量进行代偿,故正常人不出现心绞痛。当冠状动脉病变导致管腔狭窄或血管扩张性减弱时,限制了血流量的增加,但心肌的供血量相对比较稳定,不发生心绞痛。而一旦病变导致管腔闭塞、不稳定粥样斑块破裂或糜烂,血小板聚集形成血栓或心脏负荷突然增加(如体力活动、情绪激动、冠状动脉痉挛以及发生左心衰竭),使心肌张力增加、心肌收缩力加强、心率增快,从而使心肌氧耗量增加,心肌对血液的需求量增加,而此时,冠脉血流量不能相应增加来满足心肌代谢的需要,引起心肌急剧的、暂时的缺血、缺氧,心绞痛发作。痛觉可能是在缺血、缺氧的情况下,心肌内积聚过多的代谢产物如乳酸、丙酮酸等酸性物质或类似激肽的多肽类物质,刺激心脏内自主神经的传入神经纤维末梢,经1~5胸交感神经节和相应脊髓段传至大脑而产生。

【临床表现】

1. 症状 以发作性胸痛为主要临床表现,疼痛的特点如下。

(1)部位:主要位于胸骨体上段或中段之后,可波及心前区,范围有手掌大小,界限不很清楚;常放射至左肩、左臂内侧达环指和小指,或至咽、颈、背、下颌部等。

(2)性质:常为压迫、紧缩或发闷感,也可有烧灼感,但不是锐痛或刺痛,偶伴濒死恐惧感。发作时,患者常不自觉地停止原来的活动,直至症状缓解。

(3)诱因:常因体力劳动或情绪激动而诱发,也可在饱餐、寒冷、吸烟、心动过速时发病。疼痛发生在体力劳动或激动的当时。

(4)持续时间:疼痛出现常呈逐渐加重,达一定程度后持续一段时间再逐渐消失,一般为3~5 min,很少超过30 min。可数天、数周发作1次,亦可一天内多次发作。

(5)缓解方式:一般在停止诱发因素、休息或舌下含服硝酸甘油后缓解。

2. 体征 平时一般无异常体征。心绞痛发作时常表现为血压升高、心率增快,面色苍白、表情焦虑、皮肤冷汗,有时心尖部可出现第四心音、暂时性收缩期杂音。

【诊断要点】

根据典型心绞痛发作的特点和体征诊断并不难。发作不典型者,结合年龄、冠心病易患因素、心电图发作时和发作后ST-T的变化及心电负荷试验、硝酸甘油疗效等大多也可确立诊断。诊断仍有困难者,可考虑行冠状动脉造影、放射性核素检查以及正电子发射断层心肌显像、多排探测器螺旋X线计算机断层显像等。

【治疗要点】

心绞痛治疗应达到两个目标,即缓解急性发作和预防再发作。

(一) 发作时的治疗

1. 休息 发作时应立即休息。一般患者在停止活动后症状即可缓解。

2. 药物治疗 较严重的发作,需选用作用快、疗效高的硝酸酯制剂。这类药物可扩张冠状动脉,增加冠脉的循环血量,还可通过扩张周围血管,减少静脉回心血量,降低心室内容量及心室腔内压力,降低心排血量和血压,从而减轻心脏前、后负荷和心肌氧耗量,缓解心绞痛。常用药物:①硝酸甘油片:0.3~0.6 mg,舌下含服,1~2 min 起效,作用持续约 30 min。可重复使用不超过 3 次,每次间隔 5 min。长期反复应用可产生耐药性而使药效降低,停用 10 h 以上,又可恢复有效。②硝酸异山梨醇酯:每次剂量 5~10 mg,舌下含服,2~5 min 起效,作用维持 2~3 h,也可应用喷雾吸入剂。烦躁不安、疼痛剧烈者可遵医嘱使用镇静剂或肌内注射吗啡 5~10 mg。

(二) 缓解期的治疗

1. 一般治疗 应尽量避免如过度劳累、情绪紧张或激动、暴饮暴食、大量吸烟饮酒等诱发或加重冠心病的危险因素,高血压、高脂血症、糖尿病等应积极治疗,控制病情进展。

2. 药物治疗 使用作用持久的抗心绞痛药物,可单独选用、交替应用或联合应用。

(1) 硝酸酯制剂:①硝酸异山梨醇酯片剂:口服,每次 5~10 mg,每天 2~3 次,服后 30 min 起效,持续 3~5 h。②缓释制剂:药效可维持 12 h,每次 20 mg,每天 2 次。③戊四硝酯制剂:如 2%硝酸甘油油膏(橡皮膏贴片)涂(贴)在胸前、上臂皮肤而缓慢吸收,适用于预防夜间心绞痛发作。

(2) β受体阻滞剂:β受体拮抗剂的抗心绞痛作用主要是通过抑制心脏 β-肾上腺素能受体而减慢心率、降低血压、减弱心肌收缩力,降低心肌氧耗量。目前常用:①美托洛尔缓释片:47.5~190 mg,每天 1 次,口服。②比索洛尔:5~10 mg,每天 1 次,口服。本药与硝酸酯类药物有协同作用,易引起低血压,开始剂量应偏小,支气管哮喘、低血压及心动过缓的患者禁用;停用本药应逐渐减量停药,以免诱发心肌梗死。

(3) 钙通道阻滞剂:钙通道阻滞剂能抑制钙离子流入细胞内,从而抑制心肌收缩,减少心肌氧耗;扩张冠状动脉,解除冠状动脉痉挛,改善心内膜下心肌的供血;扩张周围血管,降低动脉压,减轻心脏负荷;降低血液黏稠度,抗血小板聚集,改善心肌的微循环,适用于同时患有高血压的患者。常用口服药物:①维拉帕米:普通片,口服每次 40~80 mg,每天 3 次。缓释片每次 240 mg,每天 1 次。②硝苯地平控释片:口服每次 30 mg,每天 1 次。停用本药时宜逐渐减量直至停服,以免发生冠状动脉痉挛。

(4) 抑制血小板聚集药物及抗凝药物:常用药物有阿司匹林(每天 75~150 mg)和氯吡格雷(每天 75 mg)。

(5) 他汀类药物:他汀类药物能有效降低 TC 和 LDL-C,还有稳定斑块、延缓斑块进展和抗炎等调脂以外的作用。所有冠心病患者,无论其血脂水平如何,均应给予他汀类药物,并根据目标 LDL-C 水平调整剂量。临床常用的他汀类药物包括辛伐他汀(20~40 mg,每晚 1 次)、阿托伐他汀(10~80 mg,每天 1 次)、普伐他汀(20~40 mg,每晚 1 次)等。

(6) 中药治疗:以"活血化瘀"和"祛痰通络"法常用,并可配合针灸、按摩。

3. 血管重建治疗 ①经皮冠状动脉介入治疗(percutaneous coronary intervention, PCI):对符合适应证的心绞痛患者可行经皮冠状动脉腔内成形术及冠状动脉内支架置入术。②冠状动脉血管移植术(coronary artery bypass graft, CABG):病情严重、药物治疗效果不佳、经冠状动脉造影后显示不适合介入治疗者应及时做冠状动脉血管移植术,简称冠脉搭桥术。

4. 其他治疗　高压氧、运动疗法等对增加冠脉血流量及氧含量、促进侧支循环的建立与发展、提高心肌细胞对缺氧的耐受力具有一定作用。

二、不稳定型心绞痛患者的护理

目前,临床上趋向于将除典型的劳力型心绞痛以外的缺血性胸痛统称为不稳定型心绞痛(unstable angina pectoris,UAP),除变异型心绞痛(variant angina pectoris)具有短暂 ST 段抬高的特异性心电图变化仍为临床所留用外,原有心绞痛的其他分型命名均已弃用。

【病因与发病机制】

冠状动脉内不稳定的粥样斑块破裂或糜烂基础上血小板聚集,伴有不同程度的表面血栓形成、冠状动脉痉挛,微血管痉挛导致缺血性心绞痛,虽然也可因劳力负荷诱发,但劳力负荷中止后胸痛不能缓解。

【临床表现】

不稳定型心绞痛的胸痛及胸部不适的部位、性质与稳定型心绞痛相似,通常程度更重,持续时间更长,休息时也可发生,且常伴有相关症状如恶心、呕吐、心悸、呼吸困难、出汗等。表现为:①原稳定型心绞痛在 1 个月内疼痛发作的频率增加、程度加重、时限延长、诱因发生改变、硝酸酯类药物缓解作用减弱。②1 个月之内新发较轻负荷所诱发的心绞痛。③休息状态下发作或轻微活动即可诱发,发作时表现有 ST 段抬高的变异型心绞痛。此外,由于贫血、感染、甲亢、心律失常等原因诱发的心绞痛称为继发性不稳定型心绞痛。

临床上根据不稳定型心绞痛的严重程度不同,分为低度危险组、中度危险组和高度危险组。低度危险组是指过去 2 周内新发生的或原有劳力型心绞痛恶化加重,但无长时间(<20 min)静息性胸痛。中度危险组就诊前 1 个月内(但近 48 h 内未发)发作 1 次或数次静息心绞痛及梗死后心绞痛,发作时 ST 下移>0.2 mV,持续时间<20 min;心脏标志物轻度增高(即 0.01 μg$<$cTnT<0.1 μg)。高度危险组缺血性症状 48 h 内恶化,疼痛时间>20 min,静息心电图 ST 段改变>0.05 mV,心脏标志物明显增高(即 cTnT>0.1 μg)。

【诊断要点】

结合临床表现、心电图特点及心脏标志物,排除稳定型心绞痛,即可确立诊断。

【治疗要点】

1. 一般治疗　绝对卧床休息 1~3 天,床边 24 h 心电监护,严密观察血压、脉搏、呼吸、心率、心律变化,给予吸氧。

2. 止痛治疗　烦躁不安、剧烈疼痛者可给予吗啡 5~10 mg 皮下注射。硝酸甘油或硝酸异山梨酯含服或持续静脉滴注,直至症状缓解。另外,根据患者有无并发症等具体情况,选用钙通道阻滞剂或 β-受体阻滞剂等。

3. 抗栓(凝)治疗　应用阿司匹林、肝素或低分子肝素以防止血栓形成,阻止病情进展为心肌梗死。

4. 再灌注心肌治疗　包括经皮冠状动脉介入治疗(PCI)、药物溶栓治疗和冠状动脉旁路搭桥术(CABG)。不稳定型心绞痛经治疗病情稳定,出院应继续强调抗凝治疗和降脂治疗,以促使斑块稳定。缓解期的进一步检查及长期质量方案与稳定型心绞痛相同。

【常见护理诊断/问题】

1. 疼痛:胸痛 与心肌缺血、缺氧有关。

2. 活动无耐力 与心肌氧的供需失调有关。

3. 潜在并发症 心肌梗死。

4. 知识缺乏 缺乏控制诱发因素及预防心绞痛发作的知识。

【护理措施】

1. 活动与休息 ①心绞痛发作时立即停止正在进行的任何活动,就地休息,协助患者采取舒适的体位。②缓解后应评估心绞痛发作时患者的症状特点,诱发疼痛的体力活动类型、活动量及活动受限程度;为患者制订恰当的活动计划,在院执行计划时护士应观察患者在活动中有无呼吸困难、胸痛、脉搏过快等反应,一旦出现上述症状,应立即停止活动,并给予积极的处理,如立即报告医师、含服硝酸甘油、吸氧,必要时床旁心电监测。③告知患者及家属,适当运动有利于侧支循环的建立,还可提高患者的活动耐力;最大活动量以不引起心绞痛发作为度,避免参加竞技体育活动及做屏气用力动作。④不稳定性心绞痛应根据病情卧床休息 1~3 天,保证睡眠。

2. 饮食护理 应进食低热量、低脂、低胆固醇、低盐、高纤维素、易消化饮食,戒烟酒及辛辣食物,避免进食过快、过饱,防止便秘。

3. 病情观察 评估患者心绞痛发作时疼痛的部位、性质、程度、持续时间;严密观察血压、心电图变化和有无面色苍白、大汗、恶心、呕吐、紧张、恐惧等;嘱患者疼痛发作或加重时立即告诉护士和医师。

4. 给氧疼痛 发作时或伴有呼吸困难发绀者给予氧气吸入,维持血氧浓度达到 95% 以上。

5. 用药护理 ①心绞痛发作时遵医嘱给予硝酸甘油 0.3~0.6 mg 或硝酸异山梨酯 5~10 mg 舌下含服,若服药后 3~5 min 仍不缓解,可再服 1 次。②对于心绞痛发作频繁或含服硝酸甘油效果差的患者,遵医嘱静脉滴注硝酸甘油。③烦躁不安,疼痛剧烈者可遵医嘱肌内注射吗啡 5~10 mg。④监测血压及心率的变化,注意滴速的调节,并嘱患者及家属切不可擅自调快滴速以免引起低血压。⑤部分患者用药后可出现面部潮红、头部胀痛、头晕、心动过速,应告诉患者是由于药物扩张血管所致,以解除其顾虑;用药时,嘱患者卧床休息,避免站立或行走。⑥应用他汀类药物时,注意观察其肝损害及肌肉疾病的副作用;用强化降脂治疗时,注意观察药物的安全性。⑦青光眼、低血压患者忌用硝酸酯类药物。

6. 心理护理 疼痛发作时要安慰患者,解除紧张不安情绪,以减少心肌的耗氧;患者疼痛缓解后,与其一起讨论引起心绞痛发作的诱因,总结缓解的方法,要减少或避免诱因如避免过度劳累,情绪过分激动、悲伤或恐惧以及寒冷刺激;说服患者保持情绪稳定,心情愉快,改变急躁易怒、争强好胜的性格等。

【健康指导】

1. 指导患者改变不良饮食方式,肥胖者应控制饮食,减轻体重;调整日常生活与工作量,避免从事紧张、工作强度及压力大的工作,适当进行体育锻炼和参加体力活动;告诉患者洗澡时应让家属知道,且不宜在饱餐或饥饿时进行,水温勿过冷过热,时间不宜过长,门不要上锁,以防发生意外。

2. 指导患者避免诱发心绞痛的心理因素,如改变争强好胜、急躁的性格,保持宽容态度和良好心情。

3. 教会患者发作时应采取的措施,如立即休息、避免紧张、马上服药、寻求帮助等。

4. 用药指导 ①坚持按医嘱服药,自我监测药物不良反应,如头部胀痛、头晕、面部潮红、心悸、血压下降等,有此症状者服药后应平卧一段时间。②β受体阻滞剂与钙通道阻滞剂合用时有过度抑制心脏的危险,应密切注意脉搏,发生心动过缓时应马上与医师联系或到医院就诊,不可随意减量或停药。③外出时随身携带硝酸甘油等;家中硝酸甘油应放在易取之处,用后放回原处,家属也应知道药物的位置,以便需要时能及时找到;长时间反复应用此类药物可产生耐受性而使药效降低,停用10 h以上后可恢复药效。此外,硝酸甘油见光易分解,应放在棕色瓶中,放于阴凉通风处,6个月更换一次,以防药物受潮、变质而失效。

5. 定期复诊 检查心电图、血液生化指标,积极控制和治疗高血压、糖尿病、高脂血症。

6. 紧急就医 嘱患者若疼痛发作比以往频繁、发作时程度加重且服用硝酸甘油不易缓解,伴出冷汗时,应立即由家属护送或拨打"120"等到医院就诊,警惕心肌梗死的发生。

三、心肌梗死患者的护理

心肌梗死(myocardial infarction,MI)指在冠状动脉病变的基础上,因冠状动脉供血急剧减少或中断,使相应的心肌严重而持久地缺血导致心肌坏死。临床上表现为持久的胸骨后剧烈疼痛、白细胞计数和血清心肌坏死标志物增高、心电图进行性改变,部分患者可有发热,同时还可发生心律失常、休克或心力衰竭,属冠心病的严重类型。心肌梗死可发生在心绞痛频发的患者,也可发生在无任何症状的患者。

【病因与发病机制】

基本病因是冠状动脉粥样硬化(偶为冠状动脉栓塞、炎症、先天性畸形、痉挛和冠状动脉口堵塞所致)。当患者的1支或多支冠状动脉管腔狭窄超过75%或一旦狭窄部血管粥样斑块增大、破溃、出血,局部血栓形成或出现血管持续痉挛使管腔完全闭塞,而侧支循环未完全建立,心肌严重而持久地急性缺血达20~30 min,即可发生心肌梗死。诱因:①交感神经活动增加,机体应激反应性增强,血压增高、心率增快,冠状动脉张力增高。②休克、脱水、大量出血、外科手术或严重心律失常导致心排血量下降,冠状动脉血流量锐减。③饱餐特别是进食高脂肪餐后血脂增高,血液黏稠度增高。④重体力活动、情绪过分激动或血压剧升等使心肌耗氧量剧增。当急性心肌梗死发生后,常伴有不同程度的左心衰竭和血流动力学改变,主要包括心脏收缩力减弱、心排血量下降、动脉血压下降,心率增快或有心律失常,外周血管阻力有不同程度的增加,动脉血氧含量降低等,可造成心肌细胞坏死范围扩大。梗死部位的心肌在冠状动脉闭塞后20~30 min即有坏死,1~2 h大部分心肌呈凝固性坏死。心肌梗死的瘢痕愈合需6~8周,即成为陈旧性心肌梗死。

【临床表现】

与心肌梗死部位、面积的大小、侧支循环情况密切相关。

(一)先兆症状

50.0%~81.2%的患者在起病前数日有乏力、胸部不适、活动时心悸、气急、烦躁、心绞痛等前驱症状,以新发生心绞痛及原有心绞痛加重较为突出,表现为发作较以往频繁、程度较前剧烈、持续时间较久、硝酸甘油疗效较差、诱发因素不明显,心电图呈现明显缺血性改变即ST段明显抬高或压低。及时住院处理,可使部分患者避免发生心肌梗死。

（二）典型症状

1. 疼痛 为最早出现的、最突出的症状，多发生于清晨安静时。诱因多不明显，也可在排便或洗漱后。疼痛性质和部位与心绞痛相似，但程度较重，常呈难以忍受的压榨、窒息或烧灼样，伴有大汗、烦躁不安、恐惧及濒死感，持续时间可长达数小时或数天，休息和口服硝酸甘油不缓解。部分患者疼痛可向上腹部、下颌、颈部、背部放射而被误诊。少数急性心肌梗死患者可无疼痛，一开始即表现为休克或急性心力衰竭。

2. 全身症状 疼痛后24~48 h可出现发热，体温升高至38℃左右，可持续3~7天。因坏死物质被吸收，可伴有心动过速、白细胞总数增高、血沉增快。

3. 胃肠道症状 疼痛剧烈时常伴恶心、呕吐、上腹胀痛和肠胀气，重者可发生呃逆，与坏死心肌刺激迷走神经以及心排血量下降组织器官血液灌注不足有关。

4. 心律失常 75%~95%的患者可发生在起病1~2天内，尤以24 h内最多见。以室性心律失常最多，尤其是室性期前收缩。频发的、成对出现的、多源性或呈R-on-T现象的室性期前收缩以及短阵室性心动过速常为心室颤动的先兆。心室颤动是心肌梗死患者24 h内死亡的主要原因。下壁梗死易发生房室传导阻滞。

5. 低血压和休克 疼痛中常见血压下降。疼痛缓解而患者收缩压仍低于10.64 kPa（80 mmHg）并伴有面色苍白、皮肤湿冷、脉细而快、大汗淋漓、烦躁不安、尿量减少，反应迟钝，甚至晕厥，则为心源性休克，为心肌大面积坏死、心肌收缩无力、心排血量骤减所致。休克多在起病后数小时至1周内发生，发生率约为20%。

6. 心力衰竭 主要为急性左心衰竭，可在起病初几天内或在梗死演变期出现，为梗死后心肌收缩力显著减弱或不协调所致，发生率为32%~48%。患者表现为呼吸困难、咳嗽、烦躁、发绀等，重者出现肺水肿，随后可发生颈静脉怒张、肝大、水肿等右心衰竭体征。右心室心肌梗死者可一开始即出现右心衰竭表现，伴血压下降。

（三）体征

1. 心脏体征 心脏浊音界可正常或轻中度增大；心率多增快，也可减慢；心尖部第一心音减弱，可闻及第四心音奔马律；部分患者在心尖部可闻及粗糙的收缩期杂音或喀喇音，为二尖瓣乳头肌功能失调或断裂所致；10%~20%患者在起病2~3天内出现心包摩擦音，为反应性纤维性心包炎所致。

2. 血压 除急性心肌梗死早期血压可一过性增高外，几乎所有患者都有明显的血压降低。原有高血压的患者，血压可降至正常。

3. 其他 当伴有心律失常、休克或心力衰竭时可出现相应的体征。

（四）并发症

1. 乳头肌断裂或功能失调 发生率可高达50%。二尖瓣乳头肌因缺血、坏死等使收缩功能发生障碍，造成二尖瓣脱垂及关闭不全。轻者可以恢复，重者可严重损害左心功能而发生急性肺水肿，在数天内死亡。

2. 心室壁瘤 主要见于左心室，发生率5%~20%。较大的室壁瘤体检时可有左侧心界扩大，心脏搏动较广泛。X线透视、超声心动图、左心室造影可见心室局部搏动减弱或有反常搏动，心电图示ST段持续抬高。室壁瘤可导致左心衰竭、心律失常、栓塞等。

3. 栓塞发生率 1%~6%，见于起病后1~2周。如为左心室附壁血栓脱落所致，则引起脑、脾或四肢等动脉栓塞；由下肢静脉血栓脱落所致，则产生肺动脉栓塞。

4. 心脏破裂 少见,常在起病1周内出现。多为心室游离壁破裂造成心包积血引起急性心脏压塞而猝死,偶有室间隔破裂造成穿孔引起心力衰竭或休克而在数天内死亡。

5. 心肌梗死后综合征 发生率约10%,于心肌梗死后数周至数月内发生,表现为心包炎、胸膜炎或肺炎,有发热、胸痛等症状,可能是机体对坏死物质的过敏反应。

【诊断要点】

依据典型的临床表现、特征性心电图改变及实验室检查,诊断并不困难。但有些患者特别是老年患者临床表现可不典型,故凡年龄在40岁以上,发生原因不明的较持久的胸闷、胸痛、严重心律失常、休克等,或原有高血压突然显著下降者,应考虑有本病的可能。需与不稳定型心绞痛相鉴别。

【治疗要点】

对ST段抬高的心肌梗死,主张早发现、早住院,并强调住院前的处理,应尽快恢复心肌的血液再灌注,及时处理严重心律失常、泵衰竭和其他严重并发症。住院后争取在30 min内进行药物溶栓或在90 min内开始介入治疗,以挽救濒死的心肌,防止梗死面积的进一步扩大,尽可能缩小心肌缺血范围,使患者安全度过急性期,防止猝死。

(一)一般治疗和监护

1. 休息 急性期需绝对卧床休息,保持病室安静。限制探视,防止不良刺激,缓解紧张、焦虑情绪。

2. 吸氧 鼻导管间断或持续吸氧3~5天,重者可面罩给氧。

3. 监测 行心电图、血压、血氧、呼吸等监测2~3天,严重血流动力学改变者可行漂浮导管做肺毛细血管楔嵌压和静脉压监测。电除颤仪需随时处于备用状态。密切观察并记录患者的各项监测指标变化,为治疗和避免发生猝死提供客观资料。

4. 建立并保持静脉通路 保证给药途径通畅。

5. 应用阿司匹林 无禁忌证情况下即刻给予肠溶性阿司匹林150~300 mg嚼服,以后每天1次;3天后改为每次75~100 mg,每天1次,长期服用。

(二)解除疼痛

尽快解除患者疼痛,可采用心肌再灌注疗法及应用药物。常用药物:哌替啶50~100 mg肌内注射或吗啡5~10 mg皮下注射,必要时1~2 h可再注射1次,以后每4~6 h可重复应用;同时可给予硝酸甘油或硝酸异山梨酯舌下含服或静脉滴注。应用上述药物需注意观察患者的呼吸、血压及心率。

(三)再灌注心肌

为缩小心肌缺血范围,防止梗死面积扩大,应在起病3~6 h(最多12 h)内使闭塞的冠状动脉再通,使心肌得到再灌注。

1. 经皮冠状动脉介入治疗(PCI) 在患者住院90 min内施行,包括直接经皮穿刺腔内冠状动脉成形术(percutaneous transluminal coronary angioplasty,PTCA)、支架植入术、补救性PCI、溶栓治疗再通者的PCI。近年上述方法直接再灌注心肌取得良好的再通效果,已在临床广泛应用。

2. 溶栓疗法(thrombolytic therapy) 无条件施行PCI者,在起病6 h内使用纤维蛋白溶酶激活剂激活纤维蛋白溶酶原,使其转变为纤维蛋白溶酶,溶解冠状动脉内血栓,使闭塞的冠状动脉再通,心肌得到再灌注,濒临坏死的心肌可能得以存活或使坏死范围缩小,从而改善预后。

(1) 适应证:①2 个或 2 个以上相邻导联 ST 段抬高(肢体导联≥0.1 mV,胸前导联≥0.2 mV)或现病史提示急性心肌梗死伴左束支传导阻滞,起病在 12 h 以内,年龄小于 75 岁。②ST 段抬高的心肌梗死,起病时间 12~24 h,但有进行性缺血性胸痛且有广泛 ST 段抬高者。

(2) 禁忌证:①1 年内发生过缺血性脑卒中或脑血管事件。②1 个月内有活动性出血或有创伤史。③有慢性严重高血压病史或发病时严重高血压未控制,血压>23.94/14.63 kPa(180/110 mmHg)。④3 周内施行过外科大手术。⑤2 周内施行过不能压迫部位的大血管穿刺术。⑥已知有出血倾向或发病前正在进行抗凝治疗。⑦可疑为主动脉夹层等。年龄高于 75 岁应慎重选择药物溶栓,如选择应减少药物剂量。

(3) 药物应用:此类药物的作用机制是能激活血栓中纤维蛋白溶酶原,使其转变为纤维蛋白溶酶来溶解冠状动脉内的血栓。国内常用药物:①尿激酶(urokinase,UK):150 万~200 万 U,30 min 内静脉滴注。②链激酶(streptokinase,SK)或重组链激酶(rSK):150 万 U,60 min 内静脉滴注。③重组组织型纤维蛋白溶酶原激活剂(rt-PA):100 mg 在 90 min 内静脉给予,先静脉注射 15 mg,然后 30 min 内静脉滴注 50 mg,最后 35 mg 在 60 min 内静脉滴注。用 rt-PA 时需联合抗凝治疗。

3. 手术治疗　药物溶栓治疗无效或介入治疗失败有条件且有手术指征者,应争取在 6~8 h 内施行主动脉-冠状动脉旁路移植术。

(四) 消除心律失常

心肌梗死后的室性心律失常常可引起猝死,必须及时消除:①发生室性期前收缩或室性心动过速,首选利多卡因 50~100 mg 静脉注射,必要时可 5~10 min 后重复,直至室性期前收缩控制或总量达 300 mg,继以每分钟 1~3 mg 静脉滴注,维持 48~72 h。②发生心室颤动或持续多形室性心动过速时,应尽快采用非同步或同步直流电除颤或复律。③室上性快速心律失常常用维拉帕米、胺碘酮等药物控制。④缓慢性心律失常时可用阿托品 0.5~1 mg 静脉注射。⑤发生二度或三度房室传导阻滞,应尽早使用人工心脏起搏器经静脉右心室心内膜临时起搏治疗。

(五) 控制休克

急性心肌梗死后的休克属心源性,亦可伴有外周血管舒缩障碍或血容量不足。其治疗包括:①补充血容量:患者有血容量不足或监测中心静脉压及肺动脉楔压低者,给予右旋糖酐-40 静脉滴注。②应用升压药:无血容量不足血压偏低者,给予多巴胺或多巴酚丁胺静脉滴注。③应用血管扩张剂:经上述处理血压仍不升者,特别是伴有四肢厥冷及发绀时,可应用硝普钠或硝酸甘油。④其他:纠正酸中毒,避免脑缺血等。如上述处理无效时,应选用在主动脉内气囊反搏术的支持下,即刻行急诊 PTCA 或支架植入,使冠脉及时再通;亦可做急诊冠脉旁路移植术(CABG)以恢复循环,控制休克。

(六) 治疗心力衰竭

治疗心力衰竭主要是治疗急性左心衰竭,以应用吗啡、利尿剂为主,也可选用血管扩张剂以减轻左心室前、后负荷。如心力衰竭程度较轻,可用硝酸异山梨醇酯舌下含服、硝酸甘油静脉滴注。如心力衰竭较重宜首选硝普钠静脉滴注。血管紧张素转换酶抑制剂对改善心功能、降低心力衰竭的发生率及死亡率有很好的作用,目前已广泛应用,常用药物有卡托普利和依那普利。急性心肌梗死发生后 24 h 内应尽量避免使用洋地黄制剂；右心室梗死的患者应慎用利尿剂。

（七）其他治疗

1. 抗凝疗法 目前多用在溶栓疗法之后，对防止梗死面积扩大及再梗死有积极疗效。目前临床常选用肝素或低分子量肝素，维持凝血时间在正常的 2 倍左右，继而应用阿司匹林或噻氯匹定口服。对有出血倾向、活动性溃疡病、新近手术而创面未愈合、血压过高及严重肝、肾功能不全者禁用。

2. β受体阻滞剂和钙通道阻滞剂 急性心肌梗死在无禁忌的情况下应尽早应用 β 受体阻滞剂，尤其对广泛前壁心肌梗死伴有交感神经功能亢进者，可防止梗死范围扩大，改善预后，常用药物有阿替洛尔、美托洛尔。钙通道阻滞剂亦有类似效果，常用药物有地尔硫䓬。

3. 血管紧张素 转换酶抑制剂和血管紧张素 Ⅱ 受体阻滞剂 在起病早期应用有助于改善恢复其心肌的重塑，降低心力衰竭的发生率，从而降低死亡率。常用药物有卡托普利、依那普利。血管紧张素 Ⅱ 受体阻滞剂常用药物有氯沙坦、缬沙坦。

4. 极化液疗法 用氯化钾 1.5 g、硫酸镁 5 g、胰岛素 10 U 加入 10% 葡萄糖液 500 mL 内静脉滴注，每天 1 次，7~14 天为一疗程。此法对恢复心肌细胞膜极化状态，改善心肌收缩功能，减少心律失常，使心电图上抬高的 ST 段回到等电位线等有益。

（八）并发症的处理

①乳头肌功能失调或断裂以及心脏破裂可手术治疗，但死亡率高。②心室壁瘤如引起严重心律失常或影响心功能，应手术切除。③栓塞给予溶栓或抗凝治疗。④心肌梗死后综合征可应用糖皮质激素治疗。

【护理评估】

1. 健康史

（1）患病及治疗经过：评估患者此次胸痛发作的特点与目前病情，并与以往心绞痛发作比较，尤其是有无先兆症状、诱因，发作剧烈程度及持续时间，用药疗效，有无恶心、呕吐、头晕、呼吸困难等伴随症状，是否伴有严重心律失常、休克、心力衰竭，是否进行性加重等。了解既往患病治疗经过，如患者是否进行过与本病相关检查及治疗；治疗是否遵医嘱；目前是否在用药及用药情况；有无特殊饮食医嘱，如低脂、低胆固醇饮食；有无其他与此病相关疾病，如糖尿病、高血压等。

（2）生活史和家族史：评估患者有无冠心病的危险因素，如有无高脂血症、高血压、糖尿病、吸烟、肥胖等；患者的年龄、性别；居住在农村还是城市；从事的职业是体力劳动还是脑力劳动，是否需要注意力高度集中，是否有较大工作压力；日常生活是否规律，饮食是否合理，是否嗜好烟酒，睡眠是否正常；有无排便异常，是否经常发生便秘；是否喜爱体育运动，主要运动方式及运动量如何；患者的直系亲属中是否有患过与遗传相关的循环系统疾病，如原发性高血压、冠心病以及肥厚型心肌病。

2. 身体评估 评估患者的身高、体重及皮下脂肪厚度，是否肥胖及其程度；评估患者的生命体征，如体温的高低，呼吸的频率、节律、深度及有无呼吸困难，血压是否降低，有无四肢湿冷，脉压是否正常，心脏是否扩大，心率有无增快，心律是否规则，心音是否减弱。

3. 心理-社会状况评估 患病对患者的日常工作和生活的影响所带来的思想压力，患者的文化程度，对本病的性质及预后是否有充分认识与了解，是否为 A 型性格，是否产生恐惧、焦虑心理,家庭与社会对患者各方面的支持程度。

4. 实验室及其他检查 连续监测心电图,观察是否有心肌梗死心电图的特征性表现及动态演变,注意有无心律失常;及时了解冠状动脉造影的结果;及时检查血清心肌标志物以了解心肌坏死程度和病情进展,评估血常规、血清电解质、血糖、血脂等。

【常见护理诊断/问题】

1. 疼痛:胸痛 与心肌缺血坏死有关。

2. 活动无耐力 与心肌氧的供需失调有关。

3. 有便秘的危险 与进食少、活动少、不习惯床上排便有关。

4. 潜在并发症 猝死、心力衰竭。

【护理目标】

1. 患者主诉疼痛程度减轻或消失。
2. 能按照活动计划进行身体活动,活动时舒适感逐步增加。
3. 能克服心理障碍,接受并采取预防便秘的措施,不发生便秘。
4. 心律失常能被及时发现和控制。
5. 能叙述并避免心力衰竭的诱发因素,不发生心力衰竭。

【护理目标/评价】

1. 患者主诉疼痛减轻或消失。
2. 能遵循所制订的活动计划,主述活动耐力逐步增加。
3. 能在床上排便,未发生便秘。
4. 心律失常得到了及时发现和控制。
5. 能自觉避免心力衰竭的诱发因素,未发生心力衰竭。

【护理措施】

1. 休息 包括精神和体力休息。急性期(发病12 h内或病情未稳定)应绝对卧床休息,保持病室安静,限制探视,减少谈话。一切生活由护士及家属协助在床上完成,如卫生清洁、进食、大小便等。病情稳定后在护士指导下调整休息方式。

2. 活动安排

(1)评估进行康复训练的适应证:①生命体征平稳,无明显心绞痛,安静时心率低于每分钟110次,无严重心律失常、心力衰竭和心源性休克。②经有效的再灌注治疗(药物溶栓或急诊经皮冠状动脉腔内成形术-支架植入术)使闭塞的血管再通者,尤其是早发冠心病(年龄在55岁以下)者,提倡提早活动。

(2)解释合理运动的重要意义:说明急性期绝对卧床休息可减轻心脏负荷,减少心肌耗氧量,缩小梗死范围,有利于心功能的恢复;病情稳定后逐渐增加活动量可促进侧支循环的形成,提高活动耐力,防止深静脉血栓、便秘、肺部感染等并发症。活动耐力的恢复是一个渐进的过程,既不能操之过急、过度活动,也不能因担心病情而不活动。

(3)制订个性化活动方案:①结合对患者的评估结果为患者制订住院期间活动方案。②活动应坚持有度、有序、持之以恒的原则。③患者在护士指导下,根据病情和活动过程中的反应,逐渐增加活动量、活动持续时间和次数。若有并发症,则应适当延长卧床时间。第1周内:第1天绝对卧床休息;第2天可床上进行腹式呼吸、擦脸、关节被动运动;第3天在协助下床上完成进食、个人卫生、大小便等;第4天起可进行关节主动运动,坐位洗漱、进餐,床上静坐,床边使用坐便器,开始起坐时动作应缓慢,防止直立性低血压。第2周:坐椅子上就餐、洗漱等,由坐床边、床边扶床站立逐步过渡到床边缓慢行走、病室内行走、室外走廊散步、做医疗体操。第3周:在护士或家属帮助下洗澡、上厕所,试着上下一层楼梯。第4周起:若病情稳定,活动耐力增加,可考虑出院,或行冠状动脉造影检查术。

(4)活动时的监测:开始进行康复训练时,必须在医务人员监测下进行,且最好在心电监护下。运动以不引起任何不适为度,心率每分钟增加10~20次为正常反应。若运动时心率增加小于每分钟10次,可加大运动量。若超过每分钟20次,收缩压降低超过1.95 kPa(15 mmHg),或出现心律失常、心电图ST段缺血型下降>0.1 mV或上升>0.2 mV,则应退回到前一运动水平,若仍不能纠正,且出现下列情况时,应停止活动:①患者出现头晕、心悸、胸痛、恶心等。②病程在3周内患者活动时心率变化超过每分钟20次,收缩压降低超过2.67 kPa(20 mmHg)。③病程在6周内患者活动时心率变化超过每分钟30次,收缩压降低超过4 kPa(30 mmHg)。

3. 饮食护理 起病后4~12 h内给予流质饮食,病情稳定后给予低脂、低胆固醇、清淡、易消化的半流质或软食,少食多餐。

4. 给氧 遵医嘱给予间断或持续鼻导管吸氧,流量为每分钟2~4 L,以增加心肌氧的供应,减轻心肌缺血和疼痛。

5. 疼痛护理 遵医嘱给予吗啡或哌替啶止痛,给予硝酸甘油或硝酸异山梨醇酯静脉滴注,烦躁不安者可肌内注射地西泮,并及时询问患者疼痛及其伴随症状的变化情况,注意监测有无呼吸抑制、血压下降、脉搏加快等不良反应。

6. 溶栓治疗的护理 迅速建立静脉通道,保持输液通畅。

(1)药物溶栓:①治疗前要询问患者是否有脑血管病、活动性出血、消化性溃疡、近期大手术或外伤史等溶栓禁忌证。②溶栓前遵医嘱完善血常规、血小板、出凝血时间和血型等相关检验,配血备用。③溶栓前描记全导联心电图并给予心电监测。④准确、迅速地配制并输注溶栓药物。⑤观察患者用药后有无寒战、发热、皮疹等过敏反应,是否发生皮肤、黏膜及内脏出血等不良反应,一旦出血应立即中止治疗,紧急处理。⑥使用溶栓药物后,及时观察溶栓效果,定时描记心电图、抽血查心肌坏死标志物(心肌酶)等,询问患者胸痛有无缓解。

溶栓后如有下列表现提示溶栓成功:①胸痛2 h内基本消失。②心电图抬高的ST段于2 h内回降>50%。③2 h内出现再灌注性心律失常。④血清CK-MB酶峰提前出现(14 h以内),或根据冠状动脉造影直接判断冠脉是否再通。

(2)需急诊行介入治疗者其护理措施参见本章第1节"概述"。

7. 便秘的护理 ①评估患者排便状况:如排便次数、性状、排便难易程度,平时有无习惯性便秘,是否使用通便药物,是否适应床上排便等。②心理疏导:向患者解释床上排便对控制病情的重要意义,指导患者不要因怕弄脏床单而不敢在床上排便,或因怕床上排便而不敢进食,从而加重便秘的危险。患者排便时应提供屏风等进行遮挡。③指导患者采取通便措施:如进食清淡、易消化、含纤维素丰富的食物;无糖尿病者每天清晨给予蜂蜜20~30 mL加适量温开水饮用,进食半小时后进行轻柔腹部按摩(按顺时针方向)以促进肠蠕动;遵医嘱给予通便药物如麻仁丸、酚酞片等。嘱患者勿用力排便,病情允许时,尽量使用床边坐便器,必要时含服硝酸甘油,使用开塞露。

8. 并发症的护理 ①心肌梗死患者在起病最初几天,甚至在梗死演变期就可发生心力衰竭,且多为急性左心衰竭。护士应严密观察患者有无呼吸困难、咳嗽、少尿等症状及水肿、颈静脉怒张、听诊肺部湿啰音等体征,避免患者烦躁、恐惧、情绪激动、失眠、用力排便等诱因。发生心力衰竭时护理措施参见本章第一节"心力衰竭患者的护理"。②心肌梗死患者急性期及溶栓后行24 h心电监护,严密观察心率及心律的变化,发现严重心律失常等立即报告医师,遵医嘱给予利多卡因等药物,备齐抢救药物及除颤仪、起搏器等抢救仪器,护理措施参见本章第二节"心律失常患者的护理"。

9. 心理护理 ①护士应以紧张但有条不紊的方式进行工作,保持镇静,以免患者产生不信任感和不安全感,更不要在患者面前讨论其不良病情。②适时向患者解释使用多种监护设备是为了保证在医护人员的严密监护下病情的任何变化都会立即被发现,并能得到及时的治疗,以确保抢救治疗成功;帮助患者树立战胜疾病的信心,配合治疗及护理。③当患者胸痛剧烈时应有专人陪伴,允许患者表达出内心的感受,接受患者的行为反应如呻吟、易激怒等;同时解释不良情绪会增加心脏负荷和心肌耗氧量,不利于病情的控制。④尽量调低监护仪的报警声,护士做到"四轻",防止增加患者紧张不安的情绪及影响休息。

【健康指导】

1. 饮食指导 低饱和脂肪酸、低胆固醇、易消化、富含维生素饮食,要求每日饮食中胆固醇少于200 mg,饱和脂肪酸占总热量的7%以下,避免饱餐;肥胖者限制热量摄入,控制体重;戒烟限酒;防止便秘。

2. 活动指导 护士应与患者及家属共同制订出院后个性化活动方案,分阶段循序渐进增加活动量,提倡小量、重复、多次运动,适当的间隔休息可以提高运动总量而避免超过心脏负荷。活动内容包括日常个人卫生、简单家务劳动、轻松娱乐活动、步行运动(是应用最广泛的方法)、太极运动等,禁忌剧烈运动、竞技性活动或运动时间过长。无并发症,病后6~8周,上下两层楼或步行2 km而无任何不适时,可以恢复性生活。经2~4个月的体力活动锻炼后,酌情恢复部分或轻体力工作,以后部分患者可恢复全天工作,但对重体力劳动、驾驶员、高空作业及其他精神紧张或工作量过大的工种应予更换。

3. 用药指导 告知患者及家属药物的作用、用法及不良反应,严格遵医嘱服用。β受体阻滞剂、血管扩张剂、钙通道阻滞剂、降血脂药及抗血小板聚集等药物是预防心肌梗死复发的有效保证,应提高患者服药的依从性。

4. 病情监测指导 教会患者及家属测量脉搏及血压的方法,如出现心绞痛、呼吸困难、血压升高、心悸、高热、晕厥等立即急诊入院。

5. 心理指导 改变急躁易怒、争强好胜的性格;克服焦虑情绪,保持乐观、平和的心态。保证良好的睡眠质量。告诉家属患者精神生活的改变需要家属的积极配合与支持,家属应给患者创造一个和谐的身心休养环境。

6. 随诊指导 患者应随身携带疾病诊疗信息卡,出院后继续门诊随访,有条件者在1个月后行冠状动脉造影检查,为预防再次发生心肌梗死及进行下一步治疗提供客观证据。定期复查心电图、超声心动图、血液生化分析等。

第五节 原发性高血压患者的护理

高血压(hypertension)是以体循环动脉血压增高为主要表现的临床综合征,是最常见的心血管疾病,可分为原发性和继发性两大类。病因不明的高血压,称为原发性高血压(primary hypertension),占总高血压患者的95%以上;在不足5%患者中,血压升高是由于某些疾病导致的一种临床表现,本身有明确而独立的病因,称为继发性高血压(secondary hypertension)。

原发性高血压,又称高血压病,患者除了血压升高之外,还可引起心、脑、肾等严重并发症,其发病率高,对人类的健康危害较大。原发性高血压患病率城市高于农村,北方高于南方。

高血压是指体循环动脉收缩压和(或)舒张压的持续升高。目前我国采用国际上统一的高血压诊断标准,即收缩压≥140 mmHg(18.7 kPa)和(或)舒张压≥90 mmHg(12 kPa)。根据血压升高的水平,进一步分为高血压1、2、3级。

原发性高血压的病因和发病机制尚不完全清楚,研究表明与遗传、肥胖、精神紧张、摄盐过多等因素有关。其发病机制如下:①反复过度紧张和长期精神刺激引起大脑皮质兴奋与抑制过程失调,皮质下血管运动中枢功能失调,交感神经活动增强,导致全身小动脉收缩,外周血管阻力增高,血压上升。②肾素-血管紧张素醛固酮系统(RAAS)的活动增强,使肾小球旁细胞分泌肾素,可将血管紧张素原水解为血管紧张素Ⅰ,经转换酶的作用转化为血管紧张素Ⅱ,后者致使小动脉平滑肌强烈收缩,引起血管阻力增加,还可刺激肾上腺皮质分泌醛固酮,使肾小管对钠的重吸收增加,造成水钠潴留,其结果均使血压升高。③血管内皮功能异常,使血管平滑肌细胞对舒张因子的反应减弱而对收缩因子反应增强。

高血压治疗原则是使血压下降达到或接近正常范围,预防或延缓靶器官损害。一般需长期甚至终生治疗。

【护理评估】

(一)健康史

1. 年龄 高血压发病率随年龄增长而上升,35岁以后发病明显增加。

2. 遗传 有高血压病家族史的子女高血压的发病率明显增高,但高血压并非遗传性疾病。

3. 肥胖 肥胖者易患高血压,其发病率是体重正常者的2~6倍。

4. 摄盐量 摄入食盐量与高血压的发生有密切关系,盐摄入量高的地区发病率明显高于盐摄入量低的地区。

5. 职业 脑力劳动者发病率高于体力劳动者。

6. 其他因素 大量吸烟、长期的噪声影响、反复的精神刺激、持续精神的紧张等均与高血压病的发生有相关性。

(二)身体状况

1. 一般表现 大多数患者起病缓慢,早期症状不明显,只是在精神紧张、情绪波动后才出现血压暂时性升高,随后即可恢复正常;部分患者没有症状,只在体检时发现血压升高。随着病情的进展血压升高逐渐趋于明显,但一天之内血压仍有明显的差异。高血压病的常见症状有头痛、头晕、目眩、耳鸣、失眠、乏力等,体检时可听到主动脉瓣第二心音亢进。高血压后期的临床表现常与心、脑、肾损害程度有关。

2. 并发症 随着病程进展,血压持久升高,可导致心、脑、肾等靶器官受损。

(1)心脏:血压长期升高使心脏尤其是左心室后负荷过重,致使左心室肥厚、扩大,形成高血压性心脏病,最终导致左心衰竭。高血压可促使冠状动脉粥样硬化的形成,并使心肌耗氧量增加,可出现心绞痛、心肌梗死和猝死。

(2) 脑:长期高血压易形成颅内微小动脉瘤,血压突然增高时可引起破裂而致脑出血。血压急剧升高还可发生一过性脑血管痉挛,导致短暂性脑缺血发作及脑血栓形成,出现头痛、失语、肢体瘫痪。血压极度升高可发生高血压脑病。

(3) 肾脏:长期而持久血压升高,可引起肾小动脉硬化,导致肾功能减退,出现蛋白尿,晚期可出现氮质血症及尿毒症。

(4) 眼底:可反映高血压的严重程度,分为四级。Ⅰ级:视网膜动脉痉挛、变细、反光增强。Ⅱ级:视网膜动脉狭窄,动静脉交叉压迫。Ⅲ级:上述血管病变基础上有眼底出血或棉絮状渗出。Ⅳ级:出血或渗出伴有视神经乳头水肿。

(5) 血管:除心、脑、肾血管病变外,严重高血压可促使主动脉夹层形成并破裂,常可致命。

3. 高血压分类 1999年WHO/ISH提出新的高血压分类标准,将18岁以上成人的血压按不同水平分类,具体见表2-1。

表2-1 血压水平分类和定义

类别	收缩压(mmHg)	舒张压(mmHg)
正常血压	<120	<80
正常高值	120~139 和(或)	80~89
1级高血压(轻度)	140~159 和(或)	90~99
2级高血压(中度)	160~179 和(或)	100~109
3级高血压(重度)	≥180 和(或)	≥110
单纯收缩期高血压	≥140	<90

注:患者收缩压与舒张压属不同级别时,应按两者中较高的级别分类;以上标准适用于男性、女性任何年龄的成人

4. 心血管危险分层 危险度的分层可根据血压水平结合危险因素及合并靶器官损害情况将患者分为低、中、高和很高危险组。高血压患者心血管危险分层标准详见表2-2。

表2-2 高血压患者心血管危险分层标准

其他危险因素和病史	血压水平(mmHg)		
	1级	2级	3级
Ⅰ 无其他危险因素	低危	中危	高危
Ⅱ 1~2个危险因素	中危	中危	很高危
Ⅲ 3个及以上危险因素,或糖尿病,或靶器官损害者	高危	高危	很高危
Ⅳ 伴临床疾患	很高危	很高危	很高危

心血管疾病危险因素包括吸烟、高脂血症、糖尿病、年龄>60岁、男性或绝经期后女性、心血管疾病家族史。

靶器官的损害疾病有心脏疾病、脑血管疾病、肾脏疾病、周围动脉疾病、高血压视网膜病变(Ⅲ级或以上)。

低度危险组:高血压1级,不伴有上列危险因素,以改善生活方式为主的治疗。

中度危险组:高血压1级伴1~2个危险因素或高血压2级不伴或伴有不超过2个危险因素者。除改善生活方式的治疗外,应给予药物治疗。

高度危险组:高血压1~2级伴至少3个危险因素者,必须应用药物治疗。

很高度危险组:高血压3级或高血压1~2级伴靶器官损害及相关的临床疾病者(包括糖尿病),应尽快给予强化治疗。

5. 高血压急症和亚急症　高血压急症和高血压亚急症曾被称为高血压危象。高血压急症(hypertensive emergencies)是指原发性或继发性高血压患者,在某些诱因作用下,血压突然和显著升高(一般超过180/120 mmHg),同时伴有进行性心、脑、肾等重要靶器官功能不全的表现,包括高血压脑病、颅内出血(脑出血和蛛网膜下腔出血)、脑梗死、急性心力衰竭、肺水肿、急性冠状动脉综合征(不稳定型心绞痛、急性非ST段抬高和ST段抬高心肌梗死)、主动脉夹层动脉瘤、子痫等。血压水平的高低与急性靶器官损害的程度并非成正比。妊娠期或某些急性肾小球肾炎患者,不伴有特别高的血压值,但如血压不及时控制在合理范围,会对脏器功能产生严重影响,甚至危及生命,处理过程中需要高度重视。并发急性肺水肿、主动脉夹层动脉瘤、心肌梗死者,即使血压仅为中度升高,也视为高血压急症。

高血压亚急症(hypertensive urgencies)是指血压显著升高但不伴靶器官损害。患者可以有血压明显升高造成的症状,如头痛、胸闷、鼻出血、烦躁不安等。相当多数的高血压急症和高血压亚急症患者有服药顺从性不好或治疗不足。

血压升高的程度不是区别高血压急症与高血压亚急症的标准,区别两者的唯一标准是有无新近发生的急性进行性的严重靶器官损害。

(三) 心理-社会状况

轻症及早期患者因无症状和体征,患者能正常工作,常被本人、家庭忽视;或初发时心情紧张,希望药到病除,常会盲目用药。当重要脏器受累时,患者又易产生焦虑和恐惧,有沉重的心理压力,不利于有效地控制血压和治疗。特别是出现心、脑血管并发症时,患者丧失工作能力,给家庭带来沉重的生活及经济负担,加重了上述不良情绪反应。

【常见护理诊断/问题】

1. 知识缺乏　缺乏疾病预防、保健知识和高血压用药知识。

2. 有受伤的危险　与头晕、视力模糊、意识改变或发生直立性低血压有关。

3. 潜在并发症　高血压急症、心力衰竭、脑出血等。

【护理目标/评价】

1. 患者及家属能正确认识高血压病,积极配合治疗。

2. 无重要脏器损害。

【护理措施】

(一) 坚持治疗,维持正常血压

1. 常用降压药物　见表2-3。

表2-3　常用降压药物、分类、剂量、给药途径、副作用、适应证

分类	药物	剂量	给药途径	适应证	副作用
利尿剂	氢氯噻嗪	12~25 mg/d	口服	适于轻度	低钠、低钾、低氯及高尿酸血症
	呋塞米	20~40 mg/d,1~2次/日	口服、肌内注射、静脉注射		

续表

分类	药物	剂量	给药途径	适应证	副作用
β-阻滞剂	阿替洛尔	50~200 mg,1~2 次/日	口服	适于轻、中度	抑制心肌收缩力、心动过缓,使支气管收缩
钙拮抗剂	尼莫地平 维拉帕米	40~60 mg,2~3 次/日 40~80 mg,1~3 次/日	口服 口服	适于轻、中度	头痛、头晕、面红、消化道不适、皮肤瘙痒心动过缓
血管紧张素转换酶抑制剂	卡托普利	12.5~25 mg/d,3 次/日,渐增至 100~150 mg/d	口服	适于轻、中、重度	头晕、乏力、上腹不适、皮肤瘙痒
α₁ 受体阻滞剂	哌唑嗪	0.5 mg,2 次/日,渐增至每次 5 mg	口服		心悸、头痛、嗜睡

2. 用药注意事项 用药一般从小剂量开始,遵医嘱调整剂量,不可自行增减或突然撤换药物,多数患者需长期服用维持量;注意降压不可过快、过低,某些降压药物有直立性低血压反应,应指导患者改变体位时动作宜缓慢,警惕服降压药后可能发生的低血压反应,服药后有晕厥、恶心、乏力时,立即平卧,头低足高位,以促进静脉回流,增加脑部血流量;服药后不要站立太久,因长时间站立会使腿部血管扩张,血液淤积于下肢,脑部血流量减少;避免用过热的水洗澡或蒸气浴,防止周围血管扩张导致晕厥。

(二)高血压急症的护理

1. 一旦发生高血压急症,应绝对卧床休息,抬高床头,避免一切不良刺激和不必要的活动,协助生活护理。必要时使用镇静剂。

2. 保持呼吸道通畅,吸氧 4~5 L/min。

3. 立即建立静脉通道,遵医嘱尽早准确给药,以达到快速降压和脱水降颅内压的目的。硝普钠静脉滴注过程中应避光,调整给药速度,严密监测血压,脱水剂滴速宜快等。

4. 定期监测血压,严密观察病情变化,做好心电、血压、呼吸监测,一旦发现血压急剧升高、剧烈头痛、呕吐、大汗、视物模糊、面色及神志改变、肢体运动障碍等症状,立即通知医生。

5. 制止抽搐,发生抽搐时用牙垫置于上、下臼齿间防止唇舌咬伤;患者意识不清时应加床挡,防止坠床;避免屏气或用力排便。

【健康指导】

1. 合理膳食 坚持低盐饮食,减少膳食中脂肪摄入,补充适量蛋白质,多食蔬菜和水果,摄入足量钾、镁、钙。进食应少量多餐,避免暴饮暴食及饮用刺激性饮料,戒烟酒。

2. 预防便秘 采用适当的措施如多食粗纤维食物、饮蜂蜜水等,保持大便通畅。由于便秘会使降压药的吸收增加或变得不规则而引起危险的低血压反应。同时排便时用力,使胸、腹压上升,极易引起收缩压升高,甚至造成血管破裂,因此应预防便秘。

3. 适当运动 可根据年龄及身体状况选择慢跑、太极拳等不同方式的运动,应避免提重物或自高处取物,因会屏气用力,导致血压升高。鼓励患者参加有兴趣的休闲娱乐活动,不应感受到有压力,如养花、养鸟。

4. 指导用药 告诉患者及家属有关降压药的名称、剂量、用法、作用与副作用和降压药应用注意事项,并提供书面材料。教育患者服药剂量必须遵医嘱执行,不可随意增减药量或突然撤换药物。

5. 自测血压　建议患者自备血压计,教会患者或家属定时测量血压并记录,定期门诊复查。

6. 减少压力,保持情绪稳定　创造安静、舒适的休养环境。避免过度兴奋,减少影响患者激动的因素。教会患者训练自我控制能力,消除紧张和压力,保持最佳心理状态。

第六节　心肌病患者的护理

心肌病也称为原发性心肌病(primary cardiomyopathy),是一组原因不明、以心肌病变为主的心脏病。近年来心肌病的发病率有明显增加的趋势,青年男性发病尤多。

根据 WHO 的建议,心肌病可分为四种类型,即扩张型心肌病、肥厚型心肌病、限制型心肌病和致心律失常型右心室心肌病,其中以扩张型心肌病的发病率最高。

扩张型心肌病(dilated cardiomyopathy,DCM)主要特征是一侧或两侧心腔扩大(特别是左心室扩大)、室壁变薄,心室收缩泵功能障碍,产生充血性心力衰竭,以往被称为充血性心肌病。常合并心律失常,病死率较高。发病率为 5~10/(10 万),男多于女(2.5∶1)。DCM 病因尚不清楚,近年来认为病毒感染是其重要原因。此外,与乙醇、药物中毒、代谢异常等所致各种心肌损害有关,也有人认为是一种自身免疫过程引起的疾病。治疗原则主要针对充血性心力衰竭和各种心律失常,一般是限制体力活动,低盐饮食,应用洋地黄、利尿剂、血管扩张剂等。心脏移植术作为治疗严重心肌病的方法已得到公认,我国已有成功的病例。本病病程长短不等,心力衰竭出现的频度较高,预后不良,死亡原因多为心力衰竭和严重心律失常。

肥厚型心肌病(hypertrophic cardiomyopathy,HCM)是以心肌非对称性肥厚、心室内腔变小、左心室血液充盈受阻、舒张期顺应性下降为基本病态的心肌病。临床上根据左心室流出道有无梗阻可分为梗阻性肥厚型心肌病及非梗阻性肥厚型心肌病两类。梗阻性病例以主动脉瓣下室间隔肥厚明显。本病病因尚不清楚,约 1/3 患者有明显的家族史,提示与遗传因素有关,被认为是常染色体显性遗传疾病。治疗原则为弛缓肥厚的心肌,防止心动过速及维持正常窦性心律,减轻左心室流出道狭窄和抗室性心律失常,常用 β 受体阻滞剂和钙通道阻滞剂,如普萘洛尔、硝苯地平、维拉帕米等。药物治疗无效,可行手术或介入治疗。本病的预后因人而异,可从无症状到心力衰竭、猝死等,猝死是成人最多见的死因,在有阳性家族史的青年中尤其多发。

【护理评估】

(一) 健康史

重点评估加重心肌损害的因素。扩张型心肌病诱发因素有劳累、感染、毒素作用及乙醇中毒等。情绪激动、高强度运动、高血压可促使肥厚型心肌病发病的促进因子。

(二) 身体状况

1. 扩张型心肌病　起病缓慢,早期虽已有心脏扩大和心功能减退,但多无明显症状,仅在体检时发现,这一过程有时可达 10 年之久。晚期以活动后气急、心悸、胸闷、乏力、夜间阵发性呼吸困难、水肿、肝大等充血性心力衰竭为主要表现,严重者出现端坐呼吸和急性肺水肿。常合并各种心律失常,如室性期前收缩、房性期前收缩、慢性心房颤动等,晚期患者常发生室性心动过速甚至心室纤颤。此外还可见心、脑、肾等脏器的栓塞现象。主要体征可见心浊音界向两侧扩大及左、右心衰竭的体征。75%的患者可闻及奔马律。

2. 肥厚型心肌病　本病起病缓慢,多数患者在30~40岁时出现症状,部分患者可完全无自觉症状而在体检中被发现或猝死。非梗阻性肥厚型心肌病的临床表现类似扩张型心肌病;梗阻性肥厚型心肌病最常见的症状是心悸、劳力性呼吸困难,其他表现有心绞痛、乏力、晕厥等,心绞痛与相对性心肌供血不足有关,用硝酸甘油和休息多不能缓解,晕厥常发生于运动后,与心排血量减少和严重心律失常有关,严重者甚至猝死。体检时可发现心脏轻度增大。部分患者可在胸骨左缘第3~4肋间或心尖部听到收缩吹风样杂音,在屏气、剧烈运动、含服硝酸甘油时,此杂音可增强;下蹲或使用β受体阻滞剂,使心肌收缩力降低或左心室容量增加,可使杂音减轻。

(三) 心理-社会状况

由于病情漫长,反复出现心悸、气促甚至心力衰竭,逐渐丧失劳动力而致心情忧郁。患者尚有猝死的危险,而感到焦虑、恐惧。

【常见护理诊断/问题】

1. 活动无耐力　与心肌病变使心脏收缩力减退,心搏出量减少有关。

2. 恐惧　与病程长、治疗效果不明显、有猝死的危险有关。

3. 潜在并发症:栓塞、心绞痛　与心腔内附壁血栓脱落以及肥厚心肌耗氧量增加、冠状动脉供血相对不足有关。

【护理目标/评价】

1. 患者活动耐力有所增加。

2. 情绪稳定。

3. 自我护理意识和能力增强。

4. 能控制心绞痛发作及防止血栓的发生。

【护理措施】

(一) 限制活动

可减轻心脏负荷,减少心肌耗氧量,有利于心肌病变恢复。症状较轻者应避免过劳;症状明显者,应卧床休息,已出现心力衰竭症状者应绝对卧床休息。此外,肥厚性心肌病患者在运动后有发生晕厥和猝死的危险,告诉患者避免剧烈的运动,如跑步、参加球赛等。

(二) 饮食

加强营养,限制盐的摄入,多吃新鲜蔬菜和水果,减少油腻食品,适当补充维生素C和B族维生素。

(三) 病情观察

密切观察心率、心律、血压、呼吸的变化,必要时进行心电监护。

(四) 心理护理

不良情绪使交感神经兴奋,心肌耗氧增加。应多与患者交谈沟通,了解其思想顾虑并给予安慰,照料饮食起居,促进身心休息,减轻心脏负荷,从而改善心功能,延缓心力衰竭发生。

(五) 用药护理

1. 扩张型心肌病　以控制心力衰竭为主,常用洋地黄、利尿剂、血管扩张剂等。因心肌病患者对洋地黄敏感性增强,故在使用洋地黄时应密切观察,采用缓给法,剂量宜小,以免中毒;还可应用血管扩张药物以减轻心脏负荷;心力衰竭者应慎用 β 受体阻滞剂,以防血压过低和心动过缓。

2. 肥厚型心肌病 主要是长期应用 β 受体阻滞剂和钙通道阻滞剂,以降低心肌收缩力,从而减轻流出道的梗阻,改善症状。心力衰竭时应慎用洋地黄及利尿剂,因其可使心室收缩力加强及减少心室充盈量,反而加重流出道梗阻,使病情加重。心绞痛发作时,不宜用硝酸酯类药物,以免加重左心室流出道梗阻。

（六）栓塞的预防及护理

遵医嘱给予抗凝血剂,以防血栓形成。心脏附壁血栓脱落则致动脉栓塞,发生栓塞之前一般无预兆,故需随时观察有无血尿、胸痛、咯血、失语、偏瘫等症状出现,以便及时处理。

【健康指导】

1. 避免诱因。对扩张型心肌病患者应强调避免劳累,同时应避免病毒感染、乙醇中毒及其他毒素对心肌的损害;肥厚型心肌病患者需避免剧烈运动、持重或屏气、情绪激动、突然用力等,以免心肌收缩力增加,加重流出道梗阻,从而减少猝死发生。嘱患者下蹲或起立时不宜过快,以免引起晕厥发作。有晕厥病史者,应避免独自外出。

2. 坚持药物治疗,注意洋地黄类药物的毒性反应,并定期复查,以随时调整药物剂量。严密注意病情变化,症状加重时立即就医。

3. 注意防寒保暖,预防上呼吸道感染。

4. 鼓励患者与家人一起居住,不宜独居。

第七节 感染性心内膜炎患者的护理

感染性心内膜炎(infective endocarditis)是微生物感染所致的心内膜炎症,常伴赘生物形成。赘生物为大小不等、形状不一的血小板和纤维团块,其内含大量微生物和少量炎症细胞。最常受累部位是心瓣膜。其特征是在心瓣膜上形成赘生物和微生物经血行播散至全身器官和组织。临床特点为发热、心脏杂音、脾大、瘀点、周围血管栓塞和血培养阳性。本病可见于任何年龄,青年多见,男女比例约为 2∶1。感染性心内膜炎按临床病程分为急性和亚急性,临床上以亚急性多见;根据有无人工瓣膜及静脉药瘾可分为自体瓣膜、人工瓣膜和静脉药瘾者的心内膜炎,临床上以自体瓣膜心内膜炎(native valve endocarditis)常见,本节主要介绍自体瓣膜心内膜炎。

引起自体瓣膜心内膜炎的致病微生物以细菌多见,链球菌和葡萄球菌分别占自体瓣膜心内膜炎病原微生物的 65% 和 25%。亚急性感染性心内膜炎常见致病菌为草绿色链球菌,其次为 D 族链球菌,表皮葡萄球菌和其他细菌较少见。急性感染性心内膜炎常见致病菌为金黄色葡萄球菌,少数由肺炎球菌、A 族链球菌和流感杆菌所致。

亚急性感染性心内膜炎主要发生于风心病患者,以二尖瓣和主动脉瓣关闭不全多见,其次为先天性心血管病患者。细菌可在咽峡炎、扁桃体炎、上呼吸道感染或拔牙、扁桃体摘除术、泌尿系器械检查或心脏手术时侵入血流,这些致病菌易黏附在损害部位心内膜上,并生长繁殖,继之血小板和纤维蛋白附着,形成赘生物。当赘生物脱落时,细菌随着赘生物进入血流,引起菌血症、败血症;赘生物碎片可引起组织器官栓塞、梗死。

治疗原则是及早使用杀菌性抗生素,剂量要足,疗程要长。

【护理评估】

（一）健康史

了解患者有无心脏瓣膜疾病、先天性心脏病史；身体各部位是否有化脓性感染灶；近期是否进行口腔手术，如拔牙、扁桃体摘除手术等，或泌尿系统器械检查、心导管检查及术后或检查后应用抗生素的情况。

（二）身体状况

1. 主要症状　从暂时的菌血症至出现症状的时间长短不一，多在2周以内。

（1）亚急性感染性心内膜炎起病隐匿，表现为全身不适、软弱无力、食欲不振、面色苍白、体重减轻等非特异性症状。发热在早期最常见，多呈弛张热型，午后和夜间较高，伴寒战和盗汗，头痛、背痛和肌肉关节痛亦常见。

（2）急性感染性心内膜炎以败血症为主要临床表现，起病急骤，进展迅速，患者寒战、高热、呼吸急促，伴头痛、胸痛、背痛和四肢肌肉关节疼痛，突发心力衰竭者较常见。

2. 护理体检

（1）心脏杂音：绝大多数（约90%）患者有病理性杂音，杂音性质的改变为本病特征性表现，急性者要比亚急性者更易出现杂音强度和性质的变化，与赘生物的生长和破裂、脱落有关。腱索断裂或瓣叶穿孔是迅速出现新杂音的重要因素。

（2）周围体征：由感染毒素作用于毛细血管使其脆性增加和破裂、出血或微栓塞所引起。表现如下：①瘀点，可出现于任何部位，以锁骨以上皮肤、口腔黏膜和眼结合膜等部位常见。②指（趾）甲下线状出血。③Roth 斑，为视网膜卵圆形出血斑块，其中心呈白色，亚急性者多见。④Osler 结节，分布于手指或足趾末端的掌面、足底或大小鱼际处，呈红色或紫色，略高出皮肤，并有明显压痛，亚急性者较常见。⑤Janeway 损害，位于手掌或足底处，直径1~4 mm的出血红斑，急性者常见。

（3）脾大：见于病程超过6周的患者。

（4）贫血：主要由于感染导致骨髓抑制而引起的贫血，多为轻度、中度贫血。

3. 并发症

（1）心脏并发症：最常见的为心力衰竭，其次为心肌炎。

（2）动脉栓塞和血管损害：多见于病程后期，急性较亚急性者多见，部分患者中也可为首发症状。

1）脑：引起脑栓塞、脑出血（细菌性动脉瘤破裂引起）和弥漫性脑膜炎。患者出现神志和精神改变、失语、视野缺损、轻偏瘫、抽搐或昏迷等表现。

2）肾：肾栓塞常出现血尿、腰痛等，严重者可有肾功能不全。

3）脾：发生脾栓塞，患者出现左上腹剧痛，呼吸或体位改变时加重。

4）肺：肺栓塞常出现突然胸闷、气急、胸痛、发绀、咯血等。

5）肠系膜动脉损害可出现急腹症症状；肢体动脉损害可出现受累肢体变白或发绀、发冷、疼痛、跛行，甚至动脉搏动消失。

（3）其他：可有细菌性动脉瘤、转移性脓肿等。

（三）心理-社会状况

本病治疗时间长，并有累及多个脏器的可能，患者和家属往往焦虑不安，尤其是患者一旦出现某些并发症，更加紧张焦虑，患者和家属因不能预测病后果而惶惶不安，急切希望药到病除,故能够积极配合治疗。

【常见护理诊断/问题】

1. 体温过高 与感染有关。

2. 活动无耐力 与心瓣膜破坏,关闭不全而导致血流动力学改变和心力衰竭有关。

3. 营养失调:低于机体需要量 与发热、机体消耗大,食欲不振有关。

【护理目标/评价】

1. 患者体温下降或恢复正常。

2. 心功能改善,活动耐力增加。

3. 营养改善,抵抗力增强。

【护理措施】

(一) 控制感染

遵医嘱给予抗生素治疗,并观察用药效果。治疗时间一般为4~6周,均采用静脉给药,需坚持大剂量全疗程较长时间的抗生素治疗才能杀灭病原体,应严格按照时间给药,以确保维持有效的血药浓度,并注意观察药物的毒副反应。高热患者应进行物理或药物降温。

(二) 休息与营养

急性期应卧床休息,急性期后不宜强迫患者卧床休息,随病情的好转,可在医生指导下实施渐进性活动计划;加强营养,给予高热量、高蛋白质、高维生素饮食。

(三) 观察有无栓塞征象

一旦患者出现可疑征象应尽早报告医生并协助处理。

(四) 做好血标本的采集及送检工作

参见有关章节。

(五) 心理护理

对患者提出的各种疑虑,应做出清晰的解释,鼓励患者树立信心,经验表明,一个有信心的患者既可顺从治疗,又能增加治疗效果,促进恢复。

【健康指导】

1. 向患者及家属解释有关本病的病因与发病机制、坚持足疗程抗生素治疗的重要意义。

2. 告诉有心脏瓣膜病或血管畸形的患者就医时应说明自己病史,在施行口腔手术如拔牙、扁桃体摘除术或侵入性检查及其他外科手术治疗前应预防性使用抗生素。

3. 嘱患者注意防寒保暖,保持口腔和皮肤清洁,减少病原体入侵的机会,预防上呼吸道感染。

第三章 消化系统疾病患者的护理

第一节 胃炎患者的护理

胃炎(gastritis)是指不同病因所致的胃黏膜炎症,是最常见的消化道疾病之一。按临床发病缓急和病程长短,一般将胃炎分为急性和慢性两大类型。

一、急 性 胃 炎

急性胃炎(acute gastritis)是指由多种病因引起的急性胃黏膜炎症。其主要病理改变为胃黏膜充血、水肿、糜烂和出血,病变可局限于胃窦、胃体或弥漫分布于全胃。急性胃炎主要包括:①幽门螺杆菌(*Helicobacter pylori*,Hp)感染引起的急性胃炎,如不予抗菌治疗,幽门螺杆菌可长期存在并发展为慢性胃炎。②除幽门螺杆菌之外的病原体感染引起的急性胃炎:由于胃酸的强力抑菌作用,除幽门螺杆菌外的细菌很难在胃内存活而感染胃黏膜,但在机体抵抗力下降时,可发生各种细菌、真菌、病毒所引起的急性感染性胃炎。③急性糜烂出血性胃炎(acute erosive hemorrhagic gastritis):由各种病因引起的以胃黏膜多发性糜烂为特征的急性胃黏膜病变,常伴有胃黏膜出血,可伴有一过性浅表溃疡形成。此型临床最常见,本节予以重点讨论。

许多因素均可引起急性糜烂出血性胃炎,常见的因素包括如下几种。①药物:最常引起胃黏膜炎症的药物是非甾体抗炎药(non-steroid anti-inflammatory drug,NSAID)。如阿司匹林、吲哚美辛等,其机制可能是通过抑制胃黏膜生理性前列腺素的合成,削弱其对胃黏膜的保护作用。此外,某些抗肿瘤药、铁剂或氯化钾口服液等也可引起胃黏膜上皮损伤。②急性应激:各种严重的脏器病变、严重创伤、大面积烧伤、大手术、颅脑病变和休克,甚至精神、心理因素等均可引起胃黏膜糜烂、出血,严重者发生急性溃疡,并可导致大量出血。虽然急性应激引起急性糜烂出血性胃炎的发病机制尚未完全明确,但多数认为在上述情况下,应激的生理性代偿功能不足以维持胃黏膜微循环正常运行,使胃黏膜缺血、缺氧、黏液分泌减少和局部前列腺素合成不足等,导致胃黏膜屏障破坏和氢离子反弥散进入黏膜,引起胃黏膜糜烂和出血。③乙醇:乙醇具有亲脂性和溶脂性能,可破坏黏膜屏障,引起上皮细胞损害、黏膜出血和糜烂。

主要治疗是针对病因治疗和对症治疗。包括去除病因,卧床休息,进食清淡流质饮食,必要时禁食。处于急性应激状态者在积极治疗原发病的同时,应使用抑制胃酸分泌或具有黏膜保护作用的药物,以预防急性胃黏膜损害的发生,药物引起者须立即停用。常用 H_2 受体拮抗剂、质子泵抑制剂抑制胃酸分泌,或用硫糖铝和米索前列醇等保护胃黏膜。

【护理评估】

(一)健康史

询问患者近期有无服用 NSAID 等药物,有无大量饮酒史,有无严重脏器疾病,是否有接受过大手术、大面积烧伤、休克等病史。

(二) 身体状况

1. 主要症状 大多起病较急,症状轻重不一。轻者多无明显症状,或仅有上腹部不适、腹胀,食欲减退、嗳气、恶心、呕吐等消化不良的表现,或症状被原发病掩盖。也可表现为突发的呕血和(或)黑便而就诊,大量出血可引起晕厥或休克。

2. 护理体检 可有贫血貌,体检可有上腹不同程度的压痛。

(三) 心理-社会状况

患者常因急性上腹部疼痛、呕血、黑便而产生紧张、焦虑心理。

【常见护理诊断/问题】

1. 疼痛:腹痛 与急性胃黏膜炎症病变有关。

2. 知识缺乏 缺乏有关本病的病因及防治知识。

3. 潜在并发症 上消化道大量出血。

【护理目标/评价】

疼痛缓解或消失,了解急性胃炎相关知识。

【护理措施】

1. 休息与活动 保持环境安静舒适。患者应注意休息,减少活动,对应激状态的患者应卧床休息。同时应做好患者的心理疏导,解除其精神紧张,保持乐观情绪。

2. 饮食护理 一般进少渣、温凉半流质饮食。进食应定时、有规律,不可暴饮暴食,避免辛辣刺激性食物。如有少量出血可给予牛奶、米汤等流质以中和胃酸,有利于黏膜的修复。急性大出血或呕吐频繁时应禁食。

3. 病情观察 观察生命体征,记录24 h液体出入量,观察腹痛、呕吐、消化道出血有无好转,皮肤温度、弹性,各种检查结果。

4. 用药护理 对呕吐腹泻频繁、出血量大者,应立即建立静脉通道,按医嘱补液,保持水、电解质平衡,根据病情需要调整输液速度,必要时配血、输血。细菌感染所致者遵医嘱选用敏感抗生素,腹痛严重者用阿托品或山莨菪碱时注意观察不良反应,剧烈呕吐可用促胃动力药,如多潘立酮、莫沙必利等,病情较重者应用制酸剂、胃黏膜保护剂。

5. 评估患者对疾病的认识程度 鼓励患者对本病及其治疗、护理计划提问,了解患者对疾病病因、治疗及护理的认识,帮助患者寻找并及时去除发病因素,控制病情的进展。

【健康指导】

1. 疾病知识指导 向患者及家属介绍急性胃炎的有关知识、预防方法和自我护理措施。注意饮食卫生,避免过冷、过热、辛辣等刺激性食物及浓茶、咖啡等饮料,避免使用对胃黏膜有刺激的药物,必须使用时应同时服用制酸剂,嗜酒者应戒酒,防止乙醇损伤胃黏膜。

2. 生活要有规律,保持轻松愉快的心情。

3. 积极治疗原发病。

二、慢性胃炎

慢性胃炎(chronic gastritis)是由各种病因引起的胃黏膜慢性炎症。慢性胃炎的分类方法很多,我国目前采用国际上新悉尼系统(update Sydney system)的分类方法,根据病理组织学改变和病变在胃的分布部位,结合可能的病因,将慢性胃炎分为非萎缩性(non-atrophic,以往称浅表性)、萎缩性(atrophic)和特殊类型三大类。慢性非萎缩性胃炎是指不伴有胃黏膜萎缩性改变、胃黏膜层见以淋巴细胞和浆细胞为主的慢性炎性细胞浸润的慢性胃炎,幽门螺杆菌感染是此类慢性胃炎的主要病因。慢性萎缩性胃炎是指胃黏膜已发生了萎缩性改变的慢性胃炎,常伴有肠上皮化生。慢性萎缩性胃炎又可再分为多灶萎缩性胃炎(multifocal atrophic gastritis)和自身免疫性胃炎(autoimmune gastritis)两大类。特殊类型胃炎种类很多,由不同病因所致,临床上较少见,如感染性胃炎、化学性胃炎等。慢性胃炎是一种常见病,其发病率在各种胃病中居首位。男性稍多于女性。任何年龄均可发病,但随年龄增长发病率逐渐增高。

慢性胃炎治疗要点包括:根治幽门螺杆菌感染、去除病因及对症处理等。根治幽门螺杆菌目前多采用的治疗方案为一种胶体铋剂或一种质子泵抑制剂加上两种抗菌药物,如常用枸橼酸铋钾(colloidal bismuthsubcitrate,CBS),每次240 mg,每天2次,与阿莫西林(每次500~1000 mg,每天2次)及甲硝唑(每次200 mg,每天4次)三药联用,2周为1个疗程。抗菌药物还有克拉霉素(甲红霉素)、呋喃唑酮等。如因非甾体抗炎药引起,应停药并给予抗酸药;如因胆汁反流,可用铝碳酸镁或氢氧化铝凝胶吸附,或给以硫糖铝;有胃动力学改变,可服用多潘立酮、西沙必利等。自身免疫性胃炎目前尚无特异治疗,有恶性贫血可肌内注射维生素B_{12}。胃黏膜异型增生除给予上述积极治疗外,应定期随访。对已明确的重度异型增生患者可选择预防性内镜下胃黏膜切除术。

【护理评估】

(一)健康史

了解患者的饮食习惯,有无规律性,是否经常饮酒、浓茶、咖啡或食用过热、过冷、过于粗糙的食物。有无吸烟嗜好。是否长期大量服用阿司匹林、吲哚美辛、糖皮质激素等药物。有无慢性心力衰竭、肝硬化门脉高压、尿毒症、口鼻咽部慢性炎症病史。

(二)身体评估

1. 主要症状 慢性胃炎起病缓慢,病程迁延,缺乏特异性症状,症状轻重与胃黏膜的病变程度并不一致。大多数患者无明显症状,部分有上腹痛或不适、食欲不振、恶心和呕吐、饱胀、嗳气、反酸等消化不良的表现,症状出现常与进食有关。自身免疫性胃炎患者可出现明显厌食、贫血或体重减轻。

2. 护理体检 体征多不明显,有时可有上腹轻压痛。

(三)心理-社会状况

慢性胃炎呈慢性经过、反复发作,病情时轻时重,患者常担心病情恶化、癌变,故容易产生紧张、不安、失眠、焦虑等心理。

【常见护理诊断/问题】

1. 疼痛:腹痛 与胃黏膜炎性病变有关。

2. 营养失调:低于机体需要量 与食欲缺乏、消化吸收不良等有关。

3. 焦虑 与疾病迁延、担心病变发展有关。

【护理目标/评价】

1. 腹痛是否减轻或已缓解。

2. 饮食是否恢复正常。

3. 能否正确认识疾病,心理压力是否减轻。

【护理措施】

1. 休息与活动 指导患者急性发作时应卧床休息,用深呼吸或分散注意力的方法缓解疼痛,病情缓解时,进行适当的锻炼,以增强机体抗病力。

2. 饮食护理 与患者共同制定饮食计划,指导患者及家属改进烹饪技巧,增加食物的色、香、味,刺激患者食欲。鼓励患者少量多餐进食,以高热量、高蛋白质、高维生素、易消化的饮食为原则。避免摄入过热、过冷、过咸、过甜、过辣的刺激性食物。胃酸低者可给予刺激胃酸分泌的食物,如肉汤、鸡汤等;高胃酸者应避免进酸性、多脂肪食物。定期测量体重,监测有关营养指标的变化,如血红蛋白浓度、血清清蛋白等。

3. 腹痛护理 可用针灸内关、合谷、足三里等穴位来缓解疼痛,也可用热水袋热敷胃部,以解除胃痉挛,减轻腹痛。可用转移注意力、做深呼吸等方法来减轻焦虑,缓解疼痛。

4. 用药护理 阿莫西林服用前应询问患者有无青霉素过敏史,应用过程中注意有无迟发性过敏反应的出现,如皮疹。甲硝唑可引起恶心、呕吐等胃肠道反应,应在餐后半小时服用,并可遵医嘱用甲氧氯普胺、维生素 B_1 等拮抗。枸橼酸铋钾因其在酸性环境中方起作用,故宜在餐前半小时服用。服枸橼酸铋钾过程中可使齿、舌变黑,可用吸管直接吸入。部分患者服药后出现便秘和粪便变黑,停药后可自行消失。少数患者有恶心、一过性血清转氨酶升高等,停药后可自行消失,极少数患者可能出现急性肾衰竭。多潘立酮或西沙必利可促进胃排空,应在餐前服用,不宜与阿托品合用。

5. 心理护理 安慰鼓励患者,使其树立信心,积极配合治疗,消除忧郁、恐惧心理。

【健康指导】

1. 向患者及家属讲解慢性胃炎的有关知识,指导患者注意饮食卫生,加强营养,养成有规律的饮食习惯;避免过冷、过热、辛辣等刺激性食物及浓茶、咖啡等饮料;嗜酒者应戒酒,防止酒精损伤胃黏膜。

2. 避免使用对胃黏膜有刺激的药物,必须使用时应同时服用制酸剂或胃黏膜保护剂;介绍药物的不良反应。指导患者定期复诊,特别是有肠上皮化生和不典型增生的患者,应强调定期复查胃镜,必要时做病理检查。

第二节 消化性溃疡患者的护理

消化性溃疡(peptic ulcer,PU)主要是指发生于胃和十二指肠的慢性溃疡,包括胃溃疡(gastric ulcer,GU)和十二指肠溃疡(duodenal ulcer,DU)。因溃疡的形成与胃酸、胃蛋白酶的消化作用密切相关,故称为消化性溃疡。本病是消化系统的常见病,全世界约有 10% 的人口患过此病。临床上 DU 较 GU 多见,两者之比约为 3∶1。GU 的发病年龄一般较 DU 约迟 10 年,DU 好发于青壮年。男性患病较女性多。秋冬和冬春之交是本病的好发季节。本病预后与是否发生并发症有关,老年患者主要由于大出血和急性穿孔等并发症死亡。

绝大多数的胃和十二指肠溃疡以内科治疗为主。消化性溃疡治疗的目的在于消除病因、控制症状、愈合溃疡、减少复发和防治并发症。

一般治疗包括休息、合理调整饮食结构,生活规律,保持乐观的情绪以及戒除烟酒、慎用非甾体抗炎药等。药物治疗包括如下几点。①抗酸药:抗酸药有中和胃酸、降低胃蛋白酶活性、缓解溃疡疼痛症状及促进溃疡愈合的作用,常用抗酸药有氢氧化铝、铝碳酸镁及其复方制剂等。但长期和大量应用,其不良反应较大,故目前很少单一应用。②抑制胃酸分泌的药物:目前临床上常用的抑制胃酸分泌的药物有 H_2 受体拮抗剂(H_2RA)和质子泵抑制剂(PPI)两大类。H_2RA 主要通过选择性竞争结合 H_2 受体,使壁细胞分泌胃酸减少。常用药物有西咪替丁 800 mg/d、雷尼替丁 300 mg/d、法莫替丁 40 mg/d，三者的 1 天量可分 2 次口服或睡前顿服，服药后基础胃酸分泌特别是夜间胃酸分泌明显减少。PPI 可使壁细胞分泌胃酸的关键酶即 H^+-K^+-ATP 酶失去活性，从而阻滞壁细胞内的 H^+ 转移至胃腔而抑制胃酸分泌，其抑制胃酸分泌作用较 H_2RA 更强，作用更持久。常用药物有奥美拉唑 20 mg、兰索拉唑 30 mg 和泮托拉唑 40 mg；每天 1 次口服。③保护胃黏膜治疗：常用的胃黏膜保护剂包括硫糖铝和枸橼酸铋钾。硫糖铝和枸橼酸铋钾能黏附覆盖在溃疡面上形成一层保护膜，从而阻止胃酸和胃蛋白酶侵袭溃疡面。此外，还可促进内源性前列腺素合成和刺激表皮生长因子分泌，使上皮重建和增加黏液、碳酸氢盐分泌。硫糖铝常用剂量是 1.0 g，每天 4 次；枸橼酸铋钾 120 mg，每天 4 次，1 个疗程为 4 周，枸橼酸铋钾还具有抑制幽门螺杆菌生长的作用。前列腺素类药物米索前列醇亦具有抑制胃酸分泌增加胃黏膜防卫能力的作用，该药可致流产，孕妇忌用。④抗幽门螺杆菌治疗：对于幽门螺杆菌阳性的消化性溃疡患者，应首先给予抗幽门螺杆菌治疗。目前常用以 PPI 或胶体铋剂为基础加两种抗生素的三联治疗方案。如奥美拉唑（40 mg/d）或枸橼酸铋钾（480 mg/d）加上克拉霉素（500 mg/d）和阿莫西林（2000 mg/d）或甲硝唑（800 mg/d）。上述剂量分 2 次服，疗程 1~2 周。⑤手术治疗：用于大量出血经内科治疗无效、急性穿孔、瘢痕性幽门梗阻、胃溃疡疑有癌变以及内科正规治疗无效的顽固性溃疡患者。

外科手术适应证限于：发生严重并发症，如急性穿孔、大出血、瘢痕性幽门梗阻和恶变；经内科治疗无效者。其原则是治愈溃疡、消灭症状、防止复发。

【护理评估】

（一）健康史

评估有无不良的饮食习惯及烟酒嗜好，是否长期大量服用对胃黏膜有刺激作用的非甾体抗炎药和糖皮质激素等。了解其性格特征，有无精神刺激、过度疲劳、气候变化及溃疡家族史。曾做过何种检查和治疗，结果如何。

（二）身体状况

1. 主要症状 多数消化性溃疡有慢性过程、周期性发作和节律性上腹痛的特点。上腹部疼痛是本病的主要症状，疼痛部位多位于上腹中部，稍偏右或偏左。可为钝痛、灼痛、胀痛甚至剧痛，或呈饥饿样不适感。多数患者疼痛有典型的节律，与进食有关。DU 的疼痛常在餐后 3~4 h 开始出现，持续至下次进餐后缓解，即具有疼痛—进餐—缓解的特点，也可有夜间痛。GU 的疼痛多在餐后 0.5~1 h 出现，呈进餐—疼痛—缓解的规律。午夜痛也可发生，但较 DU 少见。部分患者无上述典型疼痛，而仅表现为无规律性的上腹隐痛不适，也可因并发症而发生疼痛性质及节律的改变。少数患者可无症状，或以出血、穿孔等并发症为首发症状。消化性溃疡除上腹疼痛外，尚可有反酸、嗳气、恶心、呕吐、食欲减退等消化不良症状，也可有失眠、多汗、脉缓等自主神经功能失调表现。

2. 护理体检 溃疡活动期可有上腹部固定而局限的轻压痛，DU 压痛点常偏右。缓解期则无明显体征。

3. 特殊类型的消化性溃疡 ①无症状性溃疡：15%~25% 消化性溃疡患者无任何症状，多因其他疾病做胃镜或 X 线钡餐检查时偶然发现，或当发生出血或穿孔等时被发现，老年人多见。②老年人消化性溃疡：溃疡常较大，临床表现多不典型，症状不明显，疼痛多无规律，食欲不振、恶心、呕吐、消瘦、贫血等症状较突出，需与胃癌鉴别。③复合性溃疡：胃与十二指肠同时存在溃疡,占全部消化性溃疡的5%,DU常先于GU出现,幽门梗阻的发生率较单独GU或DU高。④幽门管溃疡:较为少见,主要表现为餐后立即出现较为剧烈而无节律性的中上腹疼痛,对抗酸药反应差,易出现幽门梗阻、穿孔、出血等并发症。⑤球后溃疡:发生于十二指肠乳头近端的溃疡,其夜间痛和背部放射性疼痛较为多见,药物治疗效果差,易并发出血,X线和胃镜检查易漏诊。

4. 并发症 ①出血:出血是消化性溃疡最常见的并发症,大约50%的上消化道大出血是由于消化性溃疡所致。出血引起的临床表现取决于出血的速度和量。轻者仅表现为黑便、呕血,重者可出现周围循环衰竭,甚至低血容量性休克,应积极抢救。②穿孔:穿孔的表现形式有三种。溃疡位于十二指肠前壁或胃前壁,穿孔后胃肠内容物渗入腹膜腔而引起急性弥漫性腹膜炎,又称游离穿孔;溃疡穿透并与邻近器官、组织粘连,穿孔时胃肠内容物不流入腹腔,又称为慢性穿孔或穿透性溃疡,表现为腹痛规律发生改变,疼痛顽固而持久,常放射至背部;邻近后壁的穿孔只引起局限性腹膜炎,症状轻且体征较局限。③幽门梗阻:见于2%~4%的病例。大多由DU或幽门管溃疡引起。急性梗阻多因炎症水肿和幽门部痉挛所致,梗阻为暂时性,随炎症好转而缓解;慢性梗阻主要由于溃疡愈合后瘢痕收缩而呈持久性。幽门梗阻使胃排空延迟,患者可感上腹饱胀不适,餐后加重,反复大量呕吐,呕吐物为酸腐宿食,大量呕吐后疼痛可暂时缓解。严重频繁呕吐,可致失水和低氯低钾性碱中毒,常继发营养不良。上腹部空腹振水音、胃蠕动波以及空腹抽出胃液量>200 mL是幽门梗阻的特征性表现。④癌变:少数GU可发生癌变,癌变率在1%以下,DU则极少见。对长期GU患者,年龄在45岁以上,经严格内科治疗4~6周症状无好转,粪便隐血试验持续阳性者,应怀疑癌变,需进一步检查和定期随访。

(三) 心理-社会状况

了解患者患病后的心理反应,有无焦虑、恐惧等表现。询问患者对本病的认知程度和心理承受能力,了解家属及亲友的态度、经济承受能力。

【常见护理诊断/问题】

1. **疼痛** 与胃和十二指肠溃疡有关。
2. **营养失调:低于机体的需要量** 与疼痛及溃疡影响消化吸收有关。
3. **体液不足** 与呕吐体液丢失,而摄入减少有关。
4. **焦虑** 与恐惧与穿孔、大出血和对手术危险性的担忧有关。
5. **潜在并发症** 穿孔、出血、幽门梗阻、癌变。

【护理目标/评价】

1. 减轻患者的疼痛和不适。
2. 营养不良和水、电解质失衡得以纠正。
3. 减轻患者压力和焦虑。
4. 预防并发症发生,一旦发生及时处理。

【护理措施】

(一) 休息与活动

溃疡活动期且症状较重者,嘱其卧床休息,病情较轻者则应鼓励其适当活动,注意劳逸结合,保证睡眠。

(二) 饮食护理

为患者提供愉快舒适的进餐环境,指导患者有规律地进食,以维持正常消化活动的节律。在溃疡活动期,以少食多餐为宜,每天进餐4~5次,进餐时注意细嚼慢咽,避免餐间零食和睡前进食,使胃酸分泌有规律,饮食不宜过饱,以免胃窦部过度扩张而增加促胃液素的分泌。选择营养丰富、易消化的食物,保证充足的营养、热量和维生素,忌饮酒、咖啡、浓茶等刺激性饮料,避免进食过冷、过热、过于坚硬、刺激的食物,症状较重的患者以面食为主,面食柔软易消化,且其含碱能有效中和胃酸,蛋白质类食物具有中和胃酸作用,可适量摄取脱脂牛奶,宜安排在两餐之间饮用,牛奶中的钙质吸收有刺激胃酸分泌的作用,故不宜多饮。脂肪可使胃排空减慢,胃窦扩张,致胃酸分泌增多,故脂肪摄取应适量。定期测量体重、监测血清清蛋白和血红蛋白等营养指标。

(三) 病情观察

观察生命体征的变化,腹痛有无减轻,应重点观察有无上消化道出血、急性穿孔、幽门梗阻和癌变等征象,如有异常,及时报告医生并协助做好各项护理工作。

(四) 腹痛的护理

帮助患者认识消化性溃疡的原因和机制,指导其去除加重和诱发疼痛的因素,指导缓解疼痛的方法。如 DU 表现为空腹痛或午夜痛,指导患者在疼痛前或疼痛时进食碱性食物(如苏打饼干等),或服用制酸剂。也可采用局部热敷或针灸止痛。

(五) 用药护理

根据医嘱给予药物治疗,并注意观察药效及不良反应。①抗酸药:服用氢氧化铝凝胶片剂时应嚼服,乳剂给药前要充分摇匀。抗酸药应避免与奶制品同时服用,因两者相互作用可形成络合物。酸性食物及饮料不宜与抗酸药同服。氢氧化铝凝胶能阻碍磷的吸收,引起磷缺乏症,表现为食欲缺乏、软弱无力等症状,甚至可导致骨质疏松。长期大量服用还可引起严重便秘、代谢性碱中毒与钠潴留,甚至造成肾损害。若服用镁制剂则易引起腹泻。均应在饭后 1 h 和睡前服用。②H_2 受体拮抗剂:药物应在餐中或餐后即刻服用,也可把 1 天的剂量在睡前服用。若需同时服用抗酸药,则两药应间隔 1 h 以上。若静脉给药应注意控制速度,速度过快可引起低血压和心律失常。西咪替丁对雄性激素受体有亲和力,可导致男性乳腺发育、勃起功能紊乱以及性功能紊乱,且其主要通过肾脏排泄,用药期间应监测肾功能。雷尼替丁疗效优于西咪替丁,无抗雄激素的作用。法莫替丁作用较前两者强,也无抗雄激素的作用,在用药中应注意头痛、头晕、腹泻和便秘等副作用。罗沙替丁应注意头痛、腹泻、乏力、皮疹、感冒样症状等。③质子泵抑制剂:奥美拉唑可引起头晕,特别是用药初期,应嘱患者用药期间避免开车或做其他必须高度集中注意力的工作。此外,奥美拉唑有肝损害,可延缓地西泮及苯妥英钠代谢和排泄的作用,联合应用时需慎重。兰索拉唑的主要不良反应包括皮疹、瘙痒、头痛、口苦、恶心、肝功能异常等,轻度不良反应不影响继续用药,较为严重时应及时停药。泮托拉唑的不良反应较少,偶可引起头痛和腹泻。④其他药物:硫糖铝片宜在进餐前 1 h 服用,可有便秘、口干、皮疹、眩晕、嗜睡等不良反应。不能与多酶片同服,以免降低两者的效价。克拉霉素有食欲下降、乏力、恶心、头晕等副作用。阿莫西林有腹泻、恶心、呕吐等副作用,偶有皮疹、转氨酶增高等现象。

(六) 手术护理

1. 术前护理

(1) 根据患者情况制定饮食计划,纠正营养失调和水、电解质失衡,必要时静脉补充。

(2) 维持及促进患者身心的休息,避免过度疲劳。对大出血患者可适当应用镇静剂,以减少出血。

(3) 观察病情变化,腹痛的部位与程度,大便的情况,对突发性腹部剧痛,应注意有无穿孔并发症,大便呈柏油样或呕血说明消化道出血,应及时报告医生。

(4) 向患者和家属讲解疾病和与手术有关的知识,可能出现的并发症及预防措施。

(5) 溃疡合并出血者,术前应给予输血补液,严密观察病情变化,腹部体征变化,积极做好术前准备。

(6) 穿孔或急性出血患者因多数需急诊手术,患者常有恐惧心理,应给予必要的解释和安慰,同时行胃肠减压、输血、补液,诊断明确者可适当给予止痛剂,迅速有效地做好各项术前准备。对症状轻和一般情况好的单纯性、空腹性、较小穿孔者,可先行非手术疗法。在治疗过程中,必须严密观察病情,如治疗6~8 h后,症状、体征不见好转反而加重者,立即改行手术治疗。

(7) 幽门梗阻患者术前应进流质饮食或禁食,以减少胃内容物滞留。术前2~3天每晚应用温生理盐水洗胃,可使胃黏膜水肿减轻,有利于手术后吻合口的愈合。

(8) 行迷走神经切断术的患者,术前应测定患者的胃酸,包括夜间12 h分泌量,最大分泌量及胰岛素分泌试验。以供选择手术方式时参考,便于手术前后对比,以了解手术的效果。

2. 术后护理

(1) 一般护理:①密切监测体温、脉搏、呼吸、血压并记录。②保持胃肠减压通畅,观察引流量及性状。③患者术后血压平稳后给予半卧位,以保持腹肌松弛,减轻疼痛,也有利于改善呼吸和循环。④观察氧饱和度,鼓励患者深呼吸,有效咳嗽排痰,防止肺部并发症发生。⑤协助患者翻身拍背,注意口腔护理,鼓励患者早期活动,促进肠蠕动恢复和预防肠粘连。⑥适当给予止痛剂,减少患者痛苦,必要时可使用镇痛泵止痛。⑦术后48~72 h肠功能恢复后,可拔除胃管,拔管后可让其少量饮水,每次4~5汤匙;第二日进半量流质饮食,每次50~80 mL,1~2 h一次;第三日进全量流质饮食,每次100~150 mL,2~3 h一次;进食后如无不适,第四日可进半流质饮食,以稀饭为好,术后10~14天可进软食。要注意少量多餐(每日5~6次),一般需6个月到1年才能恢复到正常的3餐饮食。⑧维持水、电解质平衡。

(2) 术后并发症的观察和护理:

1) 术后胃出血:手术后24 h内从胃管中可引流出100~300 mL暗红色或咖啡色胃液,属手术后正常现象。如果胃管内流出鲜血每小时100 mL以上,甚至呕血或黑便,持续不止,有趋向休克的情况,多属吻合口活动性出血,应密切观察出血量及患者的生命体征变化,多数患者给予止血药、抗酸药、输鲜血等保守治疗而出血停止,少数患者经上述处理出血不止者,需要再次手术止血。

2) 十二指肠残端破裂:多发生在术后3~6天,表现为右上腹突发剧痛和局部明显压痛,腹肌紧张等急性弥漫性腹膜炎症状,酷似溃疡急性穿孔,需立即进行手术治疗。术后妥善固定引流管,持续负压吸引保持通畅,观察记录引流的性状、颜色和量。纠正水、电解质失衡,抗感染,胃肠外全营养支持。用氧化锌软膏保护引流处周围皮肤。

3) 胃肠吻合口破裂或出现瘘:少见,多发生在术后5~7天,大多为缝合不良、吻合口处张力过大、低蛋白血症、组织水肿等原因所致的组织愈合不良。胃肠吻合口破裂常引起严重的腹膜炎,如发生较晚,局部已形成粘连,则多形成局部脓肿或外瘘。出现严重腹膜炎的患者,须立即进行手术修补,局部脓肿或外瘘患者,除引流外还应给予胃肠减压和给予支持疗法,促使吻合口瘘自愈,若经久不闭合,需再次手术。

4）术后梗阻：根据梗阻部位可分为输入段梗阻、吻合口梗阻和输出段梗阻三种，共同的症状是大量呕吐，不能进食。①输入段梗阻：急性完全性输入段梗阻的典型症状是上腹部突发性剧烈疼痛，频繁呕吐，不含胆汁，量也少。上腹部偏右有压痛及可疑包块。因属闭袢性肠梗阻，可并发胰腺炎，病情险恶，患者烦躁，脉速和血压下降，应紧急手术。慢性不完全性输入段梗阻，表现为食后 15～30 min，上腹阵发性胀痛，大量喷射状呕吐胆汁，不含食物，呕吐后症状缓解，需早期手术。②吻合口梗阻：主要症状为上腹饱胀、呕吐、呕吐物为食物，不含胆汁。可能是机械性梗阻所致，通常需手术治疗。③输出段梗阻：表现为上腹饱胀，呕吐食物和胆汁。X 线吞钡可确认梗阻部位，如不能自行缓解，应及时手术治疗。

5）倾倒综合征：包括早期和晚期倾倒综合征。①早期倾倒综合征：表现为进食，特别是进甜的流质饮食后 10～20 min 发生，患者感觉剑突下不适，心悸、乏力、出汗、头晕、恶心、呕吐甚至虚脱，并伴有肠鸣和腹泻等，平卧数分钟可缓解。其原因一般认为是由于胃大部切除术后丧失了幽门括约肌，食物过快地大量排入上段空肠，又未经胃肠液混合稀释而呈高渗性，将大量的细胞外液吸入肠腔，造成循环血容量骤减所致。也和肠腔突然膨胀，释放 5-羟色胺，肠蠕动剧增，刺激神经丛有关。预防应告诫患者术后早期应少量多餐，避免进甜的过热流质饮食，进餐后平卧 10～20 min。②晚期倾倒综合征：多发生在进食后 2～4 h，表现为心悸、无力、眩晕、出汗、手颤、嗜睡，也可导致虚脱。由于胃排空过快，含糖食物快速进入小肠，刺激胰岛素大量分泌，继而出现反应性低血糖综合征，故也有称为低血糖综合征。采取饮食调整、食物中添加果胶延缓糖类吸收等措施可缓解症状。严重病例可遵医嘱用生长抑素奥曲肽 0.1 mg 皮下注射，每日 3 次，以改善症状。

【健康指导】

1. 溃疡病是常见的慢性病，当病情不严重时，往往患者及家属不重视。应向患者及家属介绍溃疡病的病因、诱发因素。

2. 讲解有规律的生活和饮食调理，规范化治疗的意义。

3. 讲解溃疡病可以治愈，增强患者战胜疾病的信心。

4. 使患者知道手术治疗的必要性，手术疗效可靠。

5. 出院后若有不适等应立即到医院就诊。

第三节　肠结核患者的护理

肠结核(intestinal tuberculosis)是结核分枝杆菌侵犯肠道引起的肠道慢性特异性感染。由于人们生活水平日益提高，预防保健意识增强，结核患病率下降，临床上肠结核的患病率也逐渐降低，但肺结核仍然常见，因此，仍应警惕肠结核的发生。肠结核的临床表现为腹痛、腹部肿块、腹泻与便秘交替及全身中毒症状，多见于青壮年，女性略多于男性。

【病因与发病机制】

病原菌主要为人型结核杆菌，约占 90% 以上，极少数为牛型结核杆菌。

结核分枝杆菌侵犯肠道主要是经口感染，患者多有开放性肺结核或喉结核，因经常吞咽含结核杆菌的痰液而导致发病；经常和开放性肺结核患者共餐，忽视餐具消毒，也可被感染。肠结核也可由血行播散引起，见于粟粒型肺结核；或由腹腔内结核病灶直接蔓延，如女性生殖器结核。

结核病的发病是人体与结核分枝杆菌相互作用的结果，经上述途径感染只是获得致病的条件,只有当人体抵抗力下降、肠道功能紊乱,侵入的结核分枝杆菌大量繁殖、数量增加、毒力增大时才会发病。

结核分枝杆菌入侵肠道后,多在回盲部引起结核病变,其他部位按发病率高低依次为升结肠、空肠、横结肠、降结肠、阑尾、十二指肠和乙状结肠等。易发生回盲部结核与以下两方面因素有关:①含结核分枝杆菌的食物在回盲部停留时间较长,增加感染机会。②结核分枝杆菌易侵犯淋巴组织,而回盲部淋巴组织丰富。

肠结核病变以炎症渗出为主,当感染菌量多、毒力大时,可发生干酪样坏死,形成溃疡,成为溃疡型肠结核;患者机体免疫状况良好,感染轻,表现为肉芽组织增生、纤维化成为增生型肠结核;兼有两种者称为混合型肠结核。

【临床表现】

多数缓慢起病,病程长。

(一) 症状

1. 腹痛 多位于右下腹部,反映结核的好发部位在回盲部,也可牵涉到上腹部或脐周,引起相应部位疼痛。疼痛性质为钝痛或隐痛,进餐可诱发或加重腹痛伴有便意,排便后腹痛不同程度缓解,主要因为进餐后使病变肠曲痉挛或蠕动加强。并发肠梗阻时有腹绞痛,常位于右下腹或脐周,伴有腹胀、肠型及蠕动波,肠鸣音亢进。

2. 腹泻与便秘 为肠功能紊乱的表现。溃疡型肠结核主要表现为腹泻,每日排便 2~4 次,排便次数因病变严重程度和范围不同而异,病变严重而广泛时,腹泻次数增多,可达每日 10 余次。粪便为不含黏液、脓血的软便,无里急后重感。间断有便秘,大便呈羊粪状,隔数日又有腹泻。增生型肠结核多以便秘为主。

3. 腹部肿块 肿块位于右下腹,有压痛,比较固定,质地中等硬度。见于增生型肠结核,若溃疡型肠结核合并有局限性腹膜炎,病变肠曲与周围组织粘连时,或同时伴有肠系膜淋巴结结核也可出现肿块。

4. 全身症状和肠外结核表现 常有结核病毒血症表现,溃疡型肠结核较明显,有午后低热、不规则热,伴有乏力、自汗、消瘦、贫血,也可同时存在结核性腹膜炎、活动性肺结核的相关表现。增生型肠结核一般病程较长,偶有低热,多不伴有肠外结核。

(二) 体征

慢性病容,消瘦、苍白、倦怠。增生型肠结核右下腹可触及包块,质地中等,较固定,伴有轻、中度压痛。溃疡性肠结核合并局限性腹膜炎、局部病变肠管与周围组织粘连或同时有肠系膜淋巴结结核时,也可出现腹部包块。

(三) 并发症

并发症见于晚期患者,常有肠梗阻、结核性腹膜炎,偶见急性肠穿孔。结核性腹膜炎是由结核分枝杆菌引起的慢性、弥漫性腹膜感染,以青壮年女性多见,感染途径有:①腹腔内结核病灶直接蔓延。②血行播散。主要临床表现是腹痛、腹胀、腹泻与便秘交替出现及全身中毒症状。抗结核治疗有效,坚持早期、联合、规则及全程抗结核治疗,一般可用 3~4 种药物联合强化治疗。

【诊断要点】

1. 有肠外结核病史,特别是青壮年有肺结核病史。

2. 有腹泻、右下腹疼痛、低热、自汗等典型肠结核临床表现。

3. 结合 X 线胃肠钡餐检查及纤维结肠镜检查有肠结核征象。

【治疗要点】

肠结核治疗目的是消除症状、改善全身情况、促进病灶愈合及防止并发症。肠结核早期病变可逆，因此强调早期治疗。

1. 休息与营养 活动期肠结核需卧床休息。给予高蛋白、高维生素、高热量饮食，必要时可静脉内高营养治疗。

2. 抗结核化学药物治疗 化疗是本病治疗的关键，多采用短程化疗，疗程为 6~9 个月，一般用异烟肼与利福平两种杀菌药联合。

3. 对症治疗 腹痛可用颠茄、阿托品，摄入不足或腹泻严重者应补充水、电解质。对不完全性肠梗阻患者必要时可行胃肠减压，以缓解肠梗阻症状。

4. 手术治疗 适应证：①完全性肠梗阻。②急性肠穿孔或慢性肠穿孔、瘘管形成经内科治疗而未能闭合者。③肠道大量出血，经积极抢救不能有效止血者。④诊断困难需剖腹探查者。

【常见护理诊断/问题】

1. 疼痛 与结核分枝杆菌侵犯肠黏膜致炎性病变有关。

2. 营养失调：低于机体需要量 与结核分枝杆菌感染、消化吸收障碍有关。

3. 腹泻 与肠结核所致肠功能紊乱有关。

4. 知识缺乏 缺乏肠结核病的预防和治疗知识。

5. 焦虑 与疾病病程长、治疗疗程长有关。

【护理措施】

1. 休息与体位 卧床休息。病情稳定后，可逐步增加活动量，以增强机体抵抗力。肠结核患者常有自汗，应注意及时更换床单、衣物，保持干爽。

2. 饮食护理 摄入高热量、高蛋白、高维生素、少渣又易消化的食物。有脂肪泻的患者应少食乳制品、易发酵的食物，如豆制品、富含脂肪及粗纤维的食物，以免加快肠蠕动。肠梗阻的患者应禁食。

3. 病情观察 注意观察患者的生命体征，腹痛的程度、性质及部位等，及早发现肠梗阻等并发症。每周测量患者体重，以了解营养状况。

4. 对症护理

（1）疼痛护理：①严密观察腹痛特点，评估病情进展程度。②与患者交谈，分散其注意力。③采用针灸、按摩等方法缓解疼痛。④按医嘱给予患者解痉、止痛药物，对肠梗阻所致疼痛，应行胃肠减压，无效者需手术治疗。⑤病情出现明显变化，如腹痛明显加重，便血，应立刻通知医师，并积极配合医师采取抢救措施。

（2）腹泻的护理：详见本章第四节"溃疡性结肠炎患者的护理"。

5. 用药护理 遵医嘱给予抗结核药物，让患者及家属了解有关抗结核药物的用法、作用及主要不良反应，若有不良反应出现时应及时报告医师。

6. 心理护理 向患者讲解低热、盗汗、腹痛、腹泻等症状出现的原因及有关结核病的知识，使患者认识到此病经过合理、全程化疗是可治愈的。护理人员要充分理解患者，帮助患者消除顾虑，创造一个良好的治疗环境，使患者树立战胜疾病的信心。

【健康指导】

（1）向患者及家属宣传坚持正规与全程治疗肠结核的重要性，帮助患者及家属制订切实可行的用药计划,按时服药,避免漏服,切忌自行间断用药或停药。定期门诊复查。

(2) 肠结核预后取决于早期诊断与及时正规治疗,一般预后良好。

(3) 肠结核的预防应重点在肠外结核,特别是肺结核的早期诊断与积极治疗。

(4) 注意饮食卫生,如牛奶应消毒后饮用,提倡分餐制。

(5) 肠结核患者的粪便要消毒处理,防止病原体传播。

(6) 加强身体锻炼,合理营养,生活规律,保持良好心态。

第四节 溃疡性结肠炎患者的护理

溃疡性结肠炎(ulcerative colitis, UC)是一种病因不十分清楚的直肠和结肠慢性非特异性炎性疾病,病变主要限于大肠黏膜与黏膜下层,主要临床表现是腹泻、黏液脓血便、腹痛及里急后重,多见于20~40岁。病变位于大肠,多数在直肠和乙状结肠,可扩展至降结肠、横结肠,也可累及全结肠,病变呈连续性、弥漫性分布。

【病因与发病机制】

病因尚未完全清楚,多数研究认为与免疫、遗传及感染3大因素有关;精神神经因素、过敏反应可能与疾病的发生有关。本病由多因素相互作用所致。

1. 免疫因素 肠道黏膜免疫系统在UC肠道炎症发生、发展、转归过程中始终发挥作用。研究表明,UC的T细胞反应低下,除免疫细胞外,肠道上皮细胞、血管内皮细胞等非免疫细胞也参与炎症反应,与局部免疫细胞相互影响而发挥免疫作用,免疫反应中释放多种肠道炎性反应的免疫因子和介质使肠道黏膜损伤。

2. 遗传因素 经系统家族调查,显示血缘家族的发病率较高,提示遗传因素在本病发病中起一定作用。目前认为UC是多基因病,也是遗传异质性疾病(不同人由不同基因引起),患者在一定环境因素下由于遗传易感而发病。

3. 感染因素 本病在病理变化与临床表现方面与细菌性痢疾相似,但迄今未检出致病微生物。因此,有人认为感染是诱发因素。

4. 环境因素 近几十年来,UC发病率持续增高,这一现象出现在社会经济高度发达的国家,首先是北美、北欧,继而是西欧、南欧,最近是日本、南美,表明环境因素的微妙变化对本病有很重要的作用。

5. 其他 吸烟、饮食、精神、过敏等因素也与本病的发生有关系。

【临床表现】

大多起病缓慢,偶有急性暴发起病。病程呈慢性经过,发作与缓解交替出现,饮食失调、劳累、精神因素、感染可使疾病复发或加重。

(一) 消化系统表现

1. 腹泻、黏液脓血便 腹泻是最主要表现,见于绝大多数患者,主要与炎症导致结肠黏膜对水吸收障碍有关。黏液脓血便为炎症渗出、黏膜糜烂及溃疡所致,是本病活动期的重要表现。便血程度和大便次数反映病情严重程度。病变累及直肠、乙状结肠时伴有里急后重,可出现腹泻、便秘交替,此为病变引起直肠排空功能障碍所致。

2. 腹痛 缓解期及轻症者无或仅有腹部不适,活动期有轻至中度腹痛,系左下腹或下腹部阵痛,亦可全腹痛,有腹痛—便意—便后缓解的规律。若并发中毒性巨结肠、腹膜炎,则有剧烈腹痛,呈持续性。

3. 其他 严重者有食欲减退、恶心、呕吐、腹胀。

4. 体征 轻、中型者仅有左下腹压痛,偶可触及痉挛的降结肠、乙状结肠;重者常有明显压痛、鼓肠;如出现肠穿孔、中毒性巨结肠,则有腹肌紧张、反跳痛、肠鸣音减弱等表现。

(二)肠外表现

肠外表现如外周关节炎、结节性红斑、口腔多发性溃疡、坏疽性脓皮病等。

(三)全身表现

全身表现一般出现在中、重型患者,活动期常有低热或中度发热,高热提示有并发症或暴发型。重症者常出现衰弱、消瘦、低蛋白血症及水、电解质紊乱等。

(四)临床分型

根据疾病的病程、严重程度、范围及病期综合分型。

1. 临床分型 ①初发型:无既往史的首次发作。②慢性复发型:最常见,发作与缓解交替。③慢性持续型:症状持续半年以上,间以症状加重。④急性暴发型:少见,起病急,病情重,全身毒血症状明显,可伴有各种并发症,易出血。上述各型可互相转化。

2. 根据病情程度 ①轻度:每日腹泻少于 4 次,便血轻或无,无发热、脉速,贫血轻或无,血沉正常。②重度:腹泻每日 6 次以上,有明显黏液脓血便,体温高于 37.5℃,至少持续 2 日以上,脉搏 90 次/分以上,血红蛋白、清蛋白下降,血沉升高,短期内体重明显下降。③中度:介于两者之间。

3. 根据病变范围 可分为直肠炎、直肠乙状结肠炎、左半结肠炎、广泛性或全结肠炎。

4. 根据病期分型 活动期和缓解期。

(五)并发症

1. 中毒性巨结肠 中毒性巨结肠多发生于暴发型或重症患者,临床表现为病情急剧恶化,毒血症明显,有脱水与电解质平衡紊乱,出现鼓肠、腹部压痛,肠鸣音消失。低钾、钡剂灌肠、使用抗胆碱能药物或阿片类制剂是其诱发因素。本并发症预后差,易致急性肠穿孔。

2. 直肠结肠癌变 多见于广泛性结肠炎、幼年起病而病程漫长者。

3. 其他并发症 肠大出血、肠穿孔、肠梗阻。

【诊断要点】

临床上反复或持续发作的黏液血便、腹痛、里急后重,伴有不同程度的全身中毒症状,在排除感染性肠炎、克罗恩病、缺血性肠炎、放射性肠炎等基础上,结合结肠镜检查以及 X 线钡剂灌肠检查可确诊。

【治疗要点】

治疗目的是控制急性发作,维持缓解,减少复发,防治并发症。

1. 一般治疗 急性期卧床休息,给流质饮食;患者需禁食者,给予静脉高营养。腹痛时给予解痉止痛药。

2. 氨基水杨酸制剂 柳氮磺胺吡啶(salicy lazosulfapyridine,SASP)为首选药物,适用于轻、中型及重型经治疗已有缓解者,发作时 4~6 g/d,分 4 次口服,病情缓解后改为 2 g/d 维持,疗程 1~2 年。

3. 肾上腺皮质激素 适用于暴发型或重型或应用磺胺吡啶类药物无效的患者,常用氢化可的松 200~300 mg/d 或地塞米松 10 mg/d 静脉滴注,7~14 天后改为口服泼尼松 60 mg/d。病情控制后逐渐减量,直至停药。

4. 免疫抑制剂 适用于对激素治疗效果不佳或对激素依赖的慢性持续型病例。

5. 手术治疗 适用于并发肠穿孔、大出血、重症患者,特别是合并中毒性巨结肠经积极的内科治疗无效者。

【常见护理诊断/问题】

1. 腹泻 与肠道炎性刺激致肠蠕动增加及肠内水、钠吸收障碍有关。

2. 腹痛 与肠道黏膜的炎性浸润有关。

3. 营养失调:低于机体需要量 与频繁腹泻、吸收不良有关。

4. 焦虑 与频繁腹泻、疾病迁延不愈有关。

【护理措施】

1. 休息与体位 活动期患者应充分休息,减少精神和体力负担。给患者提供安静、舒适的休息环境,使患者得到身心全面的休息,以减少胃肠蠕动,减轻症状。

2. 饮食护理 给予易消化、少纤维素、高热量、高蛋白质、少渣软食。急性发作期和暴发型患者应进食无渣流质或半流质饮食,避免摄入生冷及含纤维素多的食物,忌食牛乳和乳制品。病情严重者应禁食并行胃肠外营养,使肠道得以休息以利于减轻炎症、控制症状。

3. 病情观察 观察患者腹泻的次数、量、性质,有无腹痛、发热、恶心、呕吐等伴随症状;观察有无口渴、疲乏无力、尿量减少等脱水表现;观察有无电解质紊乱、酸碱失衡的表现;还应观察进食情况,定期测量体重,监测粪便检查结果和生化指标变化。

4. 对症护理 针对腹泻护理:①休息:腹泻严重者需卧床休息,安排患者在离卫生间较近的房间,或室内留置便器。②饮食护理与病情观察:同前。③静脉营养:遵医嘱及时补充液体、电解质、营养物质。④肛周皮肤护理:指导患者和家属做好肛门及周围皮肤的护理,如手纸要柔软,擦拭动作宜轻柔,便后用肥皂与温水清洗肛门及周围皮肤,清洗后轻轻拭干局部,必要时局部涂抹无菌凡士林软膏或涂擦抗生素软膏以保护皮肤的完整。

5. 用药护理 护理人员应向患者及家属做好有关用药的解释工作,如药物的用法、作用、不良反应等。柳氮磺胺吡啶既可出现恶心、呕吐、食欲不振等消化系统不良反应,又可引起皮疹、粒细胞减少、自身免疫性溶血、再生障碍性贫血等,饭后服用可减少消化道症状,服药期间应定期复查血常规,出现不良反应要及时报告给医师。应用肾上腺皮质激素要注意激素用量和停药注意事项。对于采用灌肠疗法的患者,应指导患者尽量抬高臀部,从而延长药物在肠道内的停留时间。

6. 心理护理 由于溃疡性结肠炎病程较长,症状反复出现,患者缺乏战胜疾病的信心,思想顾虑较重,久而久之患者会有抑郁或焦虑。护理人员应耐心向患者做好宣传、解释工作,使其认识到积极配合治疗、良好的心态调节可使症状得到较好控制和长期缓解,帮助患者树立战胜疾病的信心和勇气。

【健康指导】

1. 指导患者从休息、饮食等方面加强自我护理以控制病情的发展,逐步缓解病情直至康复。生活要有规律,注意劳逸结合。轻型患者可从事一般工作。饮食上要摄入高热量、高营养、少纤维、少刺激的食物,补充营养并减少肠道刺激。服用牛奶导致腹泻加重者,应避免服用牛奶及奶制品。

2. 指导患者及家属正确认识疾病,以减轻患者心理压力,保持心情舒畅。

3. 告知患者及家属坚持用药的重要性,说明药物的具体服用方法及有关不良反应。告诫患者不要随意停药,服药期间要定期复查血常规。

第五节　肝硬化患者的护理

肝硬化(hepatic cirrhosis)是一种由不同原因引起的慢性进行性弥漫性肝病。临床上以肝功能损害和门静脉高压为主要表现,晚期出现消化道出血、肝性脑病、感染等严重并发症。肝硬化是我国常见疾病和主要死因病因之一。患者以青壮年男性多见,35~50 岁为发病高峰年龄,男女比例为(3.6~8)∶1。

引起肝硬化的病因很多,在我国,病毒性肝炎为主要病因,乙型、丙型和丁型病毒性肝炎均可发展为肝硬化,甲型和戊型病毒性肝炎一般不发展为肝硬化。国外则以酒精中毒居多,长期大量饮酒,每天摄入乙醇 80 g 达 10 年以上者,乙醇及其中间代谢产物(乙醛)直接引起酒精性肝炎,并发展为肝硬化,70% 的不明原因的肝硬化可能由非酒精性脂肪性肝炎引起。此外,长期服用双醋酚丁、甲基多巴等药物,或长期反复接触磷、砷、四氯化碳等化学毒物,可引起中毒性肝炎,最终演变为肝硬化;慢性充血性心力衰竭、缩窄性心包炎、肝静脉或下腔静脉阻塞等所致的肝脏长期淤血,肝细胞缺氧、坏死和结缔组织增生,最后发展为肝硬化;血吸虫病、肝外胆管阻塞或肝内胆汁淤积、营养失调、遗传和代谢性疾病等也可引起肝硬化。5%~10% 的病例发病原因难以确定,称为隐源性肝硬化。

病理特点为广泛的肝细胞变性坏死、再生结节形成、结缔组织弥漫性增生,正常肝小叶结构破坏和假小叶形成,造成肝内血管的扭曲、受压、闭塞,血管床缩小,肝内门静脉、肝静脉和肝动脉小分支之间发生异常吻合而形成短路,导致肝血液循环紊乱,加重肝细胞营养障碍,促使肝硬化病变进一步发展。在肝脏受到损伤时,肝星状细胞激活转化为成纤维细胞,使肝纤维组织形成增多而降解减少,从而引起肝纤维化,肝纤维化时胶原含量可较正常时增加 4~7 倍。早期的纤维化是可逆的,有再生结节形成时则不可逆。

肝硬化病理形态可分为四类。①小结节性肝硬化:最为常见,结节大小相仿,直径一般在 3~5 mm,不超过 1 cm,纤维间隔较窄,均匀。酒精性肝硬化多见。②大结节性肝硬化:结节大小不均,直径在 1~3 cm,大者达 5 cm。纤维间隔粗细不等,一般较宽。坏死后肝硬化多见。③大小结节混合型肝硬化:为上述两型的混合型,即肝内同时存在大、小结节两种病理形态,绝大多数肝硬化都属于这一类。以往曾将再生结节不明显的肝硬化列为第四种类型的肝硬化,此种类型多个肝小叶被纤维组织包绕成较大的多小叶结节,但节内增生、再生不明显,在我国多由血吸虫病引起,称为血吸虫性肝硬化更恰当。

肝硬化目前尚无特效治疗,关键在于早期诊断,加强病因治疗及一般治疗,缓解病情发展,延长代偿期和保持劳动力。代偿期主要采用中西医结合的方法,进行保肝和支持治疗,避免使用对肝肾有损害的药物,不宜盲目应用过多的保肝药,可服用维生素和消化酶。亦可服用抗纤维化的药物(如秋水仙碱及中药等),失代偿期主要是对症治疗、改善肝功能和处理并发症,有手术适应证者慎重选择时机进行手术治疗。腹水治疗包括:限制水、钠的摄入;使用螺内酯或氨苯蝶啶等保钾利尿剂和呋塞米、氢氯噻嗪等排钾利尿剂。单独应用排钾利尿剂需注意补钾。适当放腹水,定期输注血浆、新鲜血或清蛋白以提高血浆胶体渗透压,有助于促进腹水消退,也利于改善机体一般状况和肝功能。腹水浓缩回输是近年来治疗难治性腹水比较有效的方法。也可采用腹腔-颈内静脉分流术、胸导管颈内静脉吻合术等。近年来开展的以介入放射学方法进行的经颈静脉肝内门体分流术(transjugular intrahepatic portosystemic shunt,TIPS)可降低门脉系统压力和消除脾功能亢进。肝移植手术是治疗晚期肝硬化的唯一有效措施。

【护理评估】

(一) 健康史

询问本病的有关病因,有无肝炎或输血史、胆道疾病史,有无心力衰竭,有无长期接触化学毒物,是否使用过损肝药物,其用量和持续时间,有无嗜酒习惯。有无慢性肠道感染、营养不良史。有关的检查、用药和其他治疗情况。评估饮食习惯及日常活动量、心理精神社会状况等。

(二) 身体状况

肝硬化的病程发展通常比较缓慢,可隐伏 3~5 年或更长时间。临床上根据是否出现腹水、上消化道出血或肝性脑病等并发症,分为肝功能代偿期和失代偿期。

1. 代偿期

(1) 主要症状:症状较轻,缺乏特异性,早期以乏力、食欲缺乏为主要表现,可伴有恶心、厌油腻、腹胀、上腹隐痛及腹泻等。症状常因劳累或伴发病而出现,经休息或治疗可缓解。

(2) 护理体检:营养状况一般,肝轻度大,质地结实或偏硬,无或有轻度压痛,脾轻至中度大。

2. 失代偿期 主要为肝功能减退和门静脉高压所致的全身多系统症状和体征。

(1) 肝功能减退的临床表现:①全身症状和体征:一般情况与营养状况均较差,疲倦、乏力、精神不振、皮肤干枯粗糙、消瘦、面色黝暗无光泽(肝病面容)、低热、水肿,维生素缺乏致多发性神经炎、舌炎、口角炎、夜盲等。②消化系统症状:食欲明显减退甚者厌食,进食后上腹饱胀,有时伴恶心、呕吐、腹痛,稍进油腻肉食易引起腹泻。上述症状的出现与胃肠道淤血水肿、慢性炎症、消化吸收不良和肠道菌群失调等因素有关。肝细胞有进行性或广泛性坏死时可出现黄疸,提示预后不良。③出血倾向和贫血:由于肝合成凝血因子减少、脾功能亢进和毛细血管脆性增加,导致凝血功能障碍,常出现鼻出血、牙龈出血、皮肤紫癜和胃肠出血等,女性常有月经过多。贫血主要由营养不良、肠道吸收障碍、胃肠道失血和脾功能亢进等引起。④内分泌失调:肝对雌激素、醛固酮及抗利尿激素的灭活功能减退,致雌激素、醛固酮及抗利尿激素增多,雌激素增多通过负反馈抑制腺垂体分泌促性腺激素及促肾上腺皮质激素的功能,致雄激素和肾上腺糖皮质激素减少。雌激素与雄激素比例失调,男性患者常有性欲减退、睾丸萎缩、毛发脱落及乳房发育,女性患者可有月经失调、闭经、不孕等,部分患者在面颈部、上胸、肩背和上肢等上腔静脉引流区域出现蜘蛛痣,手掌大小鱼际和指端腹侧部位皮肤发红称为肝掌。肾上腺皮质功能减退,表现为面部和其他暴露部位皮肤色素沉着。蜘蛛痣在肝功能损害严重时增多变大,肝功能好转时减少缩小。醛固酮增多促使远端肾小管对钠重吸收增加,抗利尿激素增多使集合管对水分吸收增加。钠水潴留导致尿少、水肿,并促进腹水形成。此外,肝脏对胰岛素灭活减少,致糖尿病患病率增加。

(2) 门静脉高压的临床表现:门静脉高压症的三大临床表现是脾大、侧支循环的建立和开放、腹水。①脾大:门静脉高压致脾静脉压力增高,脾淤血而肿胀,一般为轻、中度大,有时可为巨脾。脾大常伴脾功能亢进,使外周血中白细胞、红细胞和血小板减少。上消化道大量出血时,脾脏可暂时缩小,待出血停止并补足血容量后,脾脏再度增大。如发生脾周围炎,左上腹脾区可有隐痛不适。②侧支循环的建立和开放:正常情况下,门静脉系与腔静脉系之间的交通支很细小,血流量减少。门静脉压力增高达 200 mmH$_2$O 以上时,来自消化器官和脾脏的回心血液流经肝脏受阻,使门腔静脉交通支充盈扩张,血流量增加。临床上主要的侧支循环障碍有如下几种。食管下段和胃底静脉曲张:主要由门静脉系的胃冠状静脉、胃短静脉与腔静脉系的食管静脉、肋间静脉、奇静脉吻合形成,可因剧烈咳嗽、恶心、呕吐、负重等腹压增高,或因粗糙食物机械损伤、胃食管反流等引起破裂出血,出现呕血、黑便甚至休克等表现。腹壁静脉曲张:门静脉压力增高促使出生后已闭锁的脐静脉与脐旁静脉重新开放,形成静脉曲张,在脐周和腹壁可见纡曲的静脉以脐为中心向上及下腹壁延伸。有时在静脉曲张部位听到连续性血管杂音。痔静脉曲张:由门静脉系的直肠上静脉与下腔静脉系的直肠中、下静脉吻合扩张形成,破裂时引起出血。③腹水:肝硬化肝功能失代偿期最突出的临床表现。腹水形成的主要因素如下:门静脉压力增高,超过 2.94 kPa(300 mmH$_2$O)时,腹腔脏器毛细血管床静水压增高,组织间液回吸收减少而漏入腹腔;血浆胶体渗透压降低,血浆清蛋白低于 30 g/L 时血管内液外渗;肝淋巴液生成过多,肝静脉回流受阻时,肝内淋巴液生成增多,超过胸导管引流能力,使大量淋巴液自肝包膜和肝门淋巴管渗出至腹腔;继发性醛固酮与抗利尿激素增多,水钠重吸收增加;肾脏有效循环血容量不足,肾小球滤过率降低,排钠、排尿量减少。腹水出现后患者常有腹胀、腹部膨隆、行动困难,大量腹水使腹内压力增高可形成脐疝,可因膈抬高,出现心悸和呼吸困难。部分患者伴有胸水,称为肝性胸水,为腹水经膈淋巴管或经瓣性开口进入胸腔所致。胸水多见于右侧胸腔。

(3)肝脏情况:早期肝脏增大,表面平滑,质中等硬,晚期肝脏缩小、变硬,表面可呈结节状,一般无压痛,但在肝细胞进行性坏死或并发门静脉炎、肝周围炎和门静脉血栓形成时可有压痛与叩击痛。

(三)并发症

1. 上消化道出血 本病最常见的并发症。多因食管下段或胃底静脉曲张破裂发生呕血和(或)黑便,大量出血可导致出血性休克或诱发肝性脑病,病死率很高,部分患者可因门静脉高压性胃黏膜病变、消化性溃疡而引起出血。

2. 肝性脑病 晚期肝硬化的最严重并发症和主要死因之一。详见本章"肝性脑病"患者的护理一节。

3. 感染 肝硬化因患者抵抗力低下、脾功能亢进及门腔静脉侧支循环开放等因素使病原微生物易进入体内,易并发肺炎、胆道感染、革兰氏阴性杆菌败血症、自发性腹膜炎等。自发性腹膜炎系肠道内细菌异常繁殖并经由肠壁进入腹膜腔引起感染,致病菌多为革兰氏阴性杆菌。患者可出现发热、腹痛、腹胀、腹膜刺激征、腹水迅速增长或持续不减,少数病例发生中毒性休克。

4. 原发性肝癌 肝硬化患者短期内出现肝脏迅速增大、持续性肝区疼痛、腹水增多且为血性、不明原因的发热等,应考虑并发原发性肝癌,需做进一步检查确诊。

5. 功能性肾衰竭 又称肝肾综合征(hepatorenal syndrome,HRS)。一般出现在晚期。表现为难治性腹水基础上出现少尿或无尿、氮质血症、稀释性低钠血症和低尿钠,但肾脏无明显器质性损害。主要由于肾血管收缩和肾内血液重新分布,导致肾皮质血流量减少和肾小球滤过率下降等因素引起。

6. 电解质和酸碱平衡紊乱 ①低钠血症,与低钠饮食、长期利尿、大量放腹水及抗利尿激素增多等有关。②低钾低氯血症与代谢性碱中毒,主要因进食少、呕吐、腹泻、长期应用利尿剂或注射高渗葡萄糖、继发性醛固酮增多等引起,低钾低氯血症可致代谢性碱中毒,诱发肝性脑病。

7. 肝肺综合征 临床表现为严重肝病伴肺血管扩张和低氧血症,发生机制尚不清楚,一般认为与肝硬化时内源性扩血管物质增加、肺内毛细血管扩张、肺间质水肿、肺动静脉分流,以及胸腹水压迫引起通气障碍,造成通气与血流比例失调有关。

(四) 心理-社会状况

肝硬化为慢性疾病,症状不易改善,发生并发症后病情更为严重,患者易产生焦虑、悲观、失望、愤怒、怨恨等心理。

【常见护理诊断/问题】

1. 营养失调:低于机体需要 与严重肝功能损害、摄入量不足有关。

2. 体液过多 与门静脉高压、血浆胶体渗透压下降等导致腹水有关。

3. 有感染的危险 与营养障碍、白细胞减少等致机体抵抗力下降有关。

4. 焦虑 与疾病需要漫长的治疗和复杂的自我照顾方式有关。

5. 潜在并发症

(1) 上消化道出血:与食物粗糙、化学性刺激、腹腔内压增高等导致曲张的食管和胃底静脉破裂有关。

(2) 肝性脑病:与肝衰竭或手术有关。

(3) 电解质紊乱:与内分泌紊乱、进食量不足、利尿剂副作用或手术有关。

【护理目标/评价】

1. 患者营养素的摄入增加,营养状态有改善。
2. 腹水减少、水肿减轻。
3. 不发生感染或感染的机会减少。
4. 愿意诉说其内心感受,表示心理压力得到部分释放,配合治疗的信心增强。
5. 能说出常见并发症及发生的诱因,出现并发症时能及早得到控制。

【护理措施】

(一) 休息与活动

根据病情合理安排患者的休息与活动。休息能减少肝脏负担,降低门静脉压力,增加肝脏血流量,增加糖原和蛋白质的合成,促进肝细胞修复,加速腹水消退,减轻腹痛等症状。肝功能代偿期可适当活动,参加轻工作,防止过度劳累;失代偿期或有并发症时,应以卧床休息为主,适当活动,不主张长期卧床,以免产生消化不良,加重孤独、抑郁等情绪。

(二) 饮食护理

评估患者的饮食和营养状况,饮食治疗为高热量、高蛋白质、高维生素、易消化饮食,并根据病情变化及时调整。合理饮食是改善肝功能、延缓病情进展的重要措施。与患者及家属共同制定符合治疗需要而又为其接受的饮食计划。①高热量:供给充足的糖类,以利于肝细胞再生。②蛋白质:保证蛋白质每日摄入 1~1.5 g/kg,蛋白质促进肝细胞修复和再生,维持血浆清蛋白正常水平,利于水肿的消退,增强肝脏解毒功能。蛋白质来源以豆制品、鸡蛋、牛奶、鱼肉、瘦猪肉为主。血氨升高时应限制或禁食蛋白质,待病情好转后再逐渐增加摄入量,并应选择植物蛋白质,例如豆制品,因其含蛋氨酸、芳香氨基酸、产氨氨基酸较少。③高维生素:进食含有丰富维生素的新鲜蔬菜和水果,利于肝脏功能恢复,如西红柿、柑橘等。④适量脂肪:脂肪摄入过多可引起脂肪肝,阻止肝糖原合成和使肝功能减退,应适当限制脂肪,每日供给 50 g 左右,以保证脂溶性维生素的吸收和菜肴的味道,预防便秘。⑤限制水钠:有腹水者应低盐或无盐饮食,钠限制在每天500~800 mg(氯化钠1.2~2.0 g),进水量限制在每天1000 mL左右。限钠饮食常使患者感到食物淡而无味,可适量添加柠檬汁、食醋等,以增进食欲。低钾患者可补充香蕉、橘子、橙子等高钾水果。⑥其他:保证良好的就餐环境,选择蒸、煮、炖等易消化的烹调方式,食管胃底静脉曲张者应食菜泥、肉末等软食,进餐时细嚼慢咽,切勿混入糠皮、硬屑、鱼刺、甲壳等,以防损伤曲张的静脉导致出血。必要时遵医嘱给予静脉补充营养,如高渗葡萄糖液、复方氨基酸、清蛋白或新鲜血。定期观察体重、清蛋白等有关营养指标的变化。

(三)病情观察

观察腹水和下肢水肿的消长,准确记录液体出入量,测量腹围、体重,并教会患者正确的测量和记录方法。进食量不足、呕吐、腹泻者,或遵医嘱应用利尿剂、放腹水后更应密切观察。监测血清电解质和酸碱度的变化,以及时发现并纠正水、电解质、酸碱平衡紊乱,防止肝性脑病、功能性肾衰竭的发生。

(四)腹水的护理

1. 尽量取平卧位,适当抬高下肢,有利于增加肝肾血流量,改善肝细胞的营养,提高肾小球滤过率。阴囊水肿者可用托带托起阴囊,以利于水肿消退。大量腹水者卧床时可取半卧位,以使膈下降,有利于呼吸运动,减轻呼吸困难和心悸。

2. 限制水钠摄入:措施见饮食护理。

3. 避免腹内压骤增:大量腹水时,应避免使腹内压突然剧增的因素,如剧烈咳嗽打喷嚏、用力排便等。

4. 使用利尿剂时应注意剂量不宜过大,利尿速度不宜过快,以每天体重减轻不超过0.5 kg为宜。避免应用利尿剂。

5. 加强皮肤的护理,防止压疮的发生:保持床铺平整、干燥;定时更换体位、按摩等。

6. 观察腹水和下肢水肿的消长:准确记录液体出入量,测腹围、体重。测腹围时应注意于同一时间、同一体位、同一部位上进行。

7. 腹腔穿刺放腹水的护理:术前说明注意事项,测量体重、腹围、生命体征,排空膀胱以免误伤;术中及术后监测生命体征,观察有无不适反应;术毕用无菌敷料覆盖穿刺部位,如有溢液可用明胶海绵处置;术毕缚紧腹带,以免腹内压骤然下降;记录抽出腹水的量、性质和颜色,标本及时送检。

(五)病情观察

注意观察呕吐物、粪便及尿液的量与颜色,血压、脉搏、体温等生命体征的变化。注意有无鼻出血、牙龈出血、皮肤黏膜出血点、紫癜,观察皮肤黏膜、巩膜有无黄染,以及尿色的变化。注意有无性格和行为的改变、智力及定向力障碍、烦躁不安、嗜睡、扑翼样震颤等。观察有无少尿、无尿、肾衰竭等表现。对进食量不足、呕吐、腹泻、长期利用利尿剂、大量放腹水的患者,应密切监测血清电解质和酸碱度的变化。观察有无持续性肝区疼痛、肝脏迅速肿大、血性腹水等。

(六)心理护理

关心、理解患者,鼓励患者说出其内心感受,与患者交谈沟通,一起讨论可能面对的问题,在精神上给予患者安慰和支持,树立战胜疾病的信心与勇气。引导患者家属在情感上多关心患者,使之能从情感宣泄中减轻沉重的心理压力。帮助患者分析不利的各种因素,引导患者正确对待,并提供所能给予的最大帮助。

(七) 食管、胃底静脉曲张破裂出血的抢救配合

立即准备抢救用物和药品,如双气囊三腔管、止血药、吸引器和静脉切开包等。置患者于抢救室,平卧位、禁食、吸氧、保持安静。建立静脉通路,保持静脉输液通畅,迅速补充血容量。对应用垂体后叶素的患者,应注意静脉输液速度,以及有无恶心、便意、心悸、面色苍白等不良反应。加强巡视,防止药物外渗。密切观察血压、脉搏、面色等变化,观察呕吐物及粪便量、颜色和性质,有无肝昏迷先兆。应做好护理记录。安慰患者及家属以消除恐惧心理,及时清除呕吐物及其污染物品,保持床单位的整洁。需用双气囊三腔管压迫止血者,按双气囊三腔管应用护理(见门脉高压症护理)。

【健康指导】

1. 疾病知识指导　介绍肝硬化的有关知识和自我护理方法,帮助患者树立战胜疾病的信心,心情保持愉快,将治疗计划落实到日常生活中。

2. 保证身心两方面的休息,增强活动耐力　生活起居有规律,保证足够的休息和睡眠。向患者和家属说明饮食治疗的重要意义及原则,切实遵循饮食治疗的原则和计划。禁酒。注意保暖和个人卫生,预防感染。

3. 皮肤的保护　患者因皮肤干燥、水肿、黄疸时出现皮肤瘙痒,以及长期卧床等因素,易发生皮肤破损和继发感染。沐浴时应注意避免水温过高,或使用有刺激性的皂类和沐浴液,沐浴后可使用性质柔和的润肤品。

4. 用药指导　嘱患者遵医嘱用药,指导其认识常用的对肝脏有害的药物,勿滥用药,以免服药不当而加重肝脏负担和肝功能损害。护士应向患者详细介绍所用药物的名称、剂量、给药时间和方法,教会其观察药物疗效和不良反应。

5. 家庭指导　让患者家属关心患者,了解各种并发症的主要诱发因素及其基本表现,发现并发症时及时就医,疾病恢复期应定时复诊和检查肝功能。

第六节　原发性肝癌患者的护理

原发性肝癌(primary carcinoma of the liver)是指肝细胞或肝内胆管细胞发生的肿瘤,是我国常见恶性肿瘤之一,其死亡率在消化系统恶性肿瘤中列第3位,仅次于胃癌和食管癌。我国肝癌死亡率占全球死亡率的45%,江苏启东和广西扶绥发病率最高。本病可发生于任何年龄,以40~49岁多见,男女之比(2~5):1。

【病因与发病机制】

原发性肝癌的病因尚未明确,目前认为可能与以下因素有关。

1. 病毒性肝炎　原发性肝癌患者中约有1/3有慢性肝炎病史。流行病学调查显示,肝癌高发区人群HBsAg阳性率高于低发区,而肝癌患者HBsAg及其他乙型病毒性肝炎标志物的阳性率达90%,提示乙型肝炎病毒与肝癌发病有关。近年来发现,丙型病毒性肝炎亦与肝癌的发病有关。

2. 肝硬化　原发性肝癌合并肝硬化者占50%~90%。病理检查发现肝癌合并肝硬化多为乙型病毒性肝炎后大结节性肝硬化,肝细胞恶化在肝细胞再生过程中发生,丙型病毒性肝炎发展成肝硬化的比例并不低于乙型病毒性肝炎。欧美国家,肝癌常发生在酒精性肝硬化的基础上。一般认为血吸虫性肝硬化、胆汁性或淤血性肝硬化与原发性肝癌无关。

3. 黄曲霉毒素　黄曲霉毒素代谢产物黄曲霉毒素B_1有很强的致癌作用。流行病学调

查发现粮油、食品受黄曲霉毒素 B_1 污染严重的地区,肝癌发病率也相应增高,提示黄曲霉毒素可能是某些地区肝癌发病率高的原因。

4. 饮用水污染 肝癌高发区的启示,饮池塘水的居民比饮井水的居民肝癌发病率、死亡率高。

5. 其他因素

(1)某些化学物质如亚硝胺类、偶氮芥类、有机氯农药等均是可疑致癌物。硒缺乏、遗传因素、嗜酒也是肝癌的重要危险因素,华支睾吸虫感染可引起胆管细胞癌。

(2)肝癌按病理改变可分为巨块型、结节型、弥漫型、小癌型 4 种类型;按细胞来源可分为肝细胞型、肝内胆管细胞型和混合型 3 种。

(3)原发性肝癌可经血行转移、淋巴转移、种植转移使癌细胞扩散,其中,肝内血行转移最早、最常见,肝外血行转移最常见转移到肺,其次为肾上腺、骨、肾、脑。

【临床表现】

原发性肝癌起病多隐匿,早期无典型症状和体征,以 AFP 普查及 B 型超声检查检出的早期肝癌称为亚临床肝癌。自行就诊患者多为中晚期,常有以下临床表现:

1. 肝区疼痛 半数以上患者有肝区疼痛,多呈持续性胀痛或钝痛。如病变侵犯横膈,疼痛可牵涉右肩。如肿瘤生长缓慢,可完全无痛或仅有轻微钝痛。肝区疼痛是由于肿瘤增长快速,肝包膜被牵拉所致。如肝癌结节破裂,坏死癌组织及血液流入腹腔时,可引起腹部剧烈疼痛,并迅速遍及全腹。

2. 肝大 肝脏呈进行性肿大,质地坚硬,表面凹凸不平,有大小不等的结节或巨块,边缘钝而不整齐,有不同程度的压痛。

3. 肝硬化征象 肝癌伴有门静脉高压时可有脾大、脾功能亢进,腹水,侧支循环的建立和开放等表现。

4. 黄疸 肝癌晚期可出现黄疸,因肝细胞损害、癌肿压迫或侵蚀肝门附近的胆管,或癌组织和血块脱落引起胆道梗阻所致。

5. 恶性肿瘤的全身表现 患者可出现食欲减退、腹胀、乏力、进行性消瘦、发热等;由于癌肿本身代谢异常,可引起低血糖、红细胞增多症、高血钙、高血脂等,称伴癌综合征。

6. 转移灶表现 肝癌可向肺、骨、胸腔等处转移,肺或胸腔转移以咯血、气短为主;骨转移局部有压痛或神经受压症状;脑转移则有头痛、呕吐和神经定位性体征。

7. 并发症

(1)上消化道出血:出血约占肝癌死亡原因的 15%。肝癌患者常因肝硬化或门静脉、肝静脉癌栓引起门静脉高压,导致食管胃底静脉曲张或小肠静脉淤血,一旦血管破裂,则表现为呕血和黑粪;晚期患者还可因胃肠道黏膜糜烂合并凝血功能障碍而发生广泛出血。

(2)肝性脑病:通常发生在肝癌的终末期,约 1/3 患者因肝性脑病死亡。

(3)肝癌结节破裂出血:约 10% 的患者死于肝癌结节破裂出血。破裂可局限于肝包膜下,表现为局部疼痛;如肝包膜下出血迅速增多则形成压痛性包块;也可破入腹腔引起急性腹膜炎。

(4)继发感染:肝癌患者因长期卧床、放疗或化疗导致白细胞减少、机体抵抗力下降,容易合并肺炎、败血症、肠道感染等。

【诊断要点】

凡有肝炎病史的中年人,特别是男患者,如有原因不明的肝区疼痛、消瘦、进行性肝大者,应做 AFP 测定和其他检查,争取早期诊断。对高危人群(肝炎病史 5 年以上,乙型或丙型病毒标志物阳性,35 岁以上)每年 1~2 次检测 AFP 结合超声显像检查是发现早期肝癌的基本措施。AFP 诊断肝癌的标准参见前述。

【治疗要点】

随着诊疗技术的提高,高危人群的普查和随访,早期肝癌和小肝癌的检出率和手术根治切除率逐年提高,加上手术方法的改进及多种治疗措施的综合应用,肝癌治疗效果有了一定提高。

1. 手术治疗 手术切除是目前治疗原发肝癌的最好方法,凡有手术指征者均应积极争取手术切除。手术适应证:①诊断明确,估计病变局限于一叶或半肝,未侵及第一、第二肝门和下腔静脉者。②肝功能代偿良好,凝血酶原时间不低于正常 50%。③无明显黄疸、腹水或远处转移者。④心、肺、肾功能良好,能耐受手术者。⑤术后复发,病变局限于肝一侧者。⑥经肝动脉栓塞化疗或肝动脉结扎、插管化疗后,病变明显缩小,估计有可能手术切除者。

由于手术切除仍有很高的复发率,因此术后宜加强综合治疗与随访。

2. 局部治疗

(1)肝动脉化疗栓塞治疗(transcatheter arterial chemoembolization,TACE):TACE 对肝癌有较好疗效,可提高患者 3 年生存率,是肝癌非手术治疗的首选方法。

(2)无水乙醇注射疗法(percutaneous ethanol injection therapy,PEI):PEI 是在 B 超引导下,将无水乙醇直接注入肝癌组织内,使癌细胞脱水、变性,产生凝固性坏死,属于一种化学性治疗肝癌的方法。PEI 对小肝癌可使肿瘤明显缩小,甚至根治;对晚期肝癌可控制生长速度,延长生存期。PEI 目前已被推荐为肿瘤直径小于 3 cm,结节数在 3 个以内伴有肝硬化而不能手术治疗的主要治疗方法。

3. 物理疗法 局部高温疗法不仅可使肿瘤细胞变性、坏死,还可增强肿瘤细胞对放疗的敏感性,常见方法有微波组织凝固技术、射频消融、高功率聚焦超声治疗、激光等。冷冻疗法和直流电疗法也可杀伤肝癌细胞。

4. 肝移植 肝癌合并肝硬化患者,肝移植可将整个病肝切除,是治疗肝癌和肝硬化的有效手段;但若肝癌已有血管侵犯及远处转移(常见肺、骨),则不宜行肝移植术。

5. 药物治疗 HBV 感染者在手术、局部治疗或肝移植后,均需坚持口服抗病毒药物;肝移植患者需终身使用免疫抑制剂。

【常见护理诊断/问题】

1. 疼痛:肝区疼痛 与肝癌细胞增长迅速,肝包膜被牵拉有关。

2. 营养失调:低于机体需要量 与恶性肿瘤对机体的慢性消耗以及胃肠道反应有关。

3. 有感染的危险 与恶性肿瘤长期消耗及化疗、放疗致白细胞减少、机体抵抗力降低有关。

4. 潜在并发症 上消化道出血、肝性脑病、肝癌结节破裂出血。

5. 预感性悲哀 与死亡威胁有关。

【护理措施】

1. 休息与体位 轻症患者可适当参加日常活动,进行身体锻炼,以不感到劳累、腹痛为原则。重症患者应卧床休息,给予舒适体位以减轻疼痛。

2. 饮食护理及营养支持 应提供高蛋白、适当热量、高维生素饮食;伴有肝衰竭或肝性脑病倾向者,蛋白质摄入量应减少或暂禁蛋白质,有腹水时限制水、钠摄入。避免摄入高脂肪、高热量和刺激性食物,防止加重肝脏负担。有恶心、呕吐时,于服用止吐剂后进少量食物,增加进餐次数。进食少者可给予支持疗法,如静脉补液,必要时给予清蛋白等。

3. 病情观察 观察有无肝区疼痛加重,有无发热、腹水、黄疸、呕血、便血等;观察有无转移表现,有无肝昏迷先兆表现;密切观察患者体温、脉搏、呼吸、血压,询问有无咽痛、咳嗽、腹泻等感染迹象。病房应定期紫外线消毒,加强口腔和皮肤的护理以预防感染。

4. 对症护理 针对疼痛的护理。

(1)给患者创造一个安静、舒适的休息环境,减少各种不良刺激和心理压力,尊重患者,尽量满足患者的要求。

(2)教会患者放松技巧,如深呼吸等,鼓励患者适当参加活动以转移注意力,如与病友交谈、听音乐以及做文字、数字游戏等。

(3)有严重疼痛的患者,应与医师协商给予镇痛药物。最新的镇痛方式为患者自控镇痛(patient controlled analgesia,PCA),即应用特制泵,连续输入止痛药。患者可自行控制,采取间歇性投药,增强患者自我照顾和自主能力以及对疼痛的控制能力。

(4)观察患者疼痛的性质、部位及伴随症状,及时发现问题并协助医师及时处理。

5. 肝动脉栓塞化疗术后护理

(1)术前护理:①向患者及家属解释手术的目的、方法和效果,减轻疑虑,积极配合治疗。②做好相关检查,如心电图、血常规、出凝血时间等。③术前1日做碘过敏试验。④术前6 h禁食、禁水,术前半小时遵医嘱给予镇静剂并测量血压。

(2)术中配合:①准备好各种抢救物品和药物。②注射对比剂时密切观察患者有无恶心、心悸、胸闷等过敏反应,并监测血压变化。③注射化疗药物后要注意观察患者有无恶心、呕吐。

(3)术后护理:术后由于肝动脉血供突然减少,可产生栓塞后综合征而出现腹痛、发热、恶心、呕吐、清蛋白降低、肝功能异常等改变,需做好以下护理:①饮食:术后禁食2~3天,后可摄流质并少食多餐,减轻恶心、呕吐等不适症状。②穿刺部位护理:穿刺部位压迫止血15 min,再加压包扎,沙袋压迫6 h,保持穿刺侧肢体伸直24 h,并观察穿刺部位有无血肿及渗血。③栓塞后综合征护理:48 h内出现腹痛可根据需要按医嘱注射哌替啶以缓解疼痛。少数患者于术后4~8 h体温升高,持续1周左右,应观察体温变化,中、低度发热不需特殊处理,持续高热应与医师联系进行对症处理。

6. 心理护理

(1)及时评估患者心理状态,患者最初常因不能接受患重病的打击,产生悲观、绝望、烦躁或抑郁等不良情绪,护理人员应给予诚挚的关心和帮助。

(2)多鼓励患者参与治疗和护理,适当讲解治疗知识,使其增强与疾病斗争的勇气和决心。

(3)关注患者家属的情绪,家属的不良情绪可影响患者,因此也要给予家属一定心理支持,倾听他们的诉说,并给予指导。

【健康指导】

1. 心理指导 多与患者沟通,使其保持乐观情绪,以最佳心理状态配合治疗和护理。

2. 饮食指导 注意饮水和食物卫生,大力宣传不吃霉变食品及粮食、不饮烈性酒、不酗酒的重要性。告诫患者戒烟、酒,全面摄取各种营养物质,以利肝组织修复,增强机体抵抗力。

3. 活动与休息指导 保持生活规律、生活环境稳定,防止情绪波动和劳累,休息可减少肝糖原分解,减少乳酸与血氨的产生。

4. 用药指导 按医嘱用药,忌服对肝脏有损害的药物。

5. 出院指导 定期复诊;对存在易患因素的患者亲属进行定期普查;指导家属做好患者的护理工作。

第七节 肝性脑病患者的护理

肝性脑病(hepatic encephalopathy,HE)过去称肝性昏迷(hepatic coma),是由严重肝病引起的以代谢紊乱为基础,中枢神经系统功能失调为主要临床特征的综合征,主要表现为行为失常、意识障碍和昏迷。轻微肝性脑病(minimal hepatic encephalopathy)过去称作亚临床性肝性脑病(subclinical hepatic encephalopathy,SHE),是指患者没有任何临床表现,常规神经系统检查无异常,但精细智力测验和(或)电生理监测可发现异常。

【病因与发病机制】

1. 病因 各型肝硬化(病毒性肝硬化最多见)是肝性脑病的主要病因,占70%,肝硬化门体分流形成或门体分流术后更易引起。部分肝性脑病发生于重症病毒性肝炎、中毒性肝炎和药物性肝病的急性或暴发性肝衰竭阶段;少数肝性脑病由原发性肝癌、妊娠期急性脂肪肝及严重胆道感染等并发。常见诱因有上消化道出血、高蛋白饮食、继发感染、便秘、镇静催眠剂和麻醉剂的使用、低血糖、反复过量放腹水及大量排钾利尿等。

2. 发病机制 肝性脑病的发病机制迄今尚未完全清楚,目前认为肝细胞功能衰竭和门-腔静脉分流是产生肝性脑病的病理生理基础。来自肠道的许多毒性代谢产物,因肝细胞功能衰竭未被肝脏解毒和清除,经侧支进入体循环,透过血脑屏障至脑部,引起大脑功能紊乱而产生肝性脑病。有关肝性脑病发病机制有许多学说,主要有:

(1)神经毒素学说:氨是促发肝性脑病最主要的神经毒素。血氨主要来自胃肠道,由肠道细菌的尿素酶分解尿素产生,小部分由食物中的蛋白质被肠道细菌氨基酸氧化酶分解产生。氨在体内有两种存在形式,分子型 NH_3 和离子型 NH_4,两者可相互转化,受体内酸碱平衡调节。碱中毒时易使 NH_4 转化为 NH_3,而分子型氨 NH_3 不易排出体外,有毒性,能够透过血脑屏障。肝性脑病时血氨增高主要是由于肝脏将氨合成为尿素的能力减弱、肠道氨未经肝脏解毒而直接进入体循环所致。在引起本病的诱因中,大部分与其可使血氨升高有关。血氨升高可干扰脑细胞能量代谢和神经电传导,导致意识障碍和昏迷。

(2)假神经递质学说:食物中的芳香族氨基酸如酪氨酸、苯丙氨酸等,主要含于动物蛋白质,经肠道细菌脱羧酶的作用分别转变为酪胺和苯乙胺。肝衰竭时,这两种物质在肝内清除发生障碍而进入脑组织,在脑内经 β-羟化酶的作用,分别生成 β-羟酪胺和苯乙醇胺,两者的化学结构与正常兴奋性神经递质去甲肾上腺素相似,但不能传递神经冲动或作用很弱,故称假性神经递质。真、假神经递质竞争进入脑细胞,使兴奋性神经冲动不能传递至大脑皮质而产生异常抑制,出现意识障碍和昏迷。

(3)γ-氨基丁酸/苯二氮䓬(GABA/BZ)复合体学说:γ-氨基丁酸(gamma-amiuobutyricacid,GABA)是哺乳动物大脑的主要抑制性神经递质,由肠道细菌作用于谷氨酸盐后形成,正常时在肝脏代谢。当肝衰竭和门体分流时,GABA 可绕过肝脏进入体循环,使大脑突触后神经元的 GABA 受体明显增多。这种受体不仅能与 GABA 结合,还能与巴比妥和苯二氮䓬(BZ)类药物结合,故称为 GABA/BZ 复合体,共同调节氯离子通道。复合体中任何一种与受体结合,都能促使氯离子传导进入突触后神经元增多,引起神经传导抑制。

(4)色氨酸代谢异常学说:正常情况下色氨酸与血液中清蛋白结合形成大分子,不易通过血-脑屏障,肝病时清蛋白合成减少,加之血浆中其他物质对清蛋白的竞争性结合,造成游离色氨酸增多。游离色氨酸可通过血-脑屏障,在大脑中代谢生成5-羟色胺(5-HT)及5-羟吲哚乙酸(5-HITT),后两者是大脑抑制性神经递质,参与本病的发生,可能与患者早期睡眠方式及日夜节律改变有关。

(5)锰离子:锰具有神经毒性,正常时由肝脏分泌进胆道,然后至肠道排出。肝病时锰不能正常排出并在脑部沉积,除直接对脑组织损伤外,还影响5-HT、去甲肾上腺素和GABA等神经递质的功能,也造成星形细胞功能障碍,与氨有协同作用。

【临床表现】

肝性脑病的临床表现常因原有肝病的性质、肝细胞损害的轻重缓急以及诱因的差异而有所不同。急性肝性脑病常见于急性重型肝炎,诱因为大量侧支循环形成和门体分流术后。根据意识障碍程度、神经系统症状和脑电图改变,将肝性脑病由轻到重分为5期:

1. 0期(潜伏期) 又称轻微肝性脑病,无行为、性格的异常,无神经系统病理征,脑电图正常,心理测试或智力测试时有轻微异常。

2. 1期(前驱期) 轻度性格改变和行为失常,如欣快感或淡漠少言、衣冠不整、随地便溺;应答还准确,但吐词不清且较缓慢;可有扑翼(击)样震颤,亦称肝震颤;脑电图多正常。历时数日或数周,有时症状不明显易被忽视。

3. 2期(昏迷前期) 以意识错乱、睡眠障碍及行为失常为主,定向力和理解力减退,对时间、地点、人物的概念混乱,不能完成简单的计算和智力构图(如搭积木等),语言不清、书写障碍;多有睡眠时间倒错,甚至幻觉、恐惧及狂躁;腱反射亢进、肌张力增高、踝阵挛及巴宾斯基征阳性等;此期扑翼样震颤常存在,脑电图可有特征性异常。

4. 3期(昏睡期) 以昏睡和精神错乱为主,患者大部分时间呈昏睡状态,但强刺激可以唤醒。各种神经体征持续存在或加重,扑翼样震颤仍可引出,肌张力高,腱反射亢进,锥体束征常阳性。脑电图有异常波形。

5. 4期(昏迷期) 神志完全丧失,不能唤醒;由于患者无法合作,扑翼样震颤无法引出。浅昏迷时,对疼痛刺激和不适体位尚有反应,腱反射和肌张力仍亢进;深昏迷时,各种反射均消失,肌张力减低,瞳孔散大,可出现阵发性惊厥、踝阵挛。脑电图明显异常。

以上各期之间并无明显界限,前、后期临床表现可有重叠,随病情发展程度可进级或退级。肝功能严重损害的肝性脑病患者常可有明显黄疸、出血和肝臭,易继发各种感染,并发肝肾综合征和脑积水等。

【诊断要点】

病史中有严重肝病和(或)广泛门体侧支循环,或近期存在诱发因素,临床表现有精神错乱、昏睡或昏迷,患者出现典型的扑翼样震颤,伴有血氨增高和脑电图改变,即可诊断肝性脑病。

【治疗要点】

肝性脑病目前无特效疗法,去除肝性脑病的诱因、保护肝脏功能免受进一步损伤、治疗氨中毒及调节神经递质是治疗肝性脑病的主要措施。

1. 消除诱因 如积极控制感染,止血和清除消化道积血,通便,避免快速大量排钾利尿,及时纠正水、电解质紊乱及酸碱平衡失调。禁用吗啡类、水合氯醛及巴比妥类镇静药物。

2. 减少肠道内氮源性毒物的生成和吸收

（1）饮食：开始数日应禁食蛋白质；病情改善后，饮食中可逐渐增加少量植物蛋白。每日供给足够热量和维生素，热量供给以糖类为主。

（2）灌肠与导泻：清除肠道内积食、积血和其他含氮物质。灌肠可用生理盐水或稀醋酸液，忌用肥皂水，因其呈碱性，可增加氨的吸收；导泻可口服 25% 硫酸镁溶液 30~60 mL。

（3）抑制肠道细菌生长：选用主要针对肠道产尿素酶细菌的抗生素，减少氨的生成。如新霉素 2~8 g/d 或甲硝唑 0.8 g/d，分 4 次口服，疗效相当。

（4）乳果糖或乳梨醇：两者口服后到达结肠被细菌分解产生酸性产物，起酸化肠道作用。对忌用新霉素或需长期治疗者，乳果糖或乳梨醇为首选药。乳果糖 30~60 g/d 或乳梨醇 30~40 g/d，分 3 次口服；亦可将乳果糖稀释至 33.3% 保留灌肠。

3. 促进有毒物质的代谢和清除，纠正氨基酸代谢的紊乱

（1）L-鸟氨酸-L-门冬氨酸（ornithine-aspartate，OA）：OA 是一种鸟氨酸和门冬氨酸的混合物，能促进肝内合成尿素的鸟氨酸循环而降低血氨。

（2）鸟氨酸-酮戊二酸：降氨机制同上，疗效稍差。

（3）谷氨酸钾或谷氨酸钠：谷氨酸钾、谷氨酸钠可与氨结合形成谷氨酰胺而降低血氨，每次用 4 支（谷氨酸钾每支 6.3 g/20 mL，谷氨酸钠每支 5.75 g/20 mL），加入葡萄糖液中静脉滴注，每日 1~2 次。谷氨酸钾、钠比例视血清钾、钠浓度和病情而定。

（4）精氨酸：每日 10~20 g 加入葡萄糖液中静脉滴注，可促进尿素合成，呈酸性，适用于血 pH 偏高的患者。

（5）人工肝：用活性炭、树脂等进行血液灌流或用聚丙烯腈进行血液透析可清除血氨和其他毒性物质，有一定疗效。

4. 调节神经递质

（1）GABA/BZ 复合受体拮抗剂：可以拮抗内源性苯二氮䓬所致的神经抑制，对部分 3、4 期患者有促醒作用。常用药氟马西尼（flumazenil），起效快，但维持时间短，可 1 mg/h 持续静脉滴注。

（2）减少或拮抗假神经递质：支链氨基酸（branched chain amino acid，BCAA）制剂是一种以亮氨酸、异亮氨酸、缬氨酸等为主的复合支链氨基酸制剂，可减少假神经递质的形成，其疗效尚有争议。

5. 其他治疗

（1）纠正水、电解质和酸碱平衡失调：每日入液量以不超过 2500 mL 为宜，肝硬化腹水患者的入液量应加控制，以免血液稀释、血钠过低而加重昏迷。及时纠正缺钾和碱中毒，缺钾者补充氯化钾，碱中毒可用精氨酸溶液静脉滴注。

（2）重症监护：重症患者可用冰帽降低颅内温度，以减少能量消耗，保护脑细胞功能。深昏迷患者，应做气管切开排痰给氧，保持呼吸道通畅；静脉滴注高渗葡萄糖、甘露醇等脱水剂以防治脑水肿。

6. 肝移植 肝移植是治疗各种晚期肝病的有效方法，各种严重肝性脑病在肝移植术后能得到显著的改善。

【常见护理诊断/问题】

1. 思维过程改变 与血氨增高、大脑处于抑制有关。

2. 营养失调：低于机体需要量 与代谢紊乱，进食少等有关。

3. 有受伤的危险 与肝性脑病致精神异常、烦躁不安有关。

4. 照顾者角色困难 与患者意识障碍,照顾者缺乏经验有关。

5. 知识缺乏 缺乏预防肝性脑病发生的知识。

【护理措施】

1. 休息与体位 保持环境安静,限制探视。对烦躁患者应加强保护,防止坠床及撞伤等意外。

2. 避免诱因,减少有毒物质的生成和吸收

(1)避免使用含氮药物、催眠药、麻醉药及对肝脏有毒的药物。烦躁不安或抽搐者,可注射地西泮 5~10 mg,忌用水合氯醛、吗啡、硫喷妥钠等药物。

(2)保持大便通畅,积极控制上消化道出血,及时清除肠道内积存血液、食物和其他含氮物质。如为上消化道出血后的肝性脑病或发生便秘,应给予灌肠或导泻,可用生理盐水或弱酸性溶液,禁用肥皂水灌肠。对急性门体分流性脑病昏迷患者应首选乳果糖 500 mL 加生理盐水 500 mL 做保留灌肠,也可口服或鼻饲 25% 硫酸镁 30~60 mL 导泻。注意观察血压、脉搏,记录尿量、排便量和粪便颜色,加强肛周护理。血容量不足、血压不稳定者不能导泻,以免引起脱水。

(3)注意保持水、电解质和酸碱平衡,有肝性脑病倾向的患者应避免使用快速、大量排钾利尿剂和大量放腹水。大量放腹水时应遵医嘱静脉输入清蛋白以维持有效循环血量,注意防止电解质紊乱。

(4)卧床患者易发生吸入性肺炎、压疮、口腔感染,要加强皮肤护理、口腔护理;防治皮肤、呼吸系统、泌尿系统感染。感染使机体分解代谢提高,氨产生增加,耗氧量增加。如发生感染应遵医嘱及时、准确应用抗生素。

(5)避免发生低血糖,低血糖时能量代谢下降,脑内去氨活动停滞,氨的毒性增强。

3. 合理饮食

(1)热量供给:每天总热量来源以糖类为主,昏迷患者鼻饲 25% 葡萄糖液供给足够热量,以减少组织蛋白质分解产氨,又有利于促进氨与谷氨酸结合形成谷氨酰胺而降低血氨。

(2)蛋白质的供给:1、2 期患者开始数天应限制蛋白质在每天 20 g 以内,3、4 期患者应禁止从胃肠道补充蛋白质,可鼻饲或静脉注射 25% 的葡萄糖溶液。患者神志清楚后,可逐渐增加蛋白质摄入,每天 20 g,以后每 3~5 天增加 10 g,但短期内每天不能超过 40~50 g,患者完全恢复后可增加到每天每千克体重 0.8~1.0 g,以维持基本的氮平衡。蛋白质应首选植物蛋白,由于植物蛋白富含支链氨基酸和非吸收纤维,后者可促进肠蠕动,被细菌分解后能降低结肠的 pH,加速毒物排出和减少氨的吸收。

(3)脂肪的供给:低脂饮食,禁用油炸食物、肥肉、猪油等,因为多余的脂肪在肝内沉积形成脂肪肝会加重肝脏损害。

(4)维生素的供给:食物配制应注意含丰富维生素,尤其富含维生素 C、B、K、E 等,不宜用维生素 B_6,因其可使多巴在周围神经处转为多巴胺,影响多巴进入脑组织,影响中枢神经的正常递质传导。

(5)注意水、电解质的平衡:肝性脑病多有水潴留倾向,水不宜摄入过多,一般每天入量为尿量加 1000 mL 左右,对可疑脑水肿患者尤应限制。除肾功能有障碍者,钾应补足,但钠盐要限制。准确记录出入量,按需要测定血钠、钾、氯化物、血氨、尿素等。

4. 病情观察 观察并记录患者的生命体征、瞳孔大小、对光反射、意识状态及行为表现等,如有异常应及时报告医师,以便及时处理;观察患者的思维、认知情况,以判断患者意识障碍的程度;安慰患者,给予患者情感支持,患者清醒时向其讲解意识障碍的原因;患者如有烦躁不安要加强护理,以防出现意外伤害。

5. 对症护理 意识障碍的护理。

(1) 对前3期患者的性格改变和行为异常应予重视并严密观察,协助医师及早诊断、及时处理以控制病情恶化。对于烦躁不安者,要予以保护,防止坠床。注意患者指甲不宜过长,以防抓伤皮肤。

(2) 对第4期的昏迷患者,要加强基础护理,特别注意保持呼吸道通畅,防止感染、压疮的发生。

(3) 对有抽搐、脑水肿的患者可戴冰帽,降低颅内温度,减少能量消耗,保护脑细胞功能,应用脱水剂时要注意滴速和尿量。

6. 用药护理 认真执行医嘱,了解各种药物的作用、不良反应、给药注意事项等。如静脉注射精氨酸速度不宜过快,以免引起流涎、面色潮红与呕吐等反应;乳果糖在肠内产气增多可引起腹胀、腹痛、恶心、呕吐等不良反应,服用时以调节到每天排便2~3次,大便pH为5~6为宜;应用谷氨酸钾或谷氨酸钠时要注意观察患者的尿量、腹水的程度以及电解质情况;新霉素不宜长期应用,一般不宜超过1个月,因其可引起听力和肾功能损害;应用苯甲酸钠时注意患者有无饱胀、腹痛、恶心、呕吐等。

7. 心理护理 体贴、关怀、安慰患者,尊重患者的人格,切忌嘲笑患者的异常行为。帮助照顾者合理安排时间,制订合理、科学的照顾计划,将各种需要照顾的内容和方法进行讲解示范,鼓励其增强信心,协助患者共渡难关。

【健康指导】

1. 知识宣教 向患者及其家属介绍导致肝性脑病的各种诱因及其他有关知识,指导患者避免各种诱因。使患者及家属认识病情的严重性,嘱患者要加强自我保健意识,树立战胜疾病的信心。

2. 饮食和生活指导 指导患者及家属制订合理的饮食计划,不宜进食过量蛋白质及粗糙食物,保持大便通畅。改变不良生活习惯和方式,戒酒。

3. 用药指导 指导患者严格按医嘱服药,了解药物的不良反应,告诉患者及家属应慎用或避免使用的药物名称。

4. 定期复查 要求患者定期复诊,告诉患者及家属肝性脑病发生时的早期征象,以便能及时就医。

第八节 急性胰腺炎患者的护理

急性胰腺炎是指胰腺及其周围组织被胰腺分泌的消化酶自身消化而引起的急性化学性炎症为主的疾病,是常见的急腹症之一。本病多见于青壮年。急性胰腺炎不仅是胰腺的局部炎症,而且常涉及多个脏器,甚至造成器官功能衰竭而危及生命。

本病的治疗原则是减少及抑制胰腺分泌,抑制胰酶活性,纠正水和电解质紊乱,维持有效血容量及预防和治疗并发症。急性胰腺炎大多采用非手术治疗,其方法有禁食及胃肠减压,应用抑制或减少胰液分泌的药物(如抗胆碱能药物和生长抑素等),解痉镇痛,有效的抗生素防治感染,抗休克、纠正水及电解质平衡失调,抗胰酶疗法,激素和中医中药治疗。对采用以上方法治疗无效者,诊断未明确而疑有腹腔脏器穿孔或肠坏死者,黄疸加深需解除胆道或壶腹部梗阻者,并发胰周脓肿者或假性胰腺囊肿者,应考虑手术探查。手术方法有灌洗引流、坏死组织清除和规则性胰腺切除术(其目的是将含有胰酶、毒性物质和坏死组织清除),胆道探查,T形管引流和胃造瘘、空肠造瘘术等。

【护理评估】

(一)健康史

1. 梗阻因素 常见胆总管下端结石嵌顿,胆道蛔虫症,Oddi氏括约肌水肿和痉挛,壶腹部狭窄引起胆道梗阻,以及胰管结石、肿瘤致胰管梗阻,或环状胰腺。十二指肠憩室致十二指肠梗阻。上述疾病均可造成梗阻使胆液或十二指肠液逆流入胰管,使胰蛋白酶原变为活性胰蛋白酶,并且由于胰管内压增高,使胰小管和胰泡破裂,胆液胰液外溢,胰酶引起胰腺本身消化和坏死,称为"自体消化",而致水肿型乃至重型胰腺炎。

2. 酒精中毒 酒精引起Oddi氏括约肌痉挛,可使胰管引流不畅。同时酒精刺激胃酸分泌,胃酸又刺激胰泌素和胆囊收缩素分泌增多,促使胰腺外分泌增加。由于胰管引流不畅,过多的胰液淤积易沉积钙化,造成堵塞,破坏胰腺腺泡。此外酒精对胰腺腺泡有毒性作用,可直接造成损害。

3. 饮食因素 暴饮暴食刺激胰腺大量分泌,胃肠道功能紊乱,或因剧烈呕吐导致十二指肠内压骤增,十二指肠液反流,共同通道受阻。

4. 感染因素 腮腺炎病毒、肝炎病毒、伤寒杆菌等经血液、淋巴液进入胰腺可导致急性胰腺炎。

5. 损伤或手术 胃胆道手术或胰腺外伤、内窥镜逆行胰管造影等因素可直接或间接损伤胰腺,如致胰腺缺血、Oddi氏括约肌痉挛、各种原因刺激迷走神经,使胃酸、胰液分泌增加可导致急性胰腺炎。

6. 其他因素 内分泌或代谢性疾病等,某些药物,如利尿剂、吲哚美辛、硫唑嘌呤及大量应用雌激素等均可损害胰腺。精神情绪激动亦可导致Oddi氏括约肌功能失常。

(二)身心状况

1. 腹痛 大多为突然发作,常在饱餐后或饮酒后发病。多为全上腹持续剧烈疼痛伴阵发性加重,然后是右上腹、左上腹疼痛。重型患者腹痛延续时间较长,由于渗出液扩散,腹痛可弥漫至全腹,并有麻痹性肠梗阻现象。

2. 恶心、呕吐 早期为反射性频繁呕吐,多为胃和十二指肠内容物,后期因肠麻痹或肠梗阻可呕吐小肠内容物。呕吐后腹痛不缓解为其特点。

3. 发热 与病变程度相一致。重型胰腺炎继发感染或合并胆道感染时可持续高热,如持续高热不退则提示合并感染或并发胰周脓肿。

4. 腹胀 是重型胰腺炎的重要体征之一,其原因是腹膜炎中毒造成麻痹性肠梗阻。

5. 黄疸 多在胆源性胰腺炎时发生。严重者可合并肝细胞性黄疸。

6. 休克 严重患者出现休克,表现为脉细速,血压降低,四肢湿冷,面色苍白等。有的患者以突然休克为主要表现,称为暴发性急性胰腺炎。

7. 皮下瘀点瘀斑 少数患者因胰酶及坏死组织液穿过筋膜与肌层渗入腹壁下,可在季肋及腹部形成蓝棕色斑(Grey-Turner征)或脐周皮肤青紫(Cullen征)。

【常见护理诊断/问题】

1. **组织灌注不足**　与血液和血浆大量渗出导致的休克和呕吐丢失体液有关。
2. **气体交换受损**　与腹胀、低氧血症有关。
3. **疼痛**　与胰腺炎性肿胀有关。
4. **营养失调：低于机体需要量**　与禁食、胰腺坏死、腹膜炎和呕吐有关。
5. **体温过高**　与感染有关。
6. **有感染的危险**　与抵抗力下降、免疫功能低下和手术有关。
7. **潜在并发症**　低血容量休克、电解质紊乱。

【护理目标/评价】

1. 改善组织灌注，维持各器官功能。
2. 恢复正常的气体交换。
3. 减轻疼痛。
4. 维持适当营养。
5. 恢复正常体温。
6. 预防感染，增强机体抵抗力。
7. 预防并及时发现术后并发症。

【护理措施】

（一）监测

严密监测血压、脉搏、呼吸状态。

（二）维持正常的呼吸功能

根据病情，监测血气分析。如发现患者出现发绀、呼吸困难、呼吸次数大于35次/分，PO_2<60 mmHg 等低氧血症时，应及时给予高浓度氧气吸入。准备气管插管或呼吸机辅助呼吸。减轻腹胀，改善呼吸。

（三）维护肾功能

详细记录每小时尿量、尿比重、液体出入量。如尿量<30 mL/h，血清肌酐>120 μmol/L，遵医嘱给予碳酸氢钠静脉滴注，应用利尿剂，以减轻酸中毒和低钠血症。必要时做血液透析，防治肾衰竭。

（四）饮食的护理

对病情较轻者，可进少量清淡流质或半流质饮食，限制蛋白质摄入，勿进脂肪。对病情较重或频繁呕吐者要禁食，行胃肠减压，减轻腹胀，同时吸出胃液，减少胃酸和促胰液素、胆囊收缩素等，以减少胰液的外分泌。

（五）预防感染

对病情重或胆源性胰腺炎患者给予抗生素。发病早期即可用药，目的是预防性用药和防止肠道细菌移位感染。观察患者体温及血象变化，遵医嘱应用抗生素。由于大量应用抗生素，易并发真菌感染，应加强口腔护理，常规做大小便真菌培养，且根据培养菌种选用抗真菌药物。

（六）营养支持治疗与护理

营养支持和改善全身状况对预后有重要意义。根据营养评定状况，计算需要量，制订计划。术前和术后早期，需抑制胰腺分泌功能，使胰腺处于休息状态，同时因胃肠道功能障碍,此时为第一阶段,需完全胃肠外营养(TPN)2~3周。第二阶段,术后3周左右,病情稳定,肠道功能基本恢复,可通过空肠造瘘提供营养3~4周,称为肠道营养(TEN)。第三阶段,逐渐恢复经口进食,称为胃肠内营养(EN)。长期应用静脉营养,会导致肠道菌群紊乱,黏膜萎缩和肠道屏障功能下降。故宜采用早期与EN合并使用。

(七)防治休克、维持水及电解质平衡

病情危重的胰腺炎可有大量体液丢失到胰腺周围、腹腔内、肠道内,以及患者常频繁呕吐,致使有效血容量减少,出现低血容量休克,需要早期迅速补充水、电解质、血浆和全血。重症胰腺炎易发生低钾血症,低钙血症,疾病早期即应注意观察,及时矫正。

(八)术后各种管道的护理

由于胰腺炎的坏死是动态的变化过程,手术时尚未坏死的组织术后可继续坏死。因此,必须在胰床或后腹膜充分引流。重症患者术后通常留置多条引流管道,应熟练掌握各种管道的作用,将导管贴上标签后与引流装置正确连接固定,分别观察记录各引流管的引流性状、颜色。防止导管滑脱、扭曲、堵塞和污染。操作过程应严格遵循无菌操作规程。

1. 腹腔双套管灌洗引流护理

(1)目的:利用内外套管达到既可冲洗又可引流的目的,以减少胰液和胰腺坏死组织及毒素对机体的损害。

(2)护理要点

1)妥善固定:腹腔双套灌洗引流管应每根都做好标记,上方置护架,谨防脱落。因为引流管不但放置部位深,而且引流时间长,放置部位常在胰头后、胰腺上、下胰床前及胰尾等处,所以需经常检查固定情况。同时要避免灌洗液灌错部位,错位会引起不良后果。

2)保持引流通畅:避免引流管受压、扭曲,并经常挤捏;维持一定的负压吸引,胰床部位引流管压力为28~56 cmH$_2$O,其余部位为82~110 cmH$_2$O,以防阻塞。因为重型患者常有血块、坏死组织脱落,容易造成引流管阻塞。如有阻塞可用无菌温生理盐水冲洗,应注意无菌操作。

3)持续腹腔灌洗可用生理盐水或加用抗生素,一般维持20~30滴/分为宜。遵循开放灌洗→随即吸引→停止灌洗→关闭吸引器的顺序。持续腹腔灌洗既可稀释渗出液,又可去除残余坏死组织,减少腹腔并发症,是降低死亡率的关键,灌洗液灌入过程中要严格避免空气进入导管以免造成引流管漂浮,使出水量减少。

4)观察及记录引流物的性状、色泽和量:引流液开始为暗红色混浊液体,内含小血块及坏死组织,2~3天后颜色渐淡、清亮。如色泽转为鲜红、坏死组织增多,说明有继发性出血,组织在自溶,应及时处理。

5)保护灌洗引流管周围皮肤:引流管在皮肤的出口处可用凡士林纱布加以保护,或周围皮肤涂氧化锌软膏保护,以防胰液外溢的刺激发生皮肤糜烂。

6)定期检查引流液中的淀粉酶和细菌,了解灌洗引流的效果。

7)严格无菌操作及妥善处理污物。

8)卧位:生命体征平稳后取半卧位,并经常更换体位,以利于引流。

9)拔管护理:当患者体温正常并稳定10天左右,白细胞计数正常,腹腔引流液少于5 mL/d,引流液淀粉酶测定正常后可考虑拔管。拔管后要注意拔管处伤口有无渗漏,如有渗液应及时更换敷料。拔管处伤口可在1周左右愈合。

2. 腹腔造瘘管的护理 重型患者常需做胃造瘘、胆总管T形管引流或胆囊造瘘、空肠

造瘘,既保证胃及胆道的减压及引流,又可供给营养物质。

(1) 胃造瘘:可较长时间地减轻胃液对十二指肠的刺激,减少胰液的分泌,有利于疾病的康复。若用胃管从鼻腔插入,因留置时间较长,常常患者难以忍受。护理时应保持通畅,并观察记录引流液的量和性状,注意造瘘口皮肤的清洁。

(2) 空肠造瘘:营养提供的途径。急性胰腺炎术后应加强营养,一般术后10天采用静脉高营养,10天后营养可通过空肠造瘘提供。TEN护理时应注意如下几点。①预防感染:每次开放前及滴完营养液后均应以无菌纱布包扎管口,以防细菌污染,因为营养液是细菌良好的培养基。②防治堵塞:每次应先滴入葡萄糖盐水,然后再滴入营养液,滴完后要用温水冲洗营养管,以防堵塞。因为营养液多较黏稠,易黏附管壁造成阻塞。③营养液种类、配制:营养液种类很多,如葡萄糖、要素饮食及富尔康等。使用时宜新鲜配制、调匀、过滤,用量和浓度宜从小到大,适量加入氯化钾、颠茄,甚至胃液和胆汁等。④适当保温:滴入过程中要适当保持营养液温度,以免过冷、过热刺激机体。⑤控制滴速:营养液开始2~3天滴速宜慢,以后逐渐加快,一般需8~10 h滴完。⑥观察:营养液滴入后,应注意有无腹胀、腹痛、腹泻,症状轻者可控制滴入量及速度,症状重者则暂时停用。⑦拔管:病情得到控制,全身情况明显好转时,可考虑拔管。

(九) 并发症的观察与护理

1. 胰腺脓肿及腹腔脓肿 急性胰腺炎术后患者出现发热、高热,腹部肿块,尤其是在2周后出现以上情况,应考虑其可能。一般均为腹腔引流不畅,胰腺坏死组织及渗出液局部积聚感染所致。非手术疗法无效时应手术引流。

2. 胰瘘 观察腹腔引流有无色透明腹腔液经常外漏,淀粉酶含量高,为胰液外漏所致,合并感染时引流液可呈脓性。多数可逐渐自行愈合。

3. 肠瘘 注意观察腹部体征,一旦出现明显腹膜刺激征,引流液中伴有粪渣,即可明确诊断。多为胰液溶化脓肿压迫或引流管压迫导致缺血坏死的肠管所致。瘘管形成后用营养支持治疗。长期不愈者,应考虑手术治疗。

4. 假性胰腺囊肿 多发生在重型胰腺炎病后2~3周,系胰腺坏死组织或脓肿内容物在胰腺内、外液化积聚所致。多位于胰腺体尾部,囊壁为坏死肉芽与纤维组织,无上皮覆盖,囊壁破裂或有裂隙时,囊内胰液流入腹腔,是产生胰源性腹水的主要原因。少数患者经非手术治疗6个月可自行吸收,多数仍需手术行囊肿切除或内引流手术。

5. 糖尿病 注意观察血糖、尿糖的变化。糖尿病是由于胰岛细胞在胰腺炎时遭到不同程度破坏所致,但很少成为永久性糖尿病。

(十) 心理护理

由于病情重,术后引流管多,恢复时间长,患者易产生悲观、急躁情绪,因此应关心体贴鼓励患者,帮助患者树立战胜疾病的信心,积极配合治疗。

【健康指导】

1. 向患者及家属讲解本病与油腻食物、饱食、饮酒、胆道疾病等诱发因素的关系及易复发的特性。

2. 急性期告诫患者严格禁食、禁水,口干时可含漱或湿润口唇。症状缓解后从低脂、低糖流质开始,逐渐恢复正常饮食。应忌油腻。出院后饮食应少量多餐,注意食用富有营养易消化食物。如有消化不良、腹胀或腹泻,应及时就诊,并遵医嘱服用助消化药物。

3. 重型患者术后康复需持续较长时间,应向患者及家属讲解并发症。使患者及家属具有充分的思想准备,积极配合抢救治疗,共同努力挽救生命。

4. 如有高血糖症,应遵医嘱口服降糖药或注射胰岛素,定时查血糖、尿糖,将血糖控制在稳定水平,防治各种并发症。

5. 如并发假胰腺囊肿者应定期随访。

第九节 上消化道大量出血患者的护理

上消化道出血(upper gastrointestinal hemorrhage)是指 Treitz 韧带以上的消化道,包括食管、胃、十二指肠、胰、胆道病变引起的出血,以及胃空肠吻合术后的空肠病变出血。主要临床表现为呕血和(或)黑便。上消化道大量出血一般是指在数小时内失血量超过 1000 mL 或循环血容量的 20%,常伴有血容量减少而引起急性周围循环衰竭,严重者导致失血性休克而危及患者生命。本病是常见的临床急症之一,若抢救不及时可危及患者生命。及早识别出血征象,严密观察周围循环状况的变化,迅速准确的抢救治疗和细致的临床护理,均是抢救患者生命的关键环节。

上消化道出血的病因很多,可为消化系统疾病或全身性疾病。其中消化系统疾病包括食管、胃、十二指肠、空肠疾病,各种病因引起的肝硬化、门静脉炎、门静脉血栓形成,胆道出血,胰腺疾病等,常见的有消化性溃疡、急性糜烂出血性胃炎、食管胃底静脉曲张破裂和胃癌。全身性疾病有血液病、尿毒症、血管性疾病、风湿性疾病、急性传染性疾病等。

上消化道大量出血病情急、变化快,应采取积极措施进行抢救。立即卧床休息、取平卧位、抬高下肢,保持呼吸道畅通,必要时吸氧,酌情给予镇静剂,以减轻恐惧和烦躁。立即查血型和交叉配血,迅速补充血容量,纠正水和电解质失衡,预防和治疗失血性休克,给予止血治疗,选用抑制胃酸分泌药、血管加压素、生长抑素、内镜直视下止血、三(四)腔双气囊管压迫止血等,同时积极进行病因诊断和治疗。食管胃底静脉曲张破裂大量出血内科治疗无效时,应考虑外科手术或经颈静脉肝内门体静脉分流术。少数不能进行内镜止血或手术治疗的严重大出血患者,可经选择性肠系膜动脉造影寻找出血的病灶,给予血管栓塞治疗。

【护理评估】

(一)健康史

询问呕血或黑便的诱因、发生时间、次数、量和性质。有无紧张、恐惧、悲观和绝望等心理反应,了解家庭与社会支持系统。

(二)身体评估

上消化道大量出血的临床表现取决于出血病变的性质、部位、出血量与速度,并与患者出血前的全身状况如有无贫血及心、肾、肝功能有关。

1. 呕血与黑便 上消化道出血的特征性表现。上消化道出血者均有黑便,但不一定有呕血症状。出血部位在幽门以上者常有呕血和黑便症状,在幽门以下者可仅表现为黑便。但出血量少而速度慢的幽门以上病变亦可仅见黑便,而出血量大、速度快的幽门以下病变可因血液反流入胃,引起恶心、呕吐而出现呕血。

呕血与黑便的颜色、性质亦与出血量和速度有关。呕血呈鲜红色或血块提示出血量大且速度快,血液在胃内停留时间短,未经胃酸充分混合即呕出;如呕血呈棕褐色咖啡渣样,则表明血液在胃内停留时间长,经胃酸作用形成正铁血红素所致。柏油样黑便,黏稠而发亮,是因血红蛋白中铁与肠内硫化物作用形成硫化铁所致;当出血量大且速度快时,血液在肠内推进快,粪便可呈暗红甚至鲜红色,需与下消化道出血鉴别;反之,空肠、回肠的出血如出血量不大,在肠内停留时间较长,也可表现为黑便,需与上消化道出血鉴别。

2. 失血性周围循环衰竭 上消化道大量出血时,循环血容量急剧减少,静脉回心血量不足,导致心排血量降低,常发生急性周围循环衰竭,其程度轻重因出血量大小和失血速度快慢而异。患者可出现头晕、心悸、乏力、出汗、口渴、晕厥、脉搏细速、脉压变小等表现,血压可因机体代偿作用而正常甚至一时偏高,随后血压下降。出现休克时,患者表现为面色苍白、口唇发绀、呼吸急促,皮肤湿冷,呈灰白色或紫灰花斑,体表静脉塌陷;精神萎靡、烦躁不安,重者反应迟钝、意识模糊;收缩压降至 80 mmHg 以下,脉压 25~30 mmHg,心率加快至 120 次/分以上。休克时尿量减少,若补足血容量后仍少尿或无尿,应考虑患者是否并发了急性肾衰竭。

3. 发热 大量出血后,多数患者在 24 h 内出现发热,一般不超过 38.5 ℃,可持续 3~5 天,发热机制可能与循环血容量减少、急性周围循环衰竭,导致体温调节中枢功能障碍、贫血有关。同时要注意寻找有无感染等因素。

4. 氮质血症 可分为肠源性、肾前性和肾性氮质血症。上消化道大量出血后,肠道中血液的蛋白质消化产物被吸收,引起血中尿素氮浓度增高,称为肠性氮质血症。血尿素氮多在一次出血后数小时上升,24~48 h 达到高峰,一般不超过 14.3 mmol/L(40 mg/dL),3~4 天恢复正常。如患者血尿素氮浓度持续增高超过 3 天,血容量已基本纠正且出血前肾功能正常,则提示有上消化道继续出血或再次出血。出血导致周围循环衰竭,使肾血流量和肾小球滤过率减少,以致出现氮质潴留,是血尿素氮增高的肾前性因素。如无活动性出血的证据,且血容量已基本补足而尿量仍少,血尿素氮不能降至正常,则应考虑是否因严重而持久的休克造成急性肾衰竭,或失血加重了原有肾病的肾损害而发生肾衰竭。

(三)心理-社会状况

本病病因复杂、病情危重、病情发展快,死亡率高,患者及家属易产生紧张、焦虑、恐惧、绝望等心理。

【常见护理诊断/问题】

1. 体液不足 与上消化道大量出血有关。

2. 活动无耐力 与失血性周围循环衰竭有关。

3. 焦虑、恐惧 与大量失血病情危重有关。

4. 有受伤的危险:误吸、窒息、创伤 与气囊压迫使食管胃底黏膜长时间受压、气囊阻塞气道、血液或分泌物反流入气管有关。

5. 潜在并发症 失血性休克。

6. 知识缺乏 缺乏有关引起上消化道出血的疾病及其防治的知识。

【护理目标/评价】

1. 循环不良纠正,生命体征逐渐平稳。
2. 体力活动逐渐增加。
3. 焦虑、恐惧逐渐减轻,患者情绪稳定,积极配合治疗。
4. 无误吸、窒息、创伤等情况发生。
5. 无并发症发生。

【护理措施】

(一)迅速建立静脉通道,保持呼吸道通畅

大出血时患者取平卧位并将下肢略抬高,以保证脑部供血。呕吐时头偏向一侧,防止窒息或误吸,必要时用负压吸引器清除气道内的积血等,保持呼吸道通畅,必要时给予吸氧。立即建立静脉通道,等待配血时先输入平衡液或葡萄糖盐水、右旋糖酐或其他血浆代用品,尽早输入全血,以尽快恢复和维持血容量及改善急性失血性周围循环衰竭。血容量明显不足、失血性休克、血红蛋白低于 70 g/L,或血细胞比容低于 25% 均为紧急输血的指征。输液开始宜快,有条件时测定中心静脉压作为调整输液量和速度的依据。避免因输液、输血过多或过快而引起急性肺水肿,对老年患者和心肺功能不全者尤应注意。肝病宜输新鲜血,因库存血含氨量高,易诱发肝性脑病。

(二)生活护理

少量出血者应卧床休息,大出血者绝对卧床,协助患者取舒适体位并定时变换体位,注意保暖,治疗和护理工作应有计划集中进行,以保证患者的休息和睡眠。病情稳定后,逐渐增加活动量。急性大出血伴恶心、呕吐者应禁食。少量出血无呕吐者,可进温凉、清淡流质饮食,出血停止后改为高热量、高维生素、易消化、无刺激性半流质饮食、软食,逐步过渡到正常饮食,注意少量多餐、细嚼慢咽,肝病患者限制钠盐和蛋白质的摄入,避免粗糙、坚硬、刺激性食物,做好口腔护理。出血时患者常因有便意而至厕所,在排便时或便后起立时易发生晕厥,应指导患者坐起、站起时动作缓慢,出现头晕、心悸、出汗时立即卧床,必要时改为在床上排泄。排便次数多者注意肛周皮肤清洁和保护。重症患者应多巡视,用床挡加以保护。卧床者特别是老年人和重症患者注意预防压疮。

(三)病情监测

1. 监测生命体征,观察有无循环衰竭 大出血时应密切监测生命体征,必要时进行心电监护。观察有无脉搏细弱、血压降低、脉压变小、呼吸困难、体温不升或发热等。应动态观察患者的心率、血压。可采用改变体位测量心率、血压:先测平卧时的心率与血压,然后测由平卧位改为半卧位时的心率与血压,如改为半卧位即出现心率增快 10 次/分以上、血压下降幅度达到 15~20 mmHg 并有头晕、出汗甚至晕厥,则表示出血量大,血容量已明显不足。观察有无烦躁不安、嗜睡、表情淡漠、意识不清甚至昏迷等。观察皮肤和甲床的温度和色泽,准确记录液体出入量,测每小时尿量,应保持尿量>30 mL/h。观察呕吐物和粪便的性质、颜色及量。定期复查红细胞计数、血细胞比容、血红蛋白、网织红细胞计数、血尿素氮、大便隐血等。监测血清电解质和血气分析的变化。

2. 出血量的估计 详细询问呕血和(或)黑便的发生时间、次数、量及性状,以便估计出血量和速度。①大便隐血试验阳性提示每天出血量达到 5~10 mL。②出现黑便表明出血量在 50~70 mL 甚至以上,一次出血后黑便持续时间取决于患者排便次数,如每天排便 1 次,粪便色泽约在 3 天后恢复正常。③胃内积血量达 250~300 mL 时可引起呕血。④一次出血量在 400 mL 以下时,可因组织液与脾储血补充血容量而不出现全身症状。出血量超过 400~500 mL,可出现头晕、心悸、乏力等症状。⑤出血量超过 1000 mL,即出现急性周围循环衰竭的表现,严重者引起失血性休克。

3. 继续或再次出血的判断 观察中出现下列迹象,提示有活动性出血或再次出血:①反复呕吐,甚至呕吐物由咖啡色转为鲜红色。②黑便次数增多且粪质稀薄,色泽转为暗红色,伴肠鸣音亢进。③周围循环衰竭的表现经补液、输血而未改善,或好转后又恶化,血压波动,中心静脉压不稳定。④红细胞计数、血细胞比容、血红蛋白测定不断下降,网织红细胞计数持续增高。⑤在补液足够、尿量正常的情况下,血尿素氮持续或再次增高。⑥门静脉高压的患者原有脾大,在出血后常暂时缩小,如不见脾恢复肿大亦提示出血未止。

4. 并发症的观察 例如肝硬化并发上消化道大量出血的患者,应注意观察有无并发感染、黄疸加重、肝性脑病等。

(四)用药护理

肝病患者忌用吗啡、巴比妥类药物,以免诱发肝性脑病。对消化性溃疡和急性胃黏膜损伤引起的出血,临床上常用 H_2 受体拮抗剂或质子泵阻滞剂,以提高和保持胃内较高的 pH,有利于血小板聚集形成凝血块。常用药物有西咪替丁、雷尼替丁、法莫替丁、奥美拉唑等。不良反应见消化性溃疡。血管加压素主要用于门静脉高压引起的出血,静脉内给药可使内脏血管收缩,从而减少门静脉血流量和压力,以控制食管胃底曲张静脉引起的出血,通常用 0.2 U/min 持续静脉滴注,可逐渐增加至 0.4 U/min,可引起腹痛、血压升高、心律失常、心绞痛,甚至发生心肌梗死等。患有冠心病的患者忌用血管加压素。目前主张同时用硝酸甘油舌下含服或静滴,以减轻血管加压素的不良反应,并且硝酸甘油有协同降低门静脉压力的作用。生长抑素直接作用于内脏血管平滑肌,能明显减少内脏血流量,效果优于血管加压素,且不良反应小。一般使用人工合成制剂奥曲肽,常用首剂 100 μg 加入 10% 葡萄糖中缓慢静注,继以 25~50 μg/h 持续静脉滴注。

(五)内镜直视下止血

常用方法如下。①硬化剂注射止血术:局部静脉内外注射硬化剂,使曲张的食管静脉形成血栓,可消除曲张静脉并预防新的曲张静脉形成,硬化剂可选用无水乙醇、鱼肝油酸钠、乙氧硬化醇等。②食管曲张静脉套扎术:用橡皮圈结扎出血或曲张的静脉,使血管闭合。这些方法多能达到止血目的,可有效防止早期再出血,是目前治疗本病的重要止血手段,见消化疾病常用诊疗技术的护理。

(六)三(四)腔二囊管的应用与护理

见门静脉高压症护理。

(七)心理护理

观察患者有无紧张、恐惧或悲观、沮丧等心理反应,特别是慢性病或全身性疾病致反复出血者,有无对治疗失去信心,不合作的表现。解释安静休息有利于止血,关心、安慰患者。抢救工作应迅速而不忙乱,以减轻患者的紧张情绪。经常巡视,大出血时陪伴患者,使其有安全感。呕血或解黑便后及时清除血迹、污物,以减少对患者的不良刺激。解释各项检查、治疗措施,听取并解答患者或患者家属的提问,以减轻他们的疑虑。

【健康指导】

1. 帮助患者和家属掌握有关上消化道出血的病因、诱因、临床表现和治疗护理的有关知识,学会早期识别出血征象,排除进食引起粪便变黑,如服用骨炭、铁剂、铋剂,或进食禽畜血液。掌握早期出血应急措施:出现头晕、心悸等不适,或呕血、黑便时,立即卧床休息,保持安静,减少身体活动;呕吐时取侧卧位以免误吸;立即送医院治疗。

2. 生活指导 注意饮食卫生,进食营养丰富、易消化的食物;保持生活有规律,避免过饥或暴饮暴食;避免过冷、过热和粗糙、刺激性食物,应戒烟酒。保持乐观情绪,避免长期精神紧张,过度劳累。

3. 在医生指导下用药,避免药物不良反应。定期门诊随访。

第四章 泌尿系统疾病患者的护理

第一节 肾小球肾炎患者的护理

一、急性肾小球肾炎

急性肾小球肾炎(acute glomerulonephritis,AGN),简称急性肾炎。该病起病急,以血尿、蛋白尿、水肿和高血压为特征的肾脏疾病,可伴一过性肾损害,多见于链球菌感染后,其他细菌、病毒和寄生虫感染后也可引起。本节主要介绍链球菌感染后急性肾炎。

本病儿童较成人多见,发病前常有前驱感染史,多为急性链球菌感染所致上呼吸道感染,少见于皮肤感染。多在感染后1~3周发病,其中皮肤感染引起者潜伏期较呼吸道感染稍长。起病较急,病情轻重不一,轻者可无明显临床症状,仅表现为镜下血尿及血清补体异常,重者表现为少尿型急性肾衰竭,大多数预后良好,一般在数月内痊愈。本病为自限性疾病,无特效治疗,主要在于休息和对症治疗,防治急性期并发症、保护肾功能,以利其自然恢复。

【护理评估】

(一)健康史

评估患者起病前1~3周有无链球菌感染史,如急性扁桃体炎、咽炎、皮肤脓疱疮;患者年龄、既往就诊及用药情况。

(二)身体状况

本病起病较急,病情轻重不一,典型者呈急性肾炎综合征的表现。

1. 尿液改变

(1)尿量减少:见于大部分患者起病初期,尿量常降至400~700 mL/d,1~2周后逐渐增多,但无尿少见。

(2)血尿:常为首发症状,几乎所有病例均有血尿,约40%出现肉眼血尿。肉眼血尿多于数日或1~2周转为镜下血尿,镜下血尿持续时间较长,常为3~6个月或更久。

(3)蛋白尿:绝大多数患者有蛋白尿,程度不等,多为轻中度,少数为大量蛋白尿。

2. 水肿 常为首发症状,见于80%以上的患者,性质为非凹陷性,轻者仅见眼睑、颜面,晨起明显,重者遍及全身可伴有胸腔积液和腹水。

3. 高血压 见于80%的患者。多为一过性高血压,利尿后血压可很快恢复正常。严重高血压较少见,重者可发生高血压脑病。

4. 肾功能异常 部分患者在起病早期可因尿量减少而出现一过性的轻度氮质血症,常于1~2周后,随尿量增加而恢复正常,极少数患者可出现急性肾衰竭。

5. 并发症

(1)心力衰竭:以老年患者多见。多于起病后1~2周内发生,但也可为首发症状,其发生与严重循环充血有关。

(2)高血压脑病:儿童多见,多发生于病程早期。

(3) 急性肾衰竭：极少见，为急性肾炎死亡的主要原因，多数可逆。

(三) 心理-社会状况

由于起病较急、病情发展快，少数患者出现肾功能恶化，需进行透析治疗等，常使患者及家属感到焦虑不安，出现紧张、抑郁、恐惧等负性心理反应。

(四) 实验室及其他检查

1. 尿液检查 几乎所有患者均有镜下血尿，尿中红细胞为多形性。尿沉渣中常有红细胞管型、颗粒管型，并可见白细胞、上皮细胞。尿蛋白多为(+)~(++)。

2. 血液检查 稀释性贫血，血沉增快。

3. 抗链球菌溶血素"O"抗体(ASO)测定 ASO常在链球菌感染后2~3周出现，3~5周滴度达高峰而后下降。

4. 血清补体测定 发病初期总补体及C_3下降，8周内逐渐恢复至正常水平。

5. 肾功能检查 可有轻度肾小球滤过率降低，血尿素氮和血肌酐升高。

【常见护理诊断/问题】

1. 体液过多 与肾小球滤过率下降导致水钠潴留有关。

2. 活动无耐力 与疾病所致高血压、水肿等有关。

3. 潜在并发症 急性左心衰竭、高血压脑病、急性肾衰竭等。

4. 知识缺乏 缺乏自我照顾的有关知识。

5. 有皮肤完整性受损的危险 与皮肤水肿、营养不良有关。

【护理目标/评价】

1. 尿量恢复正常，水肿明显减轻或消退。

2. 患者住院期间无严重循环充血、高血压脑病、急性肾功能不全等情况发生，或发生时能得到及时发现和处理。

3. 让患者和家属了解休息、限制活动的意义，理解调整饮食的必要性，配合治疗与护理。

【护理措施】

1. 饮食护理 急性期严格限制钠的摄入，以减轻水肿和心理负担。一般每天盐的摄入应低于3g，待病情好转、水肿消退、血压下降后由低盐转为正常饮食。少尿者还应注意水和钾的摄入。另外，应根据肾功能调节蛋白质的摄入量，同时给予足够的热量和维生素。

2. 休息 急性期绝对卧床休息，症状明显者卧床休息4~6周，待水肿消退、肉眼血尿消失、血压恢复正常后，逐步增加活动量。1~2年内应避免重体力活动和劳累。

3. 皮肤护理 由于水肿，皮肤表面张力增高，甚至皮肤有渗液及皮肤受压部位潮红、破溃，故应加强皮肤护理。

4. 病情观察 ①液体出入量：准确记录患者24h的液体出入量，若持续少尿提示可能有急性肾衰竭；尿量增加，肉眼血尿消失则提示病情好转。②水肿情况：包括水肿的分布、部位、特点、程度及消长等，定期测量患者的体重、腹围，并注意其变化情况。③严密观察有无心、脑等重要器官损害的表现，以及有无电解质紊乱。

5. 用药护理 ①使用利尿剂应注意观察尿量、水肿、血压变化，观察水、电解质紊乱的症状。②使用降压药时应定期检测血压，还应防治直立性低血压；如应用硝普钠应新鲜配制，避光，准确地控制液体速度及浓度，以避免遇光后变色，影响疗效。

【健康指导】

向患者及家属介绍本病为自限性疾病,预后良好。介绍发病因素及防治方法,告知休息及对症治疗,尤其是强调限制患者活动是控制病情进展的重要措施,锻炼身体,增强体质,避免或减少上呼吸道感染,彻底清除感染灶是预防的主要措施,出院后适当限制活动,定期门诊随访。

二、慢性肾小球肾炎

慢性肾小球肾炎(chronic glomerulonephritis),简称慢性肾炎,是一组病情迁延、病变进展缓慢,最终将发展成为慢性肾衰竭的原发性肾小球疾病。临床上以水肿、高血压、蛋白尿、血尿及肾功能损害为基本表现。由于病理类型及病变所处的阶段不同,使疾病表现呈多样化。病情时轻、时重,个体间差异较大。以青、中年男性患病居多,病程常超过1年或长达十年以上。

慢性肾炎的致病原因仍不甚清楚,仅少数患者由急性肾炎迁延不愈转变而来,慢性肾炎的治疗,以防止或延缓肾功能进行性衰退、改善或缓解临床症状及防治严重综合征为主要目的,而不以消除蛋白尿和尿红细胞为目标,故一般不宜使用糖皮质激素及细胞毒药物。使用单一药物治疗,疗效常不满意,应采取综合性防治措施:①积极控制高血压,但降压不宜过快、过低,以免降低肾血流量。②限制食物中蛋白质的摄入,一般为每日30~40g,尽量食用优质蛋白,可辅以多种氨基酸,以弥补体内必需氨基酸的不足。低蛋白饮食可降低肾小球内压力,减少近端小管NH_4^+的生成,减轻由此而引起的肾小管、肾间质的炎症性损伤。③应用抗血小板药物,因慢性肾炎患者可能出现高凝状态,使用抗血小板药物具有稳定肾功能的作用。④避免加重肾功能损害的因素,如感染、脱水、劳累、妊娠及应用肾毒性药物等均可损伤肾,导致肾功能恶化,应予避免。

【护理评估】

(一)健康史

主要询问有无急性肾炎病史,有无与慢性肾小球肾炎发病密切相关的病毒、细菌感染史。此次发病前1周,有无感染、脱水、过度劳累、妊娠和应用肾毒性药物等诱发因素。

(二)身体状况

1. 尿液改变 ①蛋白尿:慢性肾炎必有的表现。有些患者可出现大量蛋白尿而表现为肾病综合征,大量蛋白尿持续存在可促使慢性肾炎病变进展。②血尿:大多为镜下血尿。也可为肉眼血尿。③尿量变化:多数患者尿量减少,一般在每日1000 mL以下,少数可出现少尿;肾小管功能损害较明显者,尿量增多,并伴有夜尿量增多。

2. 水肿 系水钠潴留和低蛋白血症所致。多为晨起时眼睑、颜面水肿,下午或劳累后出现下肢轻至中度凹陷性水肿。

3. 高血压 高血压的出现与水钠潴留、血中肾素和血管紧张素的增加有关。患者常有持续性中度以上的高血压,有肾衰竭时90%以上的患者有高血压。个别患者高血压可能是其主要的、十分突出的症状,并可同时出现与高血压有关的心、脑血管的并发症。

4. 肾功能损害表现 肾功能呈慢性进行性损害,早期可逐渐出现夜尿量增多,进一步发展则出现疲倦、乏力、头痛、失眠、食欲减退、营养不良、贫血等表现。进展速度主要与相应的病理类型有关。已有肾功能不全的患者在感染、劳累、失血、脱水、血压增高或应用肾毒性药物时,肾功能可急剧恶化;如能及时去除这些诱因,肾功能仍可得到一定程度的恢复。

【常见护理诊断/问题】

1. 体液过多　与肾功能受损,肾小球滤过率下降导致水钠潴留等有关。

2. 营养失调:低于机体需要量　与慢性病程消耗过多及限制蛋白质摄入等有关。

3. 焦虑　与病程长、治疗效果不理想有关。

4. 潜在并发症　慢性肾衰竭。

【护理目标/评价】

1. 水肿明显减轻或消退。

2. 膳食合理,能摄取足够的营养,贫血及低蛋白血症得到纠正。

3. 能正确面对疾病的现状,情绪稳定,焦虑感减轻或消失。

【护理措施】

1. 一般护理　①增加卧床休息时间,尤其是全身重度水肿、血压升高或有器官功能损害者。长期卧床者应注意活动下肢,以防止静脉血栓形成。②告知患者不良心理反应可造成肾血流量的减少,加速肾功能的减退,应避免长期精神紧张、焦虑、抑郁等,保持良好的心态,坚持合理的防治方案,对预后有积极、良好的作用。③注意口腔卫生,做好口腔护理。

2. 皮肤护理　督促患者保持皮肤清洁,养成良好的卫生习惯,对长期卧床的水肿患者,应防止发生压疮。

3. 饮食护理　①低蛋白饮食:坚持低蛋白饮食是病情发展的重要措施。蛋白质摄入量为 $0.6 \sim 0.8$ g/(kg·d),其中 60% 以上为高生物效价蛋白质(如瘦肉、鱼、禽、蛋、奶类);对于已发生慢性肾衰竭的患者,可根据肾小球滤过率调节蛋白质的摄入量。②保证热量供给,以免引起负氮平衡。热量一般为 125.5 kJ/(kg·d),其中饱和脂肪酸和非饱和脂肪酸比为 1:1,其余的热量由碳水化合物供给。并注意补充各种维生素。③限水、限盐:应根据水肿及血压升高的程度控制水及钠盐的摄入。重度水肿、无尿患者按照"量出为入"的原则补充入液量,宜控制在前一日尿量加 500 mL。

4. 病情观察　①严格记录患者 24 h 的液体出入量,注意水肿的分布、部位、特点、程度及消长等,在相同条件下定期测量患者的体重、腹围,注意其变化情况;观察患者有无出现胸腔积液、腹腔积液等全身水肿的征象。②密切观察生命体征,特别是血压的变化;注意肾衰竭、高血压脑病、循环衰竭、肺梗死、肢体静脉血栓形成等征象和有无呼吸道、泌尿道、皮肤等部位感染的发生。出现异常应及时通知医生处理,并配合做好相应的护理。

5. 用药护理　准确执行医嘱,密切观察治疗反应及副作用。①利尿剂:长期使用可出现电解质紊乱、高凝状态和加重高脂血症等副作用。呋塞米等强效利尿药有耳毒性,应避免与链霉素等氨基糖苷类抗生素同时使用。②糖皮质激素:长期使用的患者可出现水钠潴留、高血压、动脉粥样硬化、糖尿病、精神兴奋性增高、消化道出血、骨质疏松、继发感染、类肾上腺皮质功能亢进症等。③环磷酰胺:容易引起骨髓抑制、肝损害、脱发等,大剂量冲击疗法时,应对患者实行保护性隔离,防止继发感染。④降压药:应用过程中,应定时观察血压的变化,降压不宜过快或过低,以免影响肾灌注;长期服用者,应使患者充分认识降压治疗对保护肾功能的作用,嘱患者不可擅自改变药物剂量或停药,以确保满意的疗效。肾功能不全的高血压患者在使用血管紧张素转换酶抑制剂时,要注意监测有无高钾血症等。⑤血小板解聚药:使用时应注意观察有无出血倾向,监测出、凝血时间等。

6. 特殊护理　需施行肾活组织检查者,实施前应做好解释工作和术前准备工作。

【健康指导】

告知患者应避免受凉、预防感染;保持乐观情绪,注意劳逸结合,避免剧烈运动和过重的体力劳动。学会自我监测如水肿、尿量、尿色、血压等变化。长期坚持低蛋白饮食,避免使用肾毒性药物。定期门诊随访,复查尿常规及肾功能,以利早期发现病情变化并得到及时治疗。

第二节　肾病综合征患者的护理

肾病综合征(nephrotic syndrome,NS),简称肾病,是由各种肾脏疾病所致,以大量蛋白尿(尿蛋白>3.5 g/d)、低蛋白血症(血浆清蛋白<30 g/L)、水肿、高脂血症为临床表现的一组综合征。

肾病综合征可分为原发性和继发性两大类。原发性肾病综合征是指原发于肾脏本身的肾小球疾病,急性肾炎、急进性肾炎、慢性肾炎均可在疾病发展过程中发生肾病综合征。继发性肾病综合征是指继发于全身性或其他系统的疾病,如系统性红斑狼疮、糖尿病、过敏性紫癜、肾淀粉样变性、多发性骨髓瘤等。本节仅讨论原发性肾病综合征。

本病治疗要点:

1. 一般治疗　水肿明显者应卧床休息,并限制水、盐摄入。肾功能正常者正常量蛋白摄入 1.0 g/(kg·d),同时注意补充各种维生素。

2. 对症治疗　①利尿消肿:多数患者经使用糖皮质激素和限水、限钠后可达到利尿消肿目的。经上述治疗水肿不能消退者可用利尿剂,轻度水肿常口服双氢氯噻嗪 25~50 mg,或加服氨苯蝶啶 50 mg,每天 2~3 次。重度水肿可静脉注射袢利尿剂如呋塞米,20~120 mg/d。②减少尿蛋白:持续大量蛋白尿可致肾小球高滤过,加重损伤,促进肾小球硬化。应用 ACEI 和其他降压药,可通过有效控制高血压达到不同程度的减少尿蛋白的作用。③降脂治疗:高脂血症可加速肾小球疾病的发展,增加心脑血管病的发生率,常用羟甲基戊二酰辅酶 A 还原酶抑制剂如洛伐他汀等为首选的降脂药。

3. 抑制免疫与炎症反应为肾病综合征的主要治疗　①糖皮质激素:糖皮质激素可抑制免疫反应,减轻、修复滤过膜损害,并有抗炎、抑制醛固酮和抗利尿激素等作用。糖皮质激素的使用原则为起始足量、缓慢减药和长期维持。目前常用药为泼尼松,开始口服剂量 1 mg/(kg·d),8~12 周后每 2 周减少原用量的 10%,当减至 0.4~0.5 mg/(kg·d)时维持 6~12 个月。糖皮质激素可采用全天量顿服;维持用药期间,两天量隔天 1 次顿服,以减轻糖皮质激素的不良反应。②细胞毒药物:用于"激素依赖型"或"激素抵抗型"肾病综合征,常与糖皮质激素合用。环磷酰胺为最常用的药物,每天 100~200 mg,分次口服,或隔天静脉注射,总量达到 6~8 g 后停药。③环孢素:用于糖皮质激素抵抗和细胞毒药物无效的难治性肾病综合征。常用剂量为 5 mg/(kg·d),分 2 次口服。服药 2~3 个月后缓慢减量,共服半年左右。

【护理评估】

(一) 健康史

应注意了解患者起病的过程,有无感染或劳累等诱因,病程长短,是首次发病还是复发等。了解饮食情况、浮肿的部位及程度、尿量及性质、曾有的检查、用药情况等。

(二) 身体状况

典型原发性肾病综合征的临床表现如下:

1. 大量蛋白尿 典型病例可有大量选择性蛋白尿(尿蛋白>3.5 g/d),多以清蛋白为主。其发生机制为肾小球滤过膜的电荷屏障受损,致使原尿中蛋白含量增多,当超过肾小管的重吸收量时,形成大量蛋白尿。

2. 低蛋白血症 血浆清蛋白低于 30 g/L,主要为大量清蛋白自尿中丢失所致。除血浆清蛋白降低外,血中免疫球蛋白、抗凝及纤溶因子、金属结合蛋白等其他蛋白成分也可减少。

3. 水肿 是肾病综合征最突出的体征,其发生与低蛋白血症所致血浆胶体渗透压明显下降有关。严重水肿者可出现胸腔、腹腔以及心包积液。

4. 高脂血症 肾病综合征常伴有高脂血症。其中以高胆固醇血症最为常见;三酰甘油、低密度脂蛋白(LDL)、极低密度脂蛋白(VLDL)也常可增加。

5. 并发症

(1)感染:最常见的并发症和引起死亡的原因。主要由于肾病患者免疫功能紊乱,蛋白质营养不良及应用糖皮质激素和(或)免疫抑制剂治疗等,使患者常合并各种感染,常见有呼吸道、皮肤、泌尿道感染等。

(2)高凝状态及血栓形成:由于肝脏合成凝血因子和纤维蛋白原增加、尿中丢失抗凝血酶Ⅲ、高脂血症时血液黏滞度增高、血流缓慢、血小板聚集增加等原因,使肾病综合征患者常存在高凝状态,易形成血栓。临床以肾静脉血栓最常见,表现为腰痛或腹痛,肉眼血尿或急性肾衰竭。

(3)急性肾衰竭:多数为低血容量所致的肾前性急性肾衰竭,经扩容、利尿治疗后多可恢复,少数可发展为肾实质性急性肾衰竭,表现为无明显诱因出现少尿、无尿,经扩容、利尿无效,其发生机制可能是肾间质高度水肿压迫肾小管及大量蛋白尿阻塞肾小管,导致肾小管高压,肾小球滤过率骤减所致。

(4)其他:长期高脂血症易引起动脉粥样硬化、冠心病等心血管并发症;长期大量蛋白尿可导致严重蛋白质营养不良,儿童生长延迟;免疫球蛋白减少致机体抵抗力下降,易发生感染;金属结合蛋白及维生素 D 结合蛋白丢失可致体内铁、锌、铜缺乏,以及钙、磷代谢障碍。

(三) 心理-社会状况

由于本病病程长、易复发,对首次发病的患者及家属应了解其对本病的认识程度。对复发患者应评估其对治疗是否有信心。注意评估患者对由于长期应用糖皮质激素造成形象改变有否自卑心理及对治疗的依从性。

【常见护理诊断/问题】

1. **体液过多** 与低蛋白血症等导致的水钠潴留有关。
2. **营养失调:低于机体需要量** 与大量蛋白丢失有关。
3. **有感染的危险** 与免疫力下降、糖皮质激素的使用有关。
4. **皮肤黏膜完整性受损的危险** 与高度水肿有关。
5. **潜在并发症** 急性肾衰竭、电解质紊乱、高凝状态及血栓形成等。
6. **自我形象紊乱** 与长期应用糖皮质激素有关。

7. 焦虑 与病情反复及病程长有关。

【护理目标/评价】

1. 4~6周内水肿消退,体液分布正常。
2. 患者能摄入足够的营养物质。
3. 住院期间未并发皮肤损伤及感染。
4. 住院期间无高血压、电解质紊乱发生。
5. 患者对外形改变造成的影响有正确的认识。
6. 患者及家属对疾病有较正确的认识,焦虑心情减轻。

【护理措施】

1. 休息 患者除严重水肿和高血压外,一般无需卧床休息,即使卧床也要经常变换体位,以防止血栓形成。

2. 饮食护理 明显水肿或高血压时,短期限制钠盐的摄入,一般供盐<3 g/d,病情缓解后不必继续限盐,供给足够的热量,不少于 126 kJ/(kg·d)。肾功能正常时给予正常量的优质蛋白质,但当肾功能不全时,应根据内生肌酐清除率调整蛋白质的摄入量。注意补充各种维生素和矿物质。

3. 预防感染 与感染性疾病患者分室收治,病房每日进行空气消毒,减少探视人数。

4. 皮肤护理 应注意保持皮肤清洁、干燥。臀部和四肢水肿严重时,受压部位可垫棉圈,或用气垫床;阴囊水肿用棉垫或吊带托起,皮肤破损可涂聚维酮碘预防感染。

5. 观察药物疗效及副作用

(1)糖皮质激素:治疗期间注意每日血压、尿量、尿蛋白、血浆蛋白的变化情况。泼尼松应用过程中,应严格遵医嘱发药,保证患者服药。注意观察糖皮质激素的副作用,如高血压、库欣综合征、消化性溃疡、骨质疏松等,遵医嘱及时补充维生素 D 及钙剂,以免发生骨质疏松或手足搐搦症。

(2)严重水肿的患者应用利尿剂时应特别注意尿量和血压,因患者循环血量降低,大量利尿可加重血容量不足,导致低血容量性休克和静脉血栓;还应注意是否存在电解质紊乱。

(3)应用免疫抑制剂:如环磷酰胺时,注意白细胞计数、胃肠道反应及出血性膀胱炎等,注意用药期间应多饮水和定期查血常规。

(4)抗凝和溶栓疗法能改善肾病的临床症状,改变患者对糖皮质激素的效应,从而达到理想的治疗效果。用药过程中注意监测凝血时间及凝血酶原时间。

6. 心理护理 关心、爱护患者,多与患者交谈,指导家属多给患者心理支持,使其保持良好的情绪;恢复期可参加一些轻松的娱乐活动,安排一定的工作,以增强患者的信心,积极配合治疗。同时做好心理指导,防止糖皮质激素导致自我形象紊乱引起自卑、焦虑的心理。

【健康指导】

1. 强调糖皮质激素治疗的重要性,使患者主动配合并坚持按计划用药,尤其避免骤然停药,指导家属做好出院后的家庭护理。
2. 重点强调预防感染的重要性,使患者能采取有效措施避免感染,不去公共场所,避免复发。
3. 做好定期门诊随访。

第三节 肾盂肾炎患者的护理

肾盂肾炎(pyelonephritis)是尿路感染中的一种重要临床类型,是由细菌(极少数为真菌、病毒、原虫等)直接引起的肾盂、肾盏和肾实质的感染性炎症。本病好发于女性,男女比例约为1:8,尤以婚育龄女性、女幼婴和老年妇女患病率更高,临床上分为急性和慢性两期。

【病因与发病机制】

（一）病因

本病为细菌直接引起的感染性肾脏病变,近年也有认为细菌抗原激起的免疫反应可能参与慢性肾盂肾炎的发生和发展过程。致病菌以肠道细菌为最多,大肠埃希菌占60%～80%以上,其次依次是副大肠埃希菌、变形杆菌、葡萄球菌、粪链球菌、产碱杆菌、铜绿假单胞菌等,偶见厌氧菌、真菌、病毒和原虫感染。有尿路器械检查史或长期留置尿管者可感染铜绿假单胞菌;白色葡萄球菌感染多发生于性生活活跃的女性;变形杆菌多发生于尿路结石的患者;另外,糖尿病和免疫功能低下者可伴发尿路真菌感染。

（二）发病机制

发生与以下几方面的因素有关。

1. 感染途径

(1)上行感染:最常见。正常情况下尿道口周围有细菌寄居(主要来自肠道),当机体抵抗力下降或尿路黏膜损伤(如尿液高度浓缩、月经期间、性生活后),或入侵细菌的毒力大、黏附于尿路黏膜并上行传播能力强时,细菌侵入尿道并沿尿路上行到膀胱、输尿管、肾盂及肾实质导致感染。因女性的尿道较男性短而宽,且尿道口离肛门近而常被细菌污染,故感染机会增高。

(2)血行感染:较少见。细菌由体内慢性感染病灶(如慢性扁桃体炎、鼻窦炎、龋齿、皮肤感染等)侵入血流,到达肾脏引起炎症,称为血行感染。

(3)淋巴管感染:更少见。有认为下腹部和盆腔器官的淋巴管与肾周围的淋巴管有多数交通支,在升结肠与右肾之间也有淋巴管沟通,因而当盆腔器官炎症、阑尾炎和结肠炎时,细菌可经淋巴管引起肾盂肾炎。

(4)直接感染:外伤或肾周器官发生感染时,该处细菌偶可直接侵入引起感染。

2. 易感因素 正常情况下,尿道口周围有细菌寄居或侵入肾,但并不引起肾盂肾炎,这与机体的自卫能力有关:①经常性排尿可将细菌冲出体外。②尿道黏膜分泌有机酸、IgG、IgA,有吞噬细胞的作用,男性排泄前列腺液于后尿道有杀菌作用。③尿液pH低,含有高浓度尿酸及有机酸;尿液呈低张或高张,不利于细菌生长。④尿道上皮细胞可分泌黏蛋白,涂布于尿路黏膜表面构成防止细菌入侵的保护层。临床上,导致人体自卫功能不良而易发生肾盂肾炎的因素主要有:

(1)尿流不畅和尿路梗阻:是最主要的易感因素,如尿道狭窄、包茎、尿路结石、尿道异物、肿瘤、前列腺肥大、女性膀胱梗阻、神经性膀胱、膀胱憩室、妊娠子宫压迫输尿管、膀胱-输尿管反流、肾下垂等。此外,肾小管和集合管内有结晶(如高尿酸血症)等沉积时,细菌容易在肾内停留、生长、繁殖而感染。

（2）尿路畸形或功能缺陷：肾发育不良，肾、肾盂、输尿管畸形，如多囊肾、马蹄肾、海绵肾和膀胱输尿管反流等，均因肾内防卫功能不良而导致细菌感染。

（3）机体免疫功能低下：慢性全身性疾病患者，如糖尿病、慢性肝病、肾病、肿瘤、贫血、营养不良及长期应用免疫抑制剂者，因机体抵抗力下降而发生感染。

（4）其他：尿道口或尿道口周围的炎症病变，如尿道旁腺炎、阴道炎、前列腺炎、会阴部皮肤感染等，细菌沿尿路上行引起肾盂肾炎；导尿、尿路器械检查也易促发尿路感染。

【临床表现】

（一）急性肾盂肾炎

1. 全身表现 起病急，常有寒战、高热（体温可达 39℃ 以上）、全身不适、疲乏无力、食欲减退、恶心、呕吐，甚至腹痛或腹泻等。血培养可阳性。如高热持续不退，提示并发尿路梗阻、肾周脓肿或败血症等。

2. 肾脏和尿路局部表现 可有或无尿频、尿急、尿痛、耻骨弓上不适等尿路刺激征，常伴腰痛或肾区不适，肋脊角有压痛和（或）叩击痛，腹部上、中输尿管点和耻骨上膀胱区有压痛。

3. 尿液变化 外观浑浊，可见脓尿或血尿。临床上轻症患者全身症状可不明显，仅有尿路局部改变和尿液变化。上行感染发病者多有明显尿路局部症状，而血行感染致病时全身表现较突出。

4. 并发症

（1）肾乳头坏死：常发生于严重的肾盂肾炎伴糖尿病或尿路梗阻时，可出现败血症、急性肾衰竭等。临床表现为高热、剧烈腰痛、血尿，可有坏死组织脱落从尿中排出，发生肾绞痛。

（2）肾周围脓肿：常由严重的肾盂肾炎直接扩散而来，多有尿路梗阻等易感因素。患者原有临床表现加重，出现明显单侧腰痛，向健侧弯腰时疼痛加剧。宜选用强效的抗感染治疗，必要时行脓肿切开引流。

（二）慢性肾盂肾炎

慢性肾盂肾炎临床表现多不典型，常复杂多样，重者急性发病时临床表现为典型的急性肾盂肾炎，可有明显全身感染症状，轻者则可无明显全身表现，仅有肾、尿路症状及尿液改变，也有的仅有尿检异常无自觉症状。常见下列 5 型：

1. 复发型 常多次急性发作，发病时可有全身感染症状、尿路局部表现及尿液变化等，类似急性肾盂肾炎。

2. 低热型 以长期低热为主要表现，可伴乏力、腰酸、食欲缺乏、体重减轻等。

3. 血尿型 可以血尿为主要表现，呈镜下或肉眼血尿，发病时伴腰痛、腰酸和尿路刺激症状。

4. 隐匿型 无任何全身或局部症状，仅有尿液变化，尿菌培养可阳性，又称无症状性菌尿。

5. 高血压型 在病程中出现高血压，偶可发展为急进型高血压，可伴贫血，但无明显蛋白尿和水肿等。

除上述类型外，少数病例尚可表现为失钠性肾病、失钾性肾病、肾小管性酸中毒和慢性肾功能不全等。

【诊断要点】

1. 急性肾盂肾炎　起病急,有明显全身感染症状,肋脊角疼痛、压痛和叩击痛,血白细胞增加和尿细菌学检查阳性。不少肾盂肾炎无典型的临床症状,因此不能单纯依靠临床症状和体征诊断,而应依靠实验室检查结果。

2. 慢性肾盂肾炎　肾盂肾炎多次发作或病情迁延不愈、病程达半年以上,又有肾盂肾盏变形、缩窄,两肾大小不等、外形凹凸不平或肾小管功能持续减退者可确诊。对某些低热型、血尿型、高血压型等不典型患者和无自觉症状的隐匿型病例,则主要依靠多次尿细菌检查和尿细胞检查,必要时做肾X线检查可确诊。

【治疗要点】

(一) 急性肾盂肾炎

1. 一般治疗　见本节护理措施。

2. 抗菌药物治疗

(1) 轻型急性肾盂肾炎:经单剂或3日疗法治疗失败的尿路感染或轻度发热和(或)肋脊角叩痛的肾盂肾炎,应口服有效抗生素14天,一般用药72 h显效,如无效,则应根据药物敏感试验结果更改药物。

(2) 较严重急性肾盂肾炎:发热体温>38.5℃、血白细胞升高等全身感染中毒症状明显者,静脉输注抗生素。无药敏结果前,暂用环丙沙星、氧氟沙星或庆大霉素,必要时改用头孢噻肟或头孢唑啉。获得药敏报告后,酌情使用肾毒性小而便宜的抗生素。静脉用药至退热72 h后,改用口服有效抗生素,完成2周疗程。

(3) 重型急性肾盂肾炎:寒战、高热、血白细胞显著增高、核左移等严重感染中毒症状,甚至低血压、呼吸性碱中毒,疑为革兰氏阴性败血症者,多是复杂性肾盂肾炎,无药敏结果前,可选用下述抗生素联合治疗:①半合成的广谱青霉素如他唑西林或羧苄西林,毒性低,价格较第3代头孢菌素便宜。②氨基糖苷类抗生素(如妥布霉素或庆大霉素)。③第3代头孢菌素类如头孢曲松钠。通常使用一种②加上一种①或③联用起协同作用,退热72 h后,改用口服有效抗生素,完成2周疗程。

3. 碱化尿液　口服碳酸氢钠片,每次1 g,每天3次,增强上述抗生素的疗效,减轻尿路刺激症状。

(二) 慢性肾盂肾炎

1. 一般治疗　寻找并去除导致发病的易感因素,尤其是解除尿流不畅、尿路梗阻,纠正肾和尿路畸形。多饮水、勤排尿,增加营养,提高机体免疫力等。

2. 抗生素治疗　药物与急性肾盂肾炎相似,但治疗较困难。抗菌治疗原则:①常需两类药物联合应用,必要时中西医结合治疗。②疗程宜适当延长,选用敏感药物。③抗菌治疗同时,寻找并去除易感因素。④急性发作期用药同急性肾盂肾炎。

【常见护理诊断/问题】

1. 体温过高　与细菌感染有关。

2. 排尿异常　与炎症及理化因素刺激膀胱有关。

3. 知识缺乏　缺乏对本病的有关防护知识。

【护理措施】

1. 休息　急性期注意卧床休息,给患者提供安静、舒适的休息环境,尽量集中完成各项治疗、护理操作,避免过多干扰患者。加强生活护理,及时更换汗湿衣被。慢性期保证休息和睡眠,避免劳累。

2. 饮食 轻症者进清淡、富营养、易消化饮食。发热、全身症状明显者,应予流质或半流质饮食,消化道症状严重者可静脉补液,同时注意口腔护理,必要时遵医嘱用止吐剂。鼓励患者尽量多饮水,每天入量在 2500 mL 以上,保证有足够的尿量,促使细菌和炎性分泌物从尿中排出体外。

3. 密切观察病情 监测体温变化并做好记录,高热者可用冰敷、温水、酒精擦浴等物理降温法,必要时使用药物退热,注意观察和记录降温效果。如高热持续不退或体温更加升高且腰痛加剧,应考虑是否有肾周脓肿、肾乳头坏死等并发症的发生,应及时报告医师并协助处理。

4. 用药护理 遵医嘱使用抗生素,向患者解释有关药物的作用、用法、疗程、注意事项,注意观察药物不良反应。①磺胺类药物:口服要多饮水,同服碳酸氢钠等碱化药可增强疗效、减少磺胺结晶所致结石等。②呋喃妥因:可引起恶心、呕吐、食欲不振等消化道反应,宜饭后服用,长期服用可并发末梢神经炎,出现肢端麻木、反射减退等,同服维生素 C 酸化尿液可增强其疗效。③诺氟沙星、环丙沙星:可引起皮肤瘙痒,轻度恶心、呕吐等消化道反应。④氨基糖苷类抗生素:对肾脏和听神经均有毒性作用,可引起耳鸣、听力下降,甚至耳聋及过敏反应等。

5. 尿细菌学检查的护理 向患者解释检查的意义和方法,尿细菌定量培养注意:①在使用抗生素之前或停用抗生素 5 天后留取标本,留取标本前避免大量喝水。②留取标本时严格无菌操作,用肥皂水充分清洁外阴、男性包皮,用消毒液消毒尿道口。③留取清晨第一次中段尿,使尿液在膀胱 6~8 h 以上,在 1 h 内送细菌培养或冷藏保存。④尿标本中勿混入消毒药液及患者的分泌物如女性白带等。

【健康指导】

1. 注意个人清洁卫生 保持会阴部及肛周皮肤的清洁,女婴勤换尿布和清洗会阴部,避免粪便污染尿道;女性忌盆浴,月经、妊娠、产褥期更要注意。育龄期妇女急性期治愈后 1 年内避免怀孕。

2. 坚持适当的体育运动 避免劳累和便秘,提高机体抵抗力。

3. 多饮水、勤排尿 每次排尿尽量使膀胱排尽,不憋尿;避免不必要的导尿等侵入性检查。

4. 及时治疗局部炎症 如女性尿道旁腺炎、阴道炎、男性前列腺炎等。如炎症发作与性生活有关,避免不洁性交,注意事后即排尿和清洁外阴,并口服合适的抗生素或高锰酸钾坐浴预防。

5. 疗效判断 正规用药后 24 h 症状即可好转,如经 48 h 治疗仍无效,应换药或联合用药。症状消失后再用药 3~5 天,2~3 周内每周行血常规和尿细菌学检查各 1 次,第 6 周再检查 1 次,两次检查正常方可认为临床痊愈。

6. 二次排尿 膀胱-输尿管反流者,进行二次排尿,即每次排尿后数分钟,再排尿一次。

7. 随访 定期门诊复查,不适时应随访。

第四节 急性肾衰竭患者的护理

急性肾衰竭(acute renal failure,ARF),是指由各种病因引起的肾功能在短期内(数小时或数日)急剧下降的临床综合征。主要表现为少尿或无尿,血尿素氮和血肌酐迅速升高,水、电解质紊乱及酸碱失衡以及尿毒症症状。若能及时诊治和去除病因,肾功能可完全恢复;反之,若延误诊断则可导致患者死亡。急性肾衰竭有广义和狭义之分,广义的肾衰竭包括肾前性(肾缺血、肾毒素引起)、肾后性(肾以下部位发生梗阻,尿液不能排出而致)和肾实质性(由肾小球、肾小管、肾间质、肾血管等病变引起)3类,本节主要讨论狭义的急性肾衰竭,即急性肾小管坏死(acute tubular necrosis,ATN),此型是最常见的急性肾衰竭类型。

急性肾小管坏死的病因主要有以下两类。①肾缺血:各种原因导致心排血量急剧减少,如严重心力衰竭或低心排血量综合征(如由心肌疾病、心脏瓣膜疾病、心脏压塞、心律失常等所致);细胞外液特别是血管内液严重不足,如大出血、呕吐、腹泻、烧伤、休克等,使有效循环血量减少,肾血流灌注不足,发生肾缺血。②肾毒素:外源性毒素,如生物毒素(如蛇毒、青鱼胆和细菌内毒素等)、化学毒素(如氧化汞、磷化锌、砷、铅、四氯化碳等)、抗生素(如氨基糖苷类、利福平、磺胺类等)和造影剂等;内源性毒素,如血红蛋白、肌红蛋白等。

急性肾衰竭治疗包括:①预防和治疗基础病因:纠正全身循环血流动力学障碍,避免应用和处理外源性或内源性肾毒性物质。②饮食和营养:保证能量供给,控制蛋白质摄入,维持水平衡。③防治高钾血症:严格限制含钾药物,尽量避免摄入含钾较多的食物,禁用库存血,清除体内坏死组织;当血钾超过 6.5 mmol/L 时,应紧急处理,静脉应用 10% 葡萄糖酸钙溶液 10~20 mL、5% 碳酸氢钠溶液或 11.2% 乳酸钠溶液 100~200 mL、50% 葡萄糖溶液加普通胰岛素 10 U 缓慢静脉滴注等,以降低血钾;最有效的疗法是血液透析或腹膜透析。④纠正代谢性酸中毒:根据病情选用 5% 碳酸氢钠溶液治疗。⑤透析疗法:早期血液透析或腹膜透析是救治急性肾衰竭,帮助患者度过少尿期的重要措施,并可减少患者发生感染、出血、昏迷等威胁生命的并发症。恢复期的治疗:无需特殊处理,定期随访肾功能,避免使用肾毒性药物。

【护理评估】

(一)健康史

询问近期有无严重心脏疾病,如心力衰竭、心肌疾病、心律失常、心脏压塞;有无影响循环血量的疾病,如大出血休克、脱水、烧伤、糖尿病等病史;有无应用肾毒性药物及感染史。同时,应了解有无尿路结石、双侧肾盂积液、前列腺增生和肿瘤等引起的尿路梗阻等病情存在。

(二)身体状况

急性肾衰竭典型病程可分为三期:起始期、维持期、恢复期。

1. 起始期 指典型肾前性氮质血症至肾小管坏死之前这一阶段。此期有严重肾缺血,但尚未发生明显的肾实质损伤,若及时治疗可避免 ATN 的发生。此期以原发病的症状体征为主要表现,伴有尿渗透压和滤过率下降。起始期历时短,数小时至 1~2 天,肾损害可逆转。

2. 维持期 又称少尿期。典型的为 7~14 天,也可短至几天,有时可长至 4~6 周。肾小球滤过率保持在低水平,许多患者可出现少尿(<400 mL/d)。但有些患者可没有少尿,尿量在 400 mL/d 以上,称非少尿型急性肾衰竭,其病情大多较轻,预后较好。然而不论尿量是否减少,随着肾功能减退,临床上均可出现一系列尿毒症表现。

(1)全身并发症

1)消化系统症状:为最早出现的系统症状,可有食欲减退、恶心、呕吐、腹胀、腹泻等,严重者可发生消化道出血。

2) 呼吸系统症状：除肺部感染的症状外，因容量负荷过度，可出现呼吸困难、咳嗽、憋气、胸痛等症状。

3) 循环系统症状：多因尿少和未控制饮水，以致体液过多而出现高血压、心力衰竭和肺水肿表现；因毒素滞留、电解质紊乱、贫血及酸中毒，可引起各种心律失常及心肌病变。

4) 神经系统症状：可出现意识障碍、躁动、谵妄、抽搐、昏迷等尿毒症脑病症状。

5) 血液系统症状：可有出血倾向和轻度贫血现象。

6) 其他：常伴有感染，其发生与进食少、营养不良、免疫力低下等因素有关，感染是急性肾衰竭的主要死亡原因之一。此外，在急性肾衰竭同时或在疾病发展过程中还可合并多脏器功能衰竭，患者死亡率可高达 70% 以上。

(2) 水、电解质和酸碱平衡失调其中高钾血症、代谢性酸中毒最为常见。

3. 恢复期　此期肾小管细胞再生、修复。肾小球滤过率逐渐恢复至正常或接近正常范围。少尿型患者开始出现利尿，可有多尿表现，每天尿量可达 3000~5000 mL，甚至更多。通常持续 1~3 周，继而再恢复正常。与肾小球滤过率相比，肾小管功能的恢复相对延迟，常需数月后才能恢复，部分病例需 1 年以上，若肾功能持久不恢复，提示肾脏遗留有永久性损害。

(三) 心理-社会状况

急性肾衰竭起病急、症状明显，患者及家属常感到焦虑不安和担忧。后期病程恶化，常易产生悲观、绝望情绪。

【常见护理诊断/问题】

1. 体液过多　与急性肾衰竭致肾小球滤过功能受损、水分控制不严有关。

2. 营养失调：低于机体需要量　与营养的摄入不足及透析等原因有关。

3. 有感染的危险　与饮食限制蛋白质摄入、机体抵抗力低下及透析有关。

4. 潜在并发症　如高钾血症、代谢性酸中毒、高血压脑病、急性左心衰竭、心律失常、DIC、多脏器功能衰竭等。

【护理目标/评价】

1. 病情好转，排尿正常，体液潴留症状消失。

2. 膳食合理，营养得到适宜的补充。

3. 引起患者感染的危险因素消除，不发生感染。

【护理措施】

1. 一般护理　①安置患者绝对卧床休息以减轻肾脏负担，注意活动下肢，防止静脉血栓形成。②体贴、关心患者，解释本病的有关知识，指导患者避免和消除精神紧张、恐惧、焦虑等不良心理反应，以免加重病情、加速肾功能的衰退。

2. 饮食护理

(1) 限制蛋白质摄入：应限制食物中蛋白质的摄入量在 $0.8\ g/(kg\cdot d)$，并适量补充必需氨基酸；血液透析患者的蛋白质摄入量为 $1.2~1.4\ g/(kg\cdot d)$，腹膜透析时为 $1.2~1.5\ g/(kg\cdot d)$。

(2) 保证热量供给：低蛋白饮食的患者需注意提供足够的热量，热量供给一般为 $147\ kJ/(kg\cdot d)$，主要由碳水化合物和脂肪供给。必要时静脉补充营养物质。

(3) 维持水平衡：急性肾衰竭少尿时，常发生水过多，因此少尿期应严格计算 24 h 的出入液量,按照"量出为入"的原则补充液量,24 h 的补液量应为显性失液量及不显性失液量之和减去内生水量。在实际应用中,补液量的计算一般以前一日的尿量加 500 mL 计算。发热患者只要体重不增加可增加进液量。

(4)减少钾的摄入:尽量避免食用含钾多的食物,如白菜、萝卜、榨菜、橘子、香蕉等。需输血的患者避免输入库存血。

3. 病情观察　对急性肾衰竭患者应进行临床监护,监测的内容包括:①24 h 的液体出入量,如经治疗尿量没有恢复正常,反而进一步减少,甚至出现无尿,提示严重的肾实质损害。②生命体征、意识变化。③水肿:包括部位、特点、程度及消长等,在相同条件下定期测量患者的体重、腹围,并注意其变化情况。观察患者有无出现胸腔积液、腹腔积液等全身严重水肿的征象以及水中毒或稀释性低钠血症的症状,如头痛、嗜睡、意识障碍、共济失调、昏迷、抽搐等。④配合医生做好肾功能各项指标和电解质、血 pH 等变化的观察,并进行心电监护以及早发现高钾血症,协助医生对患者的病情及时做出判断和处理。⑤监测感染及重要器官的功能情况,如有无上消化道出血、心力衰竭、肺梗死、高血压脑病等表现。

4. 用药护理　遵医嘱使用利尿剂和血管扩张剂,观察利尿、降压效果及副作用。发生高钾血症时配合医生进行紧急处理,做好血透准备。

5. 防治感染　感染是急性肾衰竭少尿期的主要死亡原因,常见呼吸道、泌尿道、皮肤等部位的感染。在护理中应将患者安置在单人房间,做好病室的清洁消毒;注意无菌操作,透析的各个环节应严格执行无菌操作;需留置尿管的患者应加强消毒、定期更换尿管和进行尿液检查以确定有无尿路感染。卧床患者加强皮肤护理,防止压疮和皮肤感染的发生。做好口腔护理,保持口腔清洁,防止发生感染。如已发生感染,应及时完成细菌培养的标本采集,以便医生根据细菌培养和药物敏感试验结果,合理选用针对性强、效力高而无肾毒性的抗生素。

【健康指导】

1. 向患者及家属讲述急性肾衰竭的临床过程和早期透析治疗的重要性,指导患者保持乐观情绪,配合治疗和护理。

2. 合理膳食,如勿食过咸和含钾高的食物,增强体质,适当锻炼。

3. 注意个人清洁卫生,注意保暖,防止受凉,注意预防呼吸道、皮肤感染;不使用对肾功能有害的药物。

4. 定期门诊随访,监测肾功能及尿量等。

第五节　慢性肾衰竭患者的护理

慢性肾衰竭(chronic renal failure,CRF)是由于肾功能缓慢进行性减退,最终导致体内代谢产物潴留、水与电解质紊乱及酸碱平衡失调和全身各系统症状的一组临床综合征,是慢性肾脏疾病的严重阶段,为各种原发和继发性慢性肾脏疾病持续发展的共同转归。

在我国,慢性肾衰竭的常见病因依次为:原发性慢性肾炎、梗阻性肾病(如尿路结石、神经性膀胱、前列腺肥大等)、糖尿病肾病、狼疮肾炎、高血压肾病、多囊肾等。慢性肾衰竭根据其肾损害程度分以下四期:①肾储备能力下降期:GFR 降至正常的 50%~80%,Scr 正常,临床无症状。②氮质血症期:GFR 降至正常的 25%~50%,Scr 高于正常,但小于 450 μmol/L,临床无明显症状,可有轻度贫血、多尿和夜尿。③肾衰竭期:GFR 降至正常的 10%~25%、

Scr 显著升高至 450~707 μmol/L；贫血较明显，夜尿增多，水、电解质紊乱，并可有轻度胃肠道、心血管和中枢神经系统症状。④尿毒症期：GFR 进一步下降至正常的 10% 以下，Scr>707 μmol/L，肾衰竭症状十分显著。

慢性肾衰竭的治疗应根据肾功能处于不同阶段而确定相应的治疗重点：尿毒症期之前，以去除导致肾功能损害的所有不利因素为治疗重点；至慢性肾衰竭终末期，适时选择合适的肾替代手段（如血液透析、腹膜透析、肾移植等）为治疗关键。

【护理评估】

（一）健康史

评估有无慢性肾脏疾病、前列腺增生症、系统性红斑狼疮、糖尿病、原发性高血压等病史；询问起病前有无明显的诱因，如感染、心力衰竭、应用肾毒性药物等。同时，应了解既往有无类似的发病情况、诊断及用药情况、治疗效果及副作用等。

（二）身体状况

慢性肾衰竭起病缓慢，早期仅表现为基础疾病的症状，病情发展到"健存肾单位"不能调节适应机体最低要求时，才会逐渐出现尿毒症症状。慢性肾衰竭的症状十分复杂，可累及人体各个脏器，出现各种代谢紊乱的表现。

1. 胃肠道表现　最常见的症状。最早的表现为食欲不振，而后出现上腹饱胀、恶心、呕吐、腹泻、舌和口腔黏膜溃疡，口腔有尿臭味，且消化道出血常见。

2. 心血管表现　①高血压：大部分患者存在不同程度的高血压，主要是由于水钠潴留引起的，也与肾素活性增高有关。高血压可引起左心室扩大、心力衰竭、动脉硬化及继续加重肾损害，少数患者可发生恶性高血压。②心力衰竭：常见的死亡原因之一，大多与水钠潴留及高血压有关，部分患者可能与尿毒症性心肌病有关。表现与一般心力衰竭相同。不典型者，仅表现为尿量突然减少，或水肿加重。③心包炎：主要见于透析不充分者，常有剧烈左胸痛及心包摩擦音，严重者可出现心脏压塞。④动脉粥样硬化：常有高三酰甘油血症及轻度胆固醇升高，脑动脉和全身周围动脉均可发生动脉粥样硬化，是尿毒症的主要死亡原因之一。

3. 血液系统表现　①贫血：尿毒症必有的症状。常为正色素性正细胞性贫血，贫血程度与肾功能下降程度密切相关。主要原因是肾脏产生促红细胞生成素（EPO）减少，以及毒素使红细胞寿命缩短、造血原料不足、血液透析时失血等。②出血倾向：晚期患者常表现为皮下出血、鼻出血、牙龈出血，甚至发生呕血、便血、血尿、颅内出血、月经过多等，少数可有心包出血。出血倾向与外周血小板破坏增多、出血时间延长、血小板聚集和黏附能力下降等有关。③白细胞异常：白细胞趋化、吞噬和杀菌的能力减弱，因而容易发生感染。部分患者粒细胞或淋巴细胞减少。

4. 呼吸系统表现　严重酸中毒时呼吸深长。代谢产物的潴留可引起尿毒症性支气管炎、肺炎胸膜炎等，并易患肺结核。

5. 神经肌肉表现　早期常有精神萎靡不振、疲乏、失眠、注意力不集中等症状，晚期出现性格改变：抑郁、记忆力下降、判断错误、表情淡漠、精神异常、谵妄、幻觉、昏迷等；神经肌肉兴奋增加的表现有呃逆、肌肉痛性痉挛、抽搐等，晚期常有感觉异常，如肢体麻木、烧灼感或疼痛感，最常见的是肢端呈袜套样分布的感觉丧失。

6. 皮肤表现　皮肤瘙痒常见，且伴有抓痕。患者面色较深而萎黄，伴轻度水肿，称"尿毒症"面容,系弥漫性黑色素沉着所致。尿素随汗液经皮肤排出后,可形成白色结晶称尿素霜。

7. 肾性骨营养不良症 简称肾性骨病。常见有纤维性骨炎、尿毒症骨软化症、骨质疏松症和骨硬化症。晚期可发生骨痛、关节畸形、病理性骨折等。

8. 内分泌失调 患者的血浆活性维生素 D_3、红细胞生成素(EPO)降低。常有性功能障碍,女性可出现闭经、不孕等。

9. 水、电解质和酸碱失衡 ①失水或水过多,表现为脱水或水肿、血容量过多、高血压、心力衰竭等。②高钠或低钠血症,高钾或低钾血症,低钙血症、高磷血症。③代谢性酸中毒等。

10. 并发感染 与机体免疫功能低下、白细胞功能异常等有关。以肺部和尿路感染常见,血透患者易发生动静脉瘘感染、肝炎病毒感染等。这是尿毒症的主要死因之一。

(三) 心理-社会状况

慢性肾衰竭病程长,长期治疗效果不理想,常使患者及家属感到担忧和焦虑不安。后期病情恶化及治疗费用昂贵,则可产生各种情绪反应,如抑郁、悲观、恐惧、绝望等情绪。

【常见护理诊断/问题】

1. 体液过多 与肾小球滤过功能降低导致水钠潴留或补液不当等因素有关。

2. 营养失调:低于机体需要量 与氮质血症有关。

3. 有感染的危险 与营养不良、贫血、机体抵抗力下降有关。

4. 活动无耐力 与心脏病变、贫血、水电解质和酸碱平衡紊乱有关。

【护理目标/评价】

1. 水肿减轻或消退,肾功能改善。
2. 能摄入足够的营养物质,维持较好的营养状态。
3. 知道引起感染的危险因素和预防感染的措施,无感染发生。
4. 活动耐力增强。

【护理措施】

1. 一般护理 注意增加患者卧床休息时间,全身水肿或有器官功能损害者,应绝对卧床休息。定时活动下肢,防止静脉血栓形成。协助患者做好各项生活护理,避免过度劳累,以减轻肾脏负担。根据病情指导患者合理安排活动,活动时以不出现疲劳、胸痛、呼吸困难、头晕等为宜。

2. 饮食护理 给予高热量、富含维生素、低蛋白易消化饮食。供给的蛋白质应是富含必需氨基酸的高生物效价优质蛋白,蛋白质的摄入量应根据患者的肾小球滤过率(GFR)来调节,当 GFR<50 mL/min 时,即应开始限制蛋白质的摄入,且要求饮食中 50% 以上的蛋白质是富含必需氨基酸的蛋白;当内生肌酐清除率>20 mL/min 时,每日摄入蛋白约为 40 g 或 0.7 g/(kg·d);内生肌酐清除率为 10~20 mL/min 时,每日摄入蛋白约为 35 g 或 0.6 g/(kg·d);内生肌酐清除率为 5~10 mL/min 时,每日摄入蛋白约为 25 g 或 0.4 g/(kg·d);内生肌酐清除率<5 mL/min 时,每日摄入蛋白约为 20 g 或 0.3 g/(kg·d),此时患者需应用必需氨基酸疗法。长期低蛋白饮食的患者,应遵医嘱采用必需氨基酸疗法或必需氨基酸及 α-酮酸的混合疗法,必要时可静脉输入清蛋白,以防止发生蛋白质营养不良症。供给患者足够的热量,以减少体内蛋白分解,主要由碳水化合物和脂肪供给,注意供给富含维生素 C、B 族维生素和叶酸的食物。高钾血症时,应限制含钾量高的食物的摄入,如有低钙血症,可摄入含钙量

较高的食物如牛奶,或遵医嘱使用活性维生素 D 及钙剂等。对进行透析治疗的患者,应按透析时的饮食治疗要求调整。

3. 心理护理　加强与患者的沟通和心理疏导,鼓励患者说出患病后的心理感受,并给予关爱和同情。向患者及家属解释各项检查、治疗的目的,增强患者对治疗的信心,能积极自觉地配合检查和治疗。指导患者注意避免长期的精神紧张、焦虑、抑郁等,以免加重病情、加速肾功能的衰退。

4. 病情观察　密切观察患者的生命体征,定时测量体重,准确记录液体出入量。定期监测肾功能、电解质、血清清蛋白、血红蛋白等变化。观察有无液体量过多的症状和体征,注意有无感染灶出现,有无高钾血症、低钙血症的征象,发现异常及时通知医生处理。

5. 用药护理　遵医嘱准确使用利尿、降压、强心等药物和红细胞生成素,并注意观察药物副作用,如发现应及时报告医生,协助处理。静脉输入必需氨基酸时,应注意输液速度,注意保护和有计划地使用血管,尽量保留前臂、肘等部位的大静脉,以备用于血透治疗。输液过程中若有恶心、呕吐时,应减慢输液速度并遵医嘱给予止吐剂;切勿在氨基酸内加入其他药物,以免引起不良反应。

6. 防治感染　积极配合医生做好感染的防治工作。尽量将患者安置在单人病室,减少探视人员的人数、次数和时间,防止交互感染。协助患者做好全身皮肤黏膜的清洁,保持皮肤清洁,预防皮肤感染。各种操作严格遵守无菌原则,认真做好血透或腹透置管护理、口腔护理及尿管护理。准确留取各种标本如痰液、尿液、血液等,并及时送检。遵医嘱使用抗生素,并协助医生进行相应处理。

7. 透析护理　参见相关专业书籍"血液透析的护理"。"腹膜透析护理",做好相关透析护理及监测。

【健康指导】

1. 向患者及家属介绍慢性肾衰竭的临床过程和治疗的进展,告知透析治疗的重要性,以减轻其不安和恐惧的心理,使之能积极配合治疗和护理。指导患者保持乐观情绪。

2. 注意个人卫生,注意预防呼吸道、皮肤感染,皮肤瘙痒时切勿用力搔抓,以免破损引起感染;注意会阴部的清洁卫生。

3. 强调合理饮食的重要性,严格遵从饮食治疗的原则,尤其是蛋白质的合理摄入和限制钠、钾的摄入。

4. 告知患者必须遵医嘱用药,避免使用肾毒性药物,如氨基糖苷类抗生素等。定期复查肾功能、血清电解质等,准确记录每日的尿量、血压、体重。

第五章 血液系统疾病患者的护理

第一节 贫血患者的护理

贫血(anemia)是指单位容积周围血液中的血红蛋白(Hb)浓度、红细胞计数(red blood-cell,RBC)和(或)血细胞比容(hematocrit,HCT)低于相同年龄、性别和地区的正常范围下限的一种常见临床症状。其中以血红蛋白浓度的降低最为重要,因红细胞计数不一定能准确反映出贫血是否存在及贫血的程度。在小细胞低色素性贫血时,红细胞的减少比血红蛋白的降低程度轻;相反,在大细胞性贫血时,红细胞的减少比血红蛋白降低的程度更显著。我国海平面地区成人血红蛋白测定:男性<120 g/L、女性<110 g/L、妊娠期<100 g/L;红细胞:男性<$4.5×10^{12}$/L、女性<$4.0×10^{12}$/L、妊娠期<$3.0×10^{12}$/L;血细胞比容:男性<42%容积、女性<37%容积、妊娠期<30%容积时均可诊断为贫血。各种类型贫血的病理生理学基础均为红细胞和血红蛋白含量减少、携氧能力降低引起全身各器官和组织缺氧所产生的一系列临床表现。贫血症状的轻重,不但取决于贫血发生的速度、程度、机体对缺氧适应能力、患者的体力活动程度,也与患者的年龄、有无心脑血管基础疾病等有关。贫血不是一种独立的疾病,各系统疾病均可引起贫血。

一、缺铁性贫血患者的护理

缺铁性贫血(iron deficiency anemia,IDA)是体内用来制造血红蛋白的储存铁缺乏、血红蛋白合成减少、红细胞生成障碍引起的一种小细胞、低色素性贫血,是临床上最常见的贫血,多见于育龄妇女及婴幼儿。

【病因与发病机制】

(一)病因

1. 铁需求量增加而摄入不足 成年男性和已绝经妇女每天要从食物摄铁量为1~1.5 mg,一般饮食已足够供给。婴幼儿、青少年、妊娠和哺乳期的妇女需铁量相对增加,如果饮食中缺少铁的摄入则易引起缺铁性贫血。青少年偏食易引起缺铁;人工喂养的婴幼儿如不及时补充蛋类、肉类等含铁量较多的食品,也可引起缺铁性贫血。

2. 铁吸收不良 铁主要在十二指肠和空肠上段吸收,胃大部切除及胃空肠吻合术后,由于胃酸分泌不足,可影响铁的吸收。此外,小肠黏膜病变、肠道功能紊乱等均可影响铁的吸收。

3. 铁丢失过多 慢性失血是成人缺铁性贫血最重要、最常见的病因,反复小量失血可使体内储存铁逐渐耗竭,如消化性溃疡出血、月经过多、肠息肉、肠道肿瘤、钩虫病、痔疮出血、血红蛋白尿等。

(二)发病机制

体内铁的减少是一个渐进性的变化过程,分为缺铁、缺铁性红细胞生成及缺铁性贫血3个阶段,铁缺乏症是以上3个阶段的总称。体内铁缺乏时不但可引起铁代谢异常,同时对造血系统和组织细胞代谢也有影响。

1. 铁代谢的影响 当体内贮存铁减少到不足以补偿功能状态的铁时,铁代谢各项指标发生异常。

2. 造血系统的影响 红细胞内缺铁,血红素合成障碍,血红蛋白生成减少,发生小细胞低色素性贫血。

3. 组织细胞代谢的影响 组织缺铁,细胞中含铁酶和铁依赖酶的活性降低,可影响患者的精神、行为、体力、免疫力及病儿的生长发育和智力,还可引起黏膜组织病变。

【临床表现】

1. 贫血表现 面色苍白、乏力、易倦、头晕、耳鸣、头痛、心悸气短等。

2. 组织缺铁表现 ①营养缺乏:皮肤干燥、角化、无光泽、萎缩、毛发干枯易脱落;指(趾)甲扁平、不光整、脆薄易裂,甚至出现反甲。②黏膜损害:表现为舌炎、舌乳头萎缩、口角炎;严重者引起吞咽困难(Plummer-Vinson 综合征),其特点为吞咽时感觉食物黏附在咽部,是缺铁的特殊表现之一。③神经、精神系统异常:烦躁、易激动、注意力不集中、体力不足,有些患者有异食癖;约 1/3 患者出现神经痛、末梢神经炎,严重者可出现智能障碍等;儿童表现好动、发育迟缓等。

3. 缺铁原发病表现 如消化性溃疡、肿瘤或痔疮等所致的便血,女性月经过多,血管性溶血的血红蛋白尿等。

【诊断要点】

诊断要点包括诊断缺铁性贫血及明确病因或原发病。根据患者的症状和体征以及血常规检查、粪潜血试验、肝和肾功能、胃镜检查、寄生虫感染等检查,结合有慢性失血、机体需铁量增加等病史,能做出初步的临床诊断。

【治疗要点】

1. 病因治疗 病因及原发病的治疗,对纠正贫血、防止复发尤为重要。若病因不清,单纯铁剂治疗,只能使血常规暂时恢复正常,不能使贫血彻底治愈。

2. 铁剂治疗 补充铁剂以口服方法为首选,目前常用铁剂有琥珀酸亚铁、富马酸亚铁、硫酸亚铁等,每天补充元素铁 150~200 mg。铁剂治疗后,若症状很快减轻,网织红细胞计数逐渐上升,表明治疗有效。血红蛋白 2 周左右开始升高,一般 2 个月恢复正常,但仍然需要继续服用铁剂 4~6 个月,以补充贮存铁,待铁蛋白正常后停药。

注射铁剂的指征:口服铁剂胃肠道反应严重不能耐受者、消化道吸收障碍者或病情要求迅速纠正贫血如晚期妊娠患者等。常用注射铁剂为右旋糖酐铁,注射前必须计算补铁总量,以免剂量过大导致铁中毒。计算公式:补铁总量(mg)=[需达到的血红蛋白浓度−患者 Hb(g/L)]×体重(kg)×0.33。成人首次剂量 50 mg,如无不良反应,从第 2 天起,每日或隔日 100 mg 至总量完成。

【常见护理诊断/问题】

1. 活动无耐力 与贫血引起全身组织缺氧有关。

2. 营养失调:低于机体需要量 与铁需求量增加、摄入量不足、吸收障碍或丢失过多有关。

3. 焦虑 与脑组织缺氧所致记忆力减退,学习、工作效率降低有关。

4. 知识缺乏 缺乏有关营养方面的知识。

【护理措施】

1. 休息与活动 休息可减少氧的消耗,根据患者贫血程度、发生速度以及症状,合理安排患者的休息与活动。环境要安静、舒适,保证充足的睡眠。轻、中度贫血或贫血发生缓慢、机体已获得代偿者,可轻度活动,以不加重症状、不感觉疲劳为度。重度贫血、缺氧严重者应卧床休息,以减轻心脏负荷,必要时给予吸氧,以改善组织缺氧症状,并协助生活护理,待症状好转后,再逐渐增加活动量。

2. 饮食护理 应给予高蛋白、高热量、高维生素、易消化饮食,强调均衡饮食,不偏食、挑食。进食含铁丰富的食物,如动物肝脏、瘦肉、血、蛋黄以及豆类、海带、紫菜、黑木耳等,食用含维生素C丰富的食物和水果,可促进铁的吸收。对于有口腔炎、口角炎、舌炎的患者,应加强口腔护理,预防口腔感染。

3. 病情观察 观察患者原发病及贫血的症状和体征;关注用药情况和治疗效果,患者的进食情况,相关实验室检查变化等。

4. 用药护理

(1)口服铁剂:空腹比餐后或餐中服用亚铁盐吸收要完全,但空腹服用胃肠道反应大,患者常不能耐受,故多于餐后服用,从小剂量开始逐渐增加剂量,以减轻不良反应。主要不良反应为胃部灼热感、恶心、呕吐、上腹部不适、腹泻、便秘等。避免与茶、牛奶、咖啡和抗酸、H_2受体拮抗剂等食物和药物同时服用,以防影响铁的吸收。可服用维生素C、乳酸等酸性药物与食物促进铁的吸收。服用液体铁剂时,应使用吸管,以免牙齿受损。铁与肠道内硫化氢作用,生成黑色硫化铁,故服用铁剂期间应做好解释工作,避免患者因排黑便而紧张。

(2)注射铁剂:注射铁剂时患者可有局部和全身不良反应。肌内注射可引起局部疼痛,皮肤发黑,长期注射可出现硬结。因此,肌内注射应采用深部注射法,并经常更换注射部位,以促进吸收。避免在皮肤暴露部位注射,以防药液外溢引起局部皮肤染色。注射铁剂除可引起上述局部反应外,还可出现面部潮红、头痛、恶心、发热、荨麻疹、关节和肌肉痛、低血压等全身反应,严重者可发生过敏性休克,故首次注射时应严密观察用药后不良反应,并备好抢救物品和药品。

5. 心理护理 了解患者的心理状态,并解释记忆力减退、健忘、失眠等情况是因贫血所致,告知随贫血的纠正以上表现会逐渐改善。向患者及家属介绍缺铁性贫血相关知识,做到主动配合,自我护理,有助于消除焦虑。

【健康指导】

1. 护士应帮助患者及家属了解本病的相关知识和自我护理的方法;介绍缺铁性贫血的常见病因;说明消除病因和坚持药物治疗的重要性、适当休息和提供均衡营养饮食的意义,使其主动配合治疗。

2. 遵循高蛋白、高维生素、易消化的饮食原则,指导患者及家属选择含铁丰富的食物,改变不良饮食习惯,做到不偏食、不挑食,饮食宜多样化。注意休息、适量活动,以促进食欲、增强体质。

3. 根据医嘱坚持用药,定期门诊检查血常规。注意补充贮存铁,同时积极治疗原发病,以达到预防和治疗缺铁性贫血的目的。

4. 在高危人群中开展预防缺铁的卫生知识教育,如婴幼儿生长迅速,应合理喂养,及时添加含铁丰富的辅食,如蛋类、肝等;生长发育期的青少年要纠正偏食,补充含铁丰富的食物;妊娠后期、哺乳期妇女、胃切除者等,必要时可考虑预防性补充铁剂,每天口服10~20 mg元素铁。

二、再生障碍性贫血患者的护理

再生障碍性贫血(aplastic anemia,AA)简称再障,是由于多种原因导致的骨髓造血功能衰竭,以骨髓造血干细胞及造血微环境损伤、外周血全血细胞减少为特征的一种综合征,临床主要表现为进行性贫血、感染、出血和全血细胞的减少。我国再障年发病率为 0.74/10 万;各年龄阶段均可发病;男、女发病率无明显差异。

【病因与发病机制】

(一)病因

按病因可分为原发性再障和继发性再障,半数以上的患者找不到明确原因而发病,称为原发性再障;继发性再障可能由药物和化学、物理、病毒感染等因素引起。

1. 药物及化学物质 现已知有高度危险性的药物有抗肿瘤化疗药、氯霉素、磺胺类、保泰松、异烟肼等。苯及其衍生物,如油漆、染料、杀虫剂等是引起再障的重要化学物质。抗肿瘤药物和苯对骨髓的抑制与剂量相关,杀虫剂、氯霉素、磺胺类等引起者与个体敏感相关,与剂量关系不大。

2. 物理因素 各种电离辐射如 X 射线、γ 射线及其他放射性物质等可阻碍 DNA 的复制而抑制细胞的有丝分裂,使骨髓造血干细胞和骨髓微循环遭受损害,从而影响造血干细胞的增殖和分化。

3. 病毒感染 肝炎病毒、微小病毒 B19、EB 病毒等反复感染均可引起再障。

4. 遗传倾向 临床资料显示具有某些 HLA-Ⅱ型抗原的再障患者对免疫抑制剂治疗反应较好,部分患者对氯霉素和某些病毒具有易感性,说明再障的发病可能与遗传因素有关。

(二)发病机制

再障的发病机制尚未完全阐明,目前认为可能是相关致病因子通过以下 3 种机制导致发病。

1. 造血干祖细胞缺陷("种子"学说) AA 患者骨髓 $CD34^+$ 细胞数量较正常人明显减少且功能障碍,引起外周血液全血细胞减少。

2. 造血微环境异常("土壤"学说) 致病因素导致造血微环境严重破坏,部分 AA 患者骨髓基质细胞分泌的各类造血调控因子明显不同于正常人,使造血细胞的生长和发育失去支持和调节。

3. 免疫异常("虫子"学说) 研究发现 AA 患者骨髓和外周血液的淋巴细胞比例增高,髓系细胞凋亡亢进,多数患者使用免疫抑制治疗有效。近年来,多数学者认为免疫异常是 AA 的主要发病机制。

【临床表现】

主要表现为进行性贫血、出血和感染,肝、脾、淋巴结多无肿大。重型与非重型再障的鉴别见表 5-1。

表 5-1 重型再障与非重型再障的鉴别

判断指标	重型再障	非重型再障
起病与病情进展	起病急,进展快,病情重	起病缓,进展慢,病情较轻
血常规变化和标准		
中性粒细胞绝对值	$<0.5\times10^9/L$	$>0.5\times10^9/L$
血小板	$<20\times10^9/L$	$>20\times10^9/L$
网织红细胞绝对值	$<15\times10^9/L$	$>15\times10^9/L$
骨髓象	多部位增生极度减低	增生减低或活跃,可有增生灶
预后	不良,多于 6~12 个月内死亡,约 1/3 的患者死于感染和出血	预后较好,经治疗多数可缓解甚至治愈,少数死亡

1. 重型再生障碍性贫血(severe aplastic anemia,SAA)　起病急,发展快,病情重,少数可由非重型再障进展而来。

(1)贫血:皮肤苍白、头晕、乏力、心悸和气促等症状进行性加重。

(2)出血:皮肤有瘀点或大片瘀斑,口腔、牙龈、鼻腔、眼结膜等出血。内脏出血时可见呕血、便血、咯血、血尿、阴道出血、眼底出血和颅内出血等,颅内出血是本病死亡的主要原因之一。

(3)感染:以呼吸道感染最常见,多合并败血症。多数患者体温在39℃以上,个别患者自发病到死亡均处于难以控制的高热中。

2. 非重型再生障碍性贫血(non severe aplastic anemia,NSAA)　起病和进展较缓慢,病情较重型轻。多以贫血为主要表现,输血后症状缓解,但不持久。感染、出血症状较轻,也相对易控制。久治无效者可发生颅内出血。

【治疗要点】

(一)支持治疗

1. 保护措施　预防感染,注意饮食和环境卫生;避免诱发和加重出血;去除和避免可能导致骨髓损伤的各种因素,禁用对骨髓有抑制作用的药物。

2. 对症治疗

(1)控制感染:对感染性高热的患者,应取血液、分泌物和排泄物做细菌培养和药敏试验,并用广谱抗生素治疗;待细菌培养和药敏试验有结果后再换敏感抗生素。长期广谱抗生素治疗易继发真菌感染和肠道菌群失调。

(2)止血:可使用促凝血药,如酚磺乙胺;抗纤溶药,如氨基己酸等止血药物。女性月经过多者,可肌内注射丙酸睾酮。对于严重的出血或有内脏出血倾向者可输注浓缩血小板、新鲜冰冻血浆等。

(3)纠正贫血:患者血红蛋白<60 g/L且伴明显缺氧症状,耐受差时,可输注红细胞悬液。

(二)针对发病机制的治疗

1. 免疫抑制治疗　抗胸腺细胞球蛋白(antithymocyte globulin,ATG)和抗淋巴细胞球蛋白(antilymphocyte globulin,ALG)是目前治疗重型再障的主要药物,其作用机制是能够抑制T淋巴细胞或非特异性自身免疫反应。环孢素(cyclosporine A,CsA)选择性作用于异常T淋巴细胞,适用于所有再障。ATG联合CsA可组成强化免疫抑制方案,是目前治疗再障的标准疗法之一。

2. 促造血治疗　雄激素适用于非重型再障,其作用机制是刺激肾脏产生更多的红细胞生成素及直接刺激骨髓红细胞生成,常用药物有司坦唑醇(康力龙)、十一酸睾酮(安雄)、达那唑、丙酸睾酮等。造血生长因子一般在免疫抑制治疗的同时或之后使用,可促进骨髓恢复,常用药物有粒细胞集落刺激因子、粒-巨噬细胞集落刺激因子、红细胞生成素等。

3. 造血干细胞移植　对40岁以下、无感染及其他并发症,有合适供体的重型再障患者可以选择。年龄<50岁有HLA相合同胞者的重型再障患者,宜首选造血干细胞移植。

【常见护理诊断/问题】

1. 有感染的危险　与粒细胞减少致机体抵抗力下降有关。

2. 活动无耐力　与组织缺氧有关。

3. **有损伤的危险：出血** 与血小板减少有关。
4. **自我形象紊乱** 与雄激素的不良反应引起外观改变有关。
5. **焦虑或悲伤** 与病情严重、久治不愈有关。

【护理措施】

1. 合理休息与活动 轻度贫血患者，可适当工作及活动，避免疲劳。中度贫血患者，增加卧床休息时间，鼓励生活自理，活动量以不出现明显心悸、气促等症状为宜。重度贫血者应卧床休息，协助生活护理，给予氧气吸入以改善组织缺氧。

2. 饮食护理 给予高蛋白、高热量、富含维生素的易消化、清淡饮食。血小板减少者应进软食或半流质，避免过硬、粗糙、刺激性食物。有消化道出血者应禁食或进温凉流质饮食，待出血停止后再逐渐恢复普通饮食。有感染发热时，饮食中要保证充足的水分和热量供给。

3. 病情观察 密切观察患者生命体征变化，尤其是体温的变化，监测常见感染灶的症状或体征，如呼吸系统、消化系统和泌尿系统等部位的感染征象等，做好血液、痰液、尿液、粪便等标本的采集和细菌培养及药敏试验。及时了解患者血常规变化，注意贫血的症状、体征。观察患者出血的部位和出血量，及时发现新的出血或内脏出血，如患者出现头痛、恶心、喷射状呕吐等，应警惕颅内出血的发生。

4. 预防感染

（1）内源性感染的护理：注意加强口腔、皮肤及肛周、会阴的清洁卫生。进餐前后、晨起、睡前应漱口，可根据口咽部分泌物培养，有针对性地选用漱口液。保持皮肤清洁，勤洗澡、更衣，避免搔抓皮肤，女性患者要注意会阴部清洁。保持大便通畅，睡前、便后坐浴，发生肛周脓肿者，应及时给予局部理疗或切开引流。

（2）外源性感染的护理：保持病室温、湿度适宜，空气清新，紫外线或臭氧空气消毒每周2~3次，定期使用消毒液擦拭家具、地面等。限制探视人数、次数，避免到人群聚集的地方，不要与呼吸道感染的患者接触以避免交叉感染。严格执行无菌操作，对中性粒细胞绝对值≤$0.5×10^9$/L者，必要时进行保护性隔离。

（3）高热的护理：高热患者可物理降温或遵医嘱给予药物降温。血小板明显降低者忌用酒精擦浴，以免刺激皮肤血管扩张，引起或加重出血。降温过程中密切监测体温和脉搏变化，及时擦干皮肤，更换衣物、被服，防止受凉，鼓励多饮水，防止患者发生虚脱。忌用抑制骨髓造血及血小板功能的降温药物。

5. 预防出血 血小板计数<$50×10^9$/L时，减少活动，增加卧床休息时间；血小板计数<$20×10^9$/L或有严重出血时，应绝对卧床休息。

（1）预防皮肤出血的护理：保持床铺平整、衣物柔软，勤剪指甲避免皮肤抓伤，动作轻缓以免肢体碰撞。护理操作动作轻柔，尽可能减少注射次数；静脉穿刺时，尽量缩短止血带结扎时间，避免用力拍打及揉擦局部；拔针后局部应延长按压时间，必要时局部加压包扎；穿刺部位交替使用，以免局部血肿形成。

（2）口腔、牙龈出血的护理：指导患者用软毛牙刷刷牙，忌用牙签剔牙，忌食粗、硬、辛辣食物，以免损伤口腔黏膜。牙龈渗血时暂停牙刷刷牙，勤漱口，可用冷水含漱或用凝血酶、肾上腺素棉球或吸收性明胶海绵片局部贴敷或局部加压止血。要及时清除口腔内陈旧血块，以免口腔内异味影响食欲及发生继发感染。

（3）鼻出血的护理：保持室内湿度在50%~60%，干燥季节可用液状石蜡或清鱼肝油滴鼻液滴鼻，以防鼻黏膜干燥；避免用力擤鼻和抠鼻。鼻腔少量出血时，可用0.1%肾上腺素棉球填塞压迫止血并局部冷敷。严重出血或后鼻腔出血时,应用凡士林油纱行鼻腔填塞术,术后定时滴入无菌液状石蜡,术后48~72 h轻轻取出填塞油纱条,如仍出血,需更换油纱条重新填塞。鼻腔填塞期间,要加强口腔护理,同时注意鼻分泌物、鼻周皮肤颜色、血液循环情况,预防感染的发生。

(4) 内脏出血的护理:注意出血的量及出血的部位,密切监测血压变化;大量出血时,要及时建立静脉通路,做好合血、输血准备,保证各种液体、止血药物和血液制品的输入。

(5) 眼底及颅内出血的护理:眼底出血时患者视物模糊,嘱患者卧床休息,减少活动,保持镇静,勿用力揉搓眼睛以免加重出血。如患者突然出现头痛、视物模糊、恶心、喷射性呕吐、双侧瞳孔不等大、对光反射迟钝或消失,甚至意识障碍时,提示有颅内出血的发生。立即通知医师做好抢救准备,并去枕平卧,头偏向一侧,保持呼吸道通畅,立即吸氧,以改善脑组织细胞缺血缺氧。迅速建立两条静脉通路,遵医嘱应用脱水利尿药以降低颅内压,同时进行成分输血,合理使用止血、镇静药物。做好基础护理,观察生命体征、神志及瞳孔、尿量的变化,并做好记录及交接班。

6. 用药的护理

(1) ATG和ALG治疗中可出现超敏反应(寒战、高热、多型性皮疹、高血压或低血压等)、血清病(猩红热样皮疹、关节肌肉痛、发热)、继发感染及出血加重等,用药前需做过敏试验,用药过程中遵医嘱使用糖皮质激素防治过敏反应,加强病情观察,每天剂量维持点滴12~16 h,做好保护性隔离,预防感染及出血。

(2) 环孢素不良反应有肝、肾功能损害,牙龈增生及消化道反应等,使用期间需协助医师监测血药浓度、患者造血功能、T细胞免疫恢复情况及药物不良反应等,以调整用药剂量和疗程。

(3) 雄激素不良反应有肝脏损害及男性化作用等,用药期间保持皮肤清洁,不要挤抓痤疮,以防感染的发生。丙酸睾酮为油剂,注射后不易吸收,故应深部、缓慢肌内注射,经常轮换注射部位,发现硬结及时理疗,促进吸收避免感染。

7. 输血的护理 贫血严重时,可输注浓缩红细胞以缓解贫血和机体缺氧症状。根据贫血程度及症状来调节输血速度,严重贫血患者输血时速度宜慢,防止因心脏负荷过重诱发心力衰竭。血小板计数<$20×10^9$/L或出血严重时,可输注浓缩血小板。血小板取回后,应以患者能够耐受的最快速度尽快输注。输血前双人认真"三查八对",输血过程中密切观察有无输血反应的发生。

8. 心理护理 护士首先应关心、体贴患者,认真做好护患沟通工作,耐心倾听患者述说,了解患者的性格特点、对疾病的认识程度和理解能力,认真观察患者的情绪反应,总结、分析患者是否存在异常心理状态,以便针对性给予心理疏导和支持。充分发挥患者及家属在疾病转归过程中的主动性,并能积极主动参与到治疗和护理过程中,有助于缓解患者焦虑、悲伤情绪。

【健康指导】

1. 向患者及家属介绍引起再障的可能原因,尽可能避免和减少接触与再障发病相关的危险因素。新装修的房屋不宜立即使用;使用农药和杀虫剂时,做好个人防护;凡从事与易患因素有关的工作者,要做好职业防护,定期体检,检查血常规;避免服用对造血系统有损害的药物。

2. 向患者及家属做好用药指导,按医嘱坚持用药,定期监测血压、血常规,复查肝肾功能等,切忌擅自停药或减量。

3. 告知患者和家属贫血、出血、感染的常见症状和体征,教会患者自我监测,便于了解病情变化;学会自我护理,预防出血和感染。

4. 学会调节情绪,以乐观积极的心态对待疾病,保持心情舒畅;养成良好的生活习惯,保证营养,合理活动,以增强体质,提高免疫力。

第二节 特发性血小板减少性紫癜患者的护理

特发性血小板减少性紫癜(idiopathic thrombocytopenic purpura,ITP)是一种免疫介导的血小板过度破坏和血小板生成受抑所致外周血中血小板减少的出血性疾病。临床以自发性广泛皮肤、黏膜及内脏出血,血小板计数减少,血小板生存时间缩短和出现抗血小板特异性自身抗体,骨髓巨核细胞发育成熟障碍为特点。发病率为5~10/10万人口,60岁以上人群的发病率有增加趋势。临床可分为急性型和慢性型,前者多见于儿童,后者多见于成人,育龄期女性发病率较同年龄阶段男性高。

【病因与发病机制】

目前病因不清,可能与下列因素有关。

1. 感染因素 ITP的发病与细菌或病毒感染相关,急性ITP患者在发病前2周左右多有上呼吸道感染史,慢性ITP患者常因感染使病情加重。

2. 免疫因素 ITP的发病与体液免疫和细胞免疫介导的血小板过度破坏和生成受抑密切相关。将ITP患者的血浆输给健康受试者可引起后者一过性血小板减少。50%~70% ITP患者的血浆和血小板表面可检测到血小板膜糖蛋白特异性自身抗体,自身抗体致敏的血小板易被单核-吞噬细胞系统过度破坏。此外,ITP患者的细胞毒T细胞可直接破坏血小板。自身抗体还可损伤巨核细胞或抑制巨核细胞释放血小板,造成血小板生成不足。

3. 肝、脾因素 肝、脾是血小板自身抗体产生的主要部位,也是血小板破坏的主要场所,尤以脾脏最为重要。

4. 其他因素 慢性型多见于育龄期女性,可能与雌激素水平增高抑制血小板生成及促进单核-巨噬细胞对抗体结合血小板的破坏有关。

【临床表现】

1. 急性型ITP 多见于儿童,多数发病前1~2周有上呼吸道或病毒感染史。起病急骤,常有发热、畏寒。全身皮肤瘀点、紫癜及瘀斑,鼻腔、牙龈和口腔黏膜出血也较常见,严重者甚至出现血肿、血疱。当血小板<$20×10^9$/L可出现呕血、黑便、咯血、血尿、阴道出血等内脏出血表现,少数患者并发颅内出血而危及生命。出血量过大可导致程度不同的贫血、血压下降甚至失血性休克。病程常呈自限性,在数周内恢复,仅有少数病程超过半年而转为慢性。

2. 慢性型ITP 多见于成人,起病隐匿。出血症状轻,但易反复发作。可表现为皮肤、黏膜瘀点、紫癜、瘀斑及外伤后出血不止等;内脏出血较少,但月经过多较常见;部分患者可因感染等致病情加重,出现广泛、严重的皮肤、黏膜及内脏出血;长期月经过多可出现失血性贫血。

【诊断要点】

广泛出血累及皮肤、黏膜及内脏;至少两次血常规检查血小板计数减少,血细胞形态无异常;脾脏一般不增大;骨髓巨核细胞数增加或正常而成熟障碍;排除其他继发性血小板减少症。

【治疗要点】

1. 一般疗法 出血严重、血小板明显减少（<20×10⁹/L）者应卧床休息，防止各种创伤及颅内出血。可使用维生素C、酚磺乙胺、氨基己酸等止血药物。ITP患者如无明显出血倾向，血小板计数>30×10⁹/L，且不接受手术、创伤性检查和治疗者，可临床观察，暂不予药物治疗。

2. 使用糖皮质激素 糖皮质激素为首选药物，近期有效率约为80%。其作用机制是抑制单核-巨噬细胞系统吞噬和破坏血小板；减少自身抗体生成及减轻抗原抗体反应；改善毛细血管通透性；刺激骨髓造血及血小板向外周血的释放等。常用泼尼松每天1 mg/kg口服，待血小板接近正常后，1个月内快速减量至最小维持量每天5~10 mg，无效者4周后停药；也可口服地塞米松每天40 mg×4天。

3. 静脉输注丙种球蛋白 静脉输注丙种球蛋白主要用于ITP急症的处理、不能耐受糖皮质激素者或脾切除术前准备、合并妊娠或分娩前，常用剂量每天400 mg/kg×5天或每天1.0 g/kg×2天。

4. 脾脏切除 适用于糖皮质激素治疗无效、维持剂量大于每天30 mg、有糖皮质激素使用禁忌证者。脾切除治疗的近期有效率为70%~90%，长期有效率40%~50%，无效者也可减少糖皮质激素用量。

5. 使用免疫抑制剂 免疫抑制剂一般不作首选，主要用于以上治疗无效或疗效差者，可与糖皮质激素合用提高疗效或减少激素的用量，常用药物有长春新碱、环磷酰胺、硫唑嘌呤、环孢素、抗CD20单克隆抗体等。

6. 急重症的处理 急重症主要包括：①血小板计数<20×10⁹/L者。②出血广泛而严重者。③疑有或已经发生颅内出血者。④近期将实施手术或分娩者。处理措施包括血小板输注、静脉输注丙种球蛋白、大剂量甲泼尼龙。

【常见护理诊断/问题】

1. 有受伤的危险：出血 与血小板减少有关。

2. 有感染的危险 与糖皮质激素、免疫抑制剂治疗致机体抵抗力下降有关。

3. 恐惧 与血小板减少、出血严重可危及生命有关。

【护理措施】

1. 减少活动 急性出血期应绝对卧床休息，嘱患者离床活动要动作轻缓，谨慎小心，避免外伤，以防诱发出血。

2. 饮食 宜给予高热量、高蛋白质、高维生素、少渣软食，减少对胃肠道的刺激，避免损伤口腔黏膜。

3. 病情监测 密切观察生命体征及神志变化，注意出血部位、范围及出血量，有无内脏及颅内出血的症状、体征，及时发现皮肤、黏膜新发出血或内脏出血。注意治疗后出血情况、血小板计数等检查结果。

4. 预防和避免加重出血 血小板计数低于20×10⁹/L者，应绝对卧床休息，进食少渣饮食，保持大便通畅。有便秘者可给予开塞露等药物辅助排便，以免用力排便而引起颅内压增高导致颅内出血。具体护理措施参见本章第一节中"再生障碍性贫血患者的护理"。

5. 预防感染的护理 患者长期使用糖皮质激素、免疫抑制剂治疗，易诱发或加重感染，使病情加重，故应加强预防和控制感染。

6. 用药护理 正确执行医嘱，注意药物不良反应的观察及预防。长期应用糖皮质激素者特别是大剂量应用时，不良反应明显，具体护理措施参见第四章第二节"肾病综合征患者的护理"。长春新碱可引起骨髓造血功能抑制、末梢神经炎；环磷酰胺可致出血性膀胱炎等，具体护理措施参见本章第三节"白血病患者的护理"。

【健康指导】

1. 给患者讲解本病的有关知识，使其能正确认识疾病，保持乐观态度，避免情绪紧张，积极配合治疗。

2. 注意休息和营养 指导患者避免人为损伤而诱发或加重出血，缓解期避免诱发因素，适当锻炼身体，预防感染。

3. 定期门诊 复查血常规、血压、血糖及肝、肾功能等，教会患者自我监测出血征象，如有异常应及时就医。

4. 用药指导 向患者做好解释，使患者了解药物的作用及不良反应，告知按时、按剂量、按疗程用药的重要性，不可自行减量或停药。服用糖皮质激素者要注意个人卫生，防止感染；低盐饮食，每周测体重，防止水钠潴留加重肾脏负担；指导饭后服药以减轻胃肠道反应。告知患者不滥用药物，特别是对血小板有损伤作用的药物，如阿司匹林等。

第三节　白血病患者的护理

白血病是一类造血干细胞的克隆性恶性疾病。克隆中的白血病细胞失去进一步分化成熟的能力而停滞在细胞发育的不同阶段，在骨髓和其他造血组织中白血病细胞大量增生积聚，并浸润其他器官和组织，而正常造血受抑制。根据白血病细胞的成熟程度和自然病程，白血病可分为急性和慢性两大类。急性白血病起病急，细胞分化多停滞在原始细胞及早期幼稚细胞阶段，病情发展迅速，自然病程仅数月。慢性白血病起病缓慢，细胞分化多停滞在较成熟的幼稚细胞和成熟细胞阶段，病情发展慢，自然病程为数年，若发生急性变则病情急转而下。根据主要受累的细胞系列可将急性白血病分为急性淋巴细胞白血病（简称急淋白血病，ALL）和急性非淋巴细胞白血病（简称急非淋白血病，ANLL），慢性白血病分为慢性粒细胞白血病（简称慢粒白血病）和慢性淋巴细胞白血病（简你慢淋白血病）等。不同类型的白血病有不同的临床特点，但共同临床表现为贫血、发热、出血、肝脾和淋巴结肿大及外周血液中出现幼稚细胞。我国白血病发病率为 2.76/10 万，急性白血病比慢性白血病多见（约 5.5:1）。在恶性肿瘤的死亡率中，白血病居第 6 位（男性）和第 8 位（女性），在儿童及 35 岁以下成人中则居第 1 位，是儿童和青少年最常见的恶性肿瘤，并且急性白血病占小儿白血病的 90% 以上，发病年龄以学龄前期和学龄期多见。

白血病的病因和发病机制比较复杂，至今尚未完全阐明。①病毒感染：已经证实引起一些动物白血病的病毒是一种 C 型逆转录病毒，通过逆转录酶的作用，以病毒 RNA 为模板复制成 DNA 前病毒，再整合到宿主细胞的 DNA 中而诱发恶变。成人 T 淋巴细胞白血病/淋巴瘤可由人类 T 淋巴细胞病毒所致。②放射：电离辐射有致白血病作用，一次大剂量或多次小剂量照射均可引起白血病。放射线可使骨髓抑制、机体免疫力缺陷、染色体发生断裂和重组等改变。③化学因素：多种化学物质和药物可诱发白血病。苯及其衍生物致白血病作用已经肯定。氯霉素、保泰松、烷化剂及细胞毒类抗肿瘤药等也有致白血病作用。④遗传因素：某些遗传性疾病有较高的白血病发病率，如 Down（唐氏综合征）、先天性再生障碍性贫血等。一个家族中偶有多个白血病患者。⑤其他血液病：某些血液病最终可能发展为白血病，如慢粒白血病、骨髓增生异常综合征、淋巴瘤、多发性骨髓瘤等。综上所述，白血病的发生与机体免疫功能低下、对病毒的易感性、长期接触有害的理化因素以及某些遗传背景有关,通过染色体突变、异常的细胞凋亡与基因表达等诸多环节引起白血病。

治疗白血病主要采用联合化疗、支持治疗及骨髓移植等。近年来对急性白血病的治疗有显著进展,化疗是治疗白血病的主要手段。联合化疗分2个阶段,第一阶段为诱导缓解,即采用某一化疗方案,从化疗开始到完全缓解,完全缓解标准是白血病的症状、体征消失,血常规和骨髓象基本正常,体内白血病细胞数由治疗前($10^{10} \sim 10^{13}$/L)减少到($10^8 \sim 10^9$/L)以下。第二阶段为巩固强化,其目的是继续消灭体内残存的白血病细胞,防止复发,延长缓解期,争取治愈,要求早日强化,定期巩固,维持较长时间。急性白血病化疗主张尽快达完全缓解,不同细胞类型的白血病所选择的化疗方案有所差异;慢性白血病主张采用温和手段,稳步纠正白血病细胞数及肿大的浸润器官。慢粒白血病化疗首选羟基脲,也可用白消安(马利兰)和a干扰素,后者与羟基脲或白消安联用可提高疗效。慢粒急性变按急粒化疗方案执行。慢淋白血病进展期化疗首选苯丁酸氮芥,也可用环磷酰胺治疗。中枢神经系统白血病多发生在白血病的缓解期,因化疗药物不易透过血脑屏障,故在白血病诱导缓解后应立即进行预防性治疗,选用甲氨蝶呤鞘内注射。化疗使成人急非淋白血病和急淋白血病完全缓解率和5年无病生存率明显提高。临床试用自体骨髓移植使部分患者无病生存时间明显延长。

一、急性白血病

急性白血病是造血干细胞的恶性克隆性疾病,发病时骨髓中异常的原始细胞及幼稚细胞(白血病细胞)大量增殖,并广泛浸润肝、脾、淋巴结等各种脏器,抑制正常造血。

【分类】

根据细胞形态学和细胞化学分类,目前国际通用的是FAB分类法(英、法、美白血病协作组,简称FAB),将急性白血病分为急性淋巴细胞性白血病(急淋,ALL)和急性非淋巴细胞性白血病(急非淋,ANLL)或急性髓系白血病(AML)两大类。

1. 急淋 又可分为3个亚型:L1型,原始和幼淋巴细胞以小细胞为主(直径≤12 μm);L2型,原始和幼淋巴细胞以大细胞为主(直径>12 μm);L3型,原始和幼淋巴细胞以大细胞为主,大小较一致,细胞内有空泡,胞浆嗜碱性,染色深。

2. 急非淋 又可分为8个亚型:急性髓细胞白血病未分化型(M0);急性粒细胞白血病未分化型(M1);急性粒细胞白血病部分分化型(M2);急性早幼粒细胞性白血病(M3);急性粒-单核细胞性白血病(M4);急性单核细胞性白血病(Ms);急性红白血病(M6);急性巨核细胞白血病(M7)。

FAB分类法虽已经被国际普遍采用,但存在一定的局限性,因此在此基础上,综合运用形态学(M)、免疫学(I)、细胞遗传学(C),提出了MIC综合分型,更有利于指导治疗和判断预后。

【护理评估】

(一)健康史

询问患者有无接触放射性物质或化学毒物的情况,是小剂量接触还是大剂量接触,是经常接触还是偶尔接触;是否用过细胞毒性药物,是长期服用还是偶尔服用;家族中是否有类似疾病患者;既往是否有其他血液病(慢性粒细胞白血病、ITP、淋巴瘤、多发性骨髓瘤等最终可能发展为急性白血病);有无慢性病毒感染病史。对再入院者,应了解患者原有化疗方案及化疗次数、用药效果,能否耐受化疗及是否的达到完全缓解等。

(二) 身体状况

急性白血病呈迅速进展,但起病方式缓急不一,发病急者突然高热、严重出血及全身迅速衰竭,发病缓慢者表现为进行性贫血、低热和出血倾向。

1. 贫血　常为首发表现,呈进行性加重。主要由于正常造血受抑制、无效性红细胞生成、溶血和出血等综合因素所致,约半数患者就诊时已有重度贫血。

2. 发热　与感染半数以上患者以发热起病,可低热,亦可高热达39℃以上,热型不定。虽然白血病本身可以发热,但高热往往提示有继发感染。①感染部位以咽峡炎、口腔炎最多见,肺部感染和肛周炎等亦常见,严重时可致败血症。②致病菌以革兰氏阴性杆菌最多见,如肺炎克雷白杆菌、绿脓杆菌、大肠埃希菌等。近年来,革兰氏阳性菌感染呈上升趋势,如金黄色葡萄球菌等。长期应用抗生素者可出现真菌感染。病毒感染如带状疱疹也易见。③感染的发生机制与中性粒细胞减少、免疫功能缺陷和医院内交叉感染等有关。

3. 出血　约1/3以上患者早期即有出血表现,以皮肤黏膜出血最多见,表现为瘀点、瘀斑、鼻、牙龈或口腔黏膜出血。内脏出血可有呕血、便血、尿血、咯血和阴道出血。颅内出血最为严重,常导致死亡,以M3型最为多见,出血主要由于血小板减少所致。

4. 浸润　白血病细胞可浸润全身组织和器官,出现相应的临床表现。①肝脾和淋巴结肿大:淋巴结肿大以急淋较多见,肝脾大亦以急淋最为显著,表现为轻至中度的肝脾肿大。②骨和关节:骨或关节疼痛,在儿童多为四肢骨,成人以胸骨多见。胸骨压痛有助于诊断。③中枢神经系统白血病:可发生在白血病各个时期,多见于ALL治疗的缓解期,尤其是儿童。临床表现为头痛、呕吐、颈项强直、甚至抽搐、昏迷等。④其他部位浸润:如皮肤和皮肤黏膜、眼部、睾丸、心肺等部位均可受浸润。

(三) 心理-社会状况

急性白血病患者由于病情严重,发展迅速,在诊断明确后常会感到死亡的威胁,加上治疗效果不佳,容易出现忧心忡忡、惊恐不安、悲观失望、愤怒和绝望。白血病化疗期间因药物的毒副反应,常有严重恶心、呕吐、食欲减退、口腔黏膜溃疡、脱发等,使患者十分苦恼,加上粒细胞减少(或缺乏)时进行的保护性隔离,患者常感孤独,甚至出现拒绝或恐惧治疗。白血病一旦确诊,对家属也是沉重的打击,日渐加重的精神和经济负担,对家庭成员及整个家庭功能均可造成严重的影响。

【常见护理诊断/问题】

1. 活动无耐力　与白血病引起代谢增高、贫血及大量、长期化疗的副作用有关。

2. 有损伤的危险:出血　与血小板减少、白血病细胞浸润等有关。

3. 有感染的危险　与正常粒细胞减少、化疗有关。

4. 潜在并发症　化疗药物的副作用。

5. 预感性悲哀　与患急性白血病有关。

6. 体温过高　与感染和(或)肿瘤细胞代谢亢进有关。

7. 疼痛　与白血病细胞浸润骨骼和四肢肌肉、关节有关。

8. 营养失调:低于机体需要量　与白血病代谢增加、高热、化疗致消化道反应及口腔炎有关。

9. 自我形象紊乱　与化疗药物引起脱发有关。

10. 口腔黏膜改变 与白血病细胞浸润、化疗反应及继发真菌感染等有关。

11. 知识缺乏 缺乏白血病治疗、预防感染、出血等方面的知识。

【护理目标/评价】

1. 活动耐力增强,日常活动无不舒适感。

2. 白血病细胞减少,成熟粒细胞增多;营养不良改善,贫血纠正;不发生严重感染。

3. 能正确面对患病现实,积极配合治疗和护理,情绪稳定,惊恐不安、悲观失望的情绪减轻或消失。

4. 能说出化疗可能出现的不良反应,并能积极应对。

【护理措施】

(一) 一般护理

1. 休息和活动 病情轻和缓解期患者可适当休息,在力所能及的范围内完成部分日常生活活动和进行适当的运动;化疗期间以及严重贫血、感染或有明显出血倾向等病情较重者,应绝对卧床休息;对进行保护性隔离的患者,提供必要的运动设施;根据病情协助患者洗漱、进食、大小便等,以保证充分休息和防止病情加重。

2. 饮食 患者的营养状况对能否坚持化疗及疾病的预后有着十分重要的意义,尤其是化疗期间,患者消耗大、食欲差,必须调节饮食。应给予高热量、高蛋白、高维生素、容易消化的饮食,多食新鲜蔬菜和水果,不断改变饮食种类,改善烹饪方法,营造清洁、安静、舒适的进餐环境,以增进食欲;有消化道出血时,应禁食或进少量流质;化疗时饮食宜清淡,少量多餐,多饮水,多进果汁,必要时遵医嘱给予鼻饲或静脉高营养,以保证能量需要。

(二) 心理护理

1. 建立良好的护患关系:关爱患者,多与患者交流沟通,为患者创造一个安全、信任的环境,以减轻患者的痛苦,激发患者的希望和信心。

2. 根据白血病不同时期患者的心理反应进行针对性的护理。

(1) 确立诊断初期,及时给家属心理支持,使家庭成员保持镇静,要求家属暂不如实告诉患者疾病的诊断,视发展情况而定;对已知情者,护士要对患者进行耐心的倾听,安慰、劝解、支持、疏导和环境调整等,帮助患者接收疾病的现实,增强战胜疾病的信心。

(2) 化疗期,护士应向患者耐心解释化疗的重要性、必要性及化疗中可能出现的不良反应,不断鼓励患者坚持完成化疗,争取患者和家属的主动配合。

(3) 病情恶化时,应采取保护性医疗制度,不应将病情全部真相告诉患者。

(三) 保护性隔离

化疗药物的作用不仅是杀伤白血病细胞,正常细胞同样要受到杀伤,因此患者在诱导缓解治疗期间很容易发生感染,当成熟粒细胞绝对值$\leq 0.5 \times 10^9/L$时,发生感染的可能性更大,此时应采用保护性隔离措施,若无层流室则置患者于单人病房,保证室内空气新鲜,定时空气和地面消毒,谢绝探视以避免交叉感染。加强口腔、皮肤及肛周护理。若患者有感染征象时,应协助医生做咽拭子、分泌物、血、尿、粪便等标本培养,并遵医嘱应用强有力的抗生素,积极控制感染。

(四) 化疗护理

1. 局部血管反应及护理 某些化疗药物,如柔红霉素、阿霉素、长春新碱等对组织刺激性大,多次注射会引起静脉周围组织炎症;若注射时药液渗漏,会引起局部组织坏死。故化疗时应注意如下几点。①合理使用静脉血管,选择静脉应注意:先远端静脉后近端静脉,逐步向上移行。若药物刺激性强、剂量大时,宜首先选用大血管注射。每次更换注射部位,并强调熟练的静脉穿刺技术,避免穿透血管,注射完毕轻压血管数分钟,以防药液外渗或发生血肿。②静脉穿刺后先用生理盐水输注,确定针头在静脉内方能注入药物,药物输完后再用生理盐水冲洗后拔针,以减轻药物对局部组织的刺激。③输注时疑有或发生外渗,立即停止注入,不要拔针,由原部位抽取 3~5 mL 血液以除去一部分药液,局部滴入生理盐水以稀释药液或滴入解药如 8.4%碳酸氢钠溶液 5 mL 后拔针,局部冷敷后再用 25%硫酸镁溶液湿敷等。发生静脉炎症时处理同药液外渗。

2. 骨髓抑制　大剂量化疗药物的使用可引起严重的骨髓抑制。多数化疗药抑制骨髓至最低点的时间为 7~14 天,恢复时间为之后的 5~10 天,因此在化疗中必须定期查血常规,每次疗程结束必要时做骨髓穿刺,以便观察疗效及骨髓受抑制情况。护理人员在操作时最好戴清洁的橡皮手套,以免不慎将药液沾染皮肤而影响自身健康。

3. 消化道反应　许多化疗药物可引起恶心、呕吐、食欲缺乏等反应。故化疗期间应给患者提供一个安静、舒适、通风良好的休息环境,避免不良刺激。饮食要清淡、可口,少量多餐,进食前后休息一段时间。当患者恶心、呕吐时不要让其进食,及时清除呕吐物,保持口腔清洁。必要时,遵医嘱在治疗前给予止吐药物,可减轻恶心、呕吐反应。

4. 肝肾功能损害　巯嘌呤、甲氨蝶呤、门冬酰胺酶等对肝功能有损害作用,用药期间应观察患者有无黄疸,并定期监测肝功能。环磷酰胺可引起血尿,输注期间应保证输液量,鼓励患者多饮水,观察小便的量和颜色,一旦发生血尿,应停止使用,同时检查肾功能。

5. 其他　长春新碱能引起末梢神经炎、手足麻木感,停药后可逐渐消失。柔红霉素、阿霉素、三尖杉碱类药物可引起心肌及心脏传导损害,用药时要缓慢静脉滴注,注意复查心电图。

6. 鞘内注射化疗药物的护理　注射药物宜慢,注射完毕去枕平卧 4~6 h,注意观察有无头痛、发热等反应。

【健康指导】

1. 心理指导　向患者及其家属说明白血病是造血系统肿瘤性疾病,虽然难治,但目前由于化疗的进展和造血干细胞移植的应用,不少患者取得缓解以至长期存活甚至治愈,应树立信心。

2. 预防感染和出血　如注意个人卫生,少去人群拥挤的地方,经常检查口腔、咽部有无感染,学会自测体温,勿用牙签剔牙、用手挖鼻孔,避免创伤等。

3. 活动与饮食　生活要有规律,保证充足的休息和营养,缓解期适当进行健身活动,如散步、打太极拳等,以提高抗病能力,减少复发。饮食应富含营养、清淡、少刺激。

4. 用药　指导患者按医嘱用药,定期门诊复查血常规。

5. 长期接触放射性核素或苯类化学物质的工作人员,必须严格遵守劳动保护制度。

二、慢性粒细胞白血病

常见慢性白血病有慢性粒细胞白血病(慢粒,CML)和慢性淋巴细胞白血病,国内以 CML 多见。临床以脾大、白细胞异常增多和出现 Ph 染色体为特征。慢粒整个病程分三期:①慢性期:临床无症状,或仅有乏力、低热、多汗、体重减轻等症状,原粒细胞在血中≤5%,骨髓中≤10%。慢性期一般 2~3 年,逐渐发展为加速期。②加速期:出现不明原因的发热、骨骼疼痛、脾迅速肿大、贫血和出血加重。对传统的抗慢粒药物无效。血或骨髓原粒细胞

>10%、外周血嗜碱性粒细胞>20%、血小板进行性减少或增多。此期可持续数月到1~2年。③急变期:临床表现与急性白血病类似,血或骨髓原粒细胞≥20%。大多数为急粒变,少数为急淋变。预后极差,如不积极治疗往往于3~6个月内死亡。

【护理评估】

(一) 健康史

主要询问患者是否长期小剂量活一次大剂量接触X线、苯及其衍生物;家族中是否有类似疾病的患者。

(二) 身体状况

起病缓慢,早期可无任何表现,部分患者因脾大或白细胞增多在体检中发现而确诊。各年龄均可发病,以中年最多见。

1. 脾大 为最显著特征,脾大可达脐平面,甚至可达盆腔,质地坚实、平滑、无压痛,如发生脾梗死,则压痛明显。半数患者有轻度肝大。

2. 全身症状 随病情发展,逐渐出现乏力、低热、多汗或盗汗、体重减轻等代谢亢进的表现。

3. 胸骨压痛 多在胸骨中下段,为重要体征。

(三) 心理-社会状况

慢粒进展缓慢,患者一般情况良好,但早期患者也有较大的心理负担,且因慢粒终将发生急性变,易使患者产生揣测,甚至终日惶惶不安,害怕急性变。

【常见护理诊断/问题】

1. 疼痛:脾胀痛 与脾大、脾梗死有关。

2. 潜在并发症 尿酸性肾病。

3. 活动无耐力 与虚弱或贫血有关。

4. 营养失调:低于机体需要量 与机体代谢亢进有关。

【护理措施】

(一) 一般护理

置患者于安静、舒适的环境中,减少活动,尽量卧床休息,嘱患者取左侧卧位,以减轻不适感。鼓励患者少量多次进食、进水以减轻腹胀。

(二) 病情观察

1. 每日测量患者脾脏的大小,并做好记录。尽量避免弯腰和碰撞腹部,以免发生脾破裂。遵医嘱协助患者作脾放射治疗,以减轻脾脏胀痛。一旦突然发生脾区剧痛,要密切观察生命体征,及时发现有无休克等脾破裂征象;发现不明原因的高热、贫血、出血加重、脾脏进行性肿大等慢粒急性变表现,要及时报告医生,并配合处理。

2. 化疗期间应定期检查白细胞计数、血尿酸和尿尿酸含量以及尿沉渣检查等。记录24 h液体出入量。鼓励患者多饮水,每日饮水量达2000 mL以上,以排出聚集在肾小管的尿酸。遵医嘱口服别嘌醇,以抑制尿酸的形成。

(三) 用药护理

观察用药效果及不良反应。白消安的不良反应主要是骨髓抑制、皮肤色素沉着、肺纤维化、阳痿、停经,用药期间应经常复查血常规等,不断调整剂量。α-干扰素副作用有发热、乏力、恶心、血小板减少和肝功能异常等,应定期检查血常规和肝功能。

【健康指导】

1. 慢性缓解期的患者,应向患者及家属讲解疾病的知识,如病情的演变过程等。为了争取延长缓解期,患者必须主动配合治疗,保持情绪稳定,亲友应给予患者精神、物质多方面的支持。缓解后可工作和学习,适当锻炼,但不可过劳。生活要有规律,保证充足的营养(给患者提供高热量、高蛋白、高维生素饮食)、休息和睡眠。

2. 定期门诊复查。出现贫血加重、发热、脾迅速肿大时,要及时到医院检查。

附:骨髓穿刺术的护理

骨髓穿刺术是一种常用诊疗技术,检查内容包括细胞学、原虫和细菌学等几个方面,以协助诊断血液病、传染病和寄生虫病;可了解骨髓造血情况,作为化疗和应用免疫抑制剂的参考;经骨髓穿刺做骨髓腔输液、输血、给药或骨髓移植时经骨髓穿刺采集骨髓液。

【方法】

1. 确定穿刺部位:髂前上棘穿刺点、髂后上棘穿刺点、胸骨穿刺点、腰椎棘突穿刺点。

2. 常规消毒皮肤,戴无菌手套,铺无菌孔巾,用2%利多卡因溶液做局部皮肤、皮下及骨膜麻醉。

3. 将骨髓穿刺针固定器固定在一定长度,右手持针向骨面垂直刺入,当针尖接触骨质后则将穿刺针左右旋转,缓缓钻刺骨质,穿刺针进入骨髓腔后,拔出针芯,接上干燥的10 mL或20 mL注射器,用适当力量抽吸骨髓液0.1~0.2 mL滴于载玻片上,迅速做有核细胞计数及涂片。如吸不出骨髓液,可重新插入针芯,钻深或退出少许,拔出针芯,见尖芯附有血迹时可再抽吸。如需做骨髓细菌检查则再抽取1~2 mL。

4. 抽吸完毕,重新插入针芯,用无菌纱布置于针孔处,拔出穿刺针,按压1~2 min后用胶布固定纱布。

【护理措施】

(一)术前准备

1. 向患者说明穿刺目的和过程,以消除顾虑,取得合作。

2. 检查出、凝血时间,若用普鲁卡因作局部麻醉,需做皮试。

3. 用物准备 治疗盘、骨髓穿刺包、2%利多卡因、消毒用具、玻片、推片等。

(二)术中配合

协助患者采取适宜的体位。患者体位据穿刺点不同而不同,若于胸骨、髂前上棘作穿刺点者取仰卧位;若于髂后上棘穿刺者,则取侧卧位或俯卧位。

(三)术后护理

1. 拔针后局部加压,若有血小板减少至少加压3~5 min,并注意观察穿刺部位有无出血。

2. 嘱患者术后当天不要沐浴,保持局部干燥,避免感染。

第四节 造血干细胞移植患者的护理

造血干细胞移植(hematopoietic stem cell transplantation,HSCT)指对患者进行全身照射、化疗和免疫抑制预处理后,将正常供体或自体的造血细胞经血管注入患者体内,使其重建正常的造血和免疫功能。造血细胞包括造血干细胞和祖细胞。造血细胞表达 CD34 抗原。

【造血干细胞移植的分类】

按造血细胞取自健康供体还是患者自身,HSCT 分为异体 HSCT 和自体 HSCT。异体 HSCT 又分为异基因移植和同基因移植。按造血干细胞采集部位的不同,分为骨髓移植(bone marrow transplantation,BMT)、外周血干细胞移植(peripheralblood stem cell transplantation,PBSCT)和脐血移植(cord blood transplantation,CBT)。按人白细胞抗原(human leukocyte antigen,HLA)配型相合的程度,分为 HLA 相合与部分相合移植。PBSCT 为目前临床最常用的移植方法之一。

【主要适应证】

1. 非恶性疾病 重型再生障碍性贫血、阵发性睡眠性血红蛋白尿、重型海洋性贫血、镰形细胞贫血等。

2. 恶性疾病 造血系统恶性疾病,如白血病、多发性骨髓瘤、淋巴瘤等;其他对放、化疗敏感实体瘤也可考虑做自体 HSCT。

【移植方法】

1. 供体选择

(1)自体 HSCT 的供体是患者自己,应能承受大剂量放、化疗,能动员、采集到不被肿瘤细胞污染的足够造血干细胞。

(2)异体 HSCT 的供体首选 HLA 相合的具有血缘关系的同胞,次选 HLA 相合无血缘关系的供体;如有多个 HLA 相合者,首选年轻男性、ABO 血型相合以及巨细胞病毒阴性者。

2. 造血细胞的采集 供体检查身体合格的情况下自愿签署知情同意书,向供体说明造血干细胞捐献是安全的,不会降低抵抗力,不影响健康。

(1)骨髓的采集:在手术室全麻或硬膜外麻醉下进行,多以两侧髂后上棘区域为抽吸点。采集量以受者体重为依据,一般有核细胞数为 $(4\sim6)\times10^8/kg$。供、受者红细胞血型不合时,需先去除骨髓血中的红细胞和(或)血浆,以防急性溶血反应。

(2)外周血造血干细胞的采集:外周血在通常情况下造血细胞很少,采集前需给予粒细胞集落刺激因子(granulocyte colony-stimulating factor,G-CSF)皮下注射 4 天动员,使外周血中 $CD34^+$ 造血细胞升高,第 5 天开始用血细胞分离机采集,一般采集 1~2 次即可。采集的 $CD34^+$ 细胞至少达到受者体重 $2\times10^6/kg$。

(3)脐带血造血干细胞的采集:采集前确认新生儿无遗传性疾病,为确保质量,留取标本进行血型、HLA 配型、有核细胞和 $CD34^+$ 细胞计数等的检查。

3. 患者预处理 其目的是最大限度清除体内的异常细胞,抑制受体免疫反应以减少排斥移植物。预处理主要采用全身照射、细胞毒药物和免疫抑制剂。根据预处理的强度,移植分为传统的清髓性 HSCT 和非清髓性 HSCT。对大多数患者,尤其是年轻的恶性肿瘤患者以传统的清髓性预处理为主。常用预处理方案:①全身照射并用环磷酰胺静脉输注。②白消安和环磷酰胺联合使用等。非清髓性 HSCT 主要适用于病情进展缓慢、肿瘤负荷较小,并且对移植物抗白血病作用较敏感,不适合常规移植和年龄大于 50 岁的患者。

【护理措施】

(一)无菌层流病室的准备

无菌层流病室的空气洁净度可达到 100 级,能有效减少 HSCT 患者继发感染的机会,是预防继发细菌、真菌感染的重要保障。使用前要对室内空间及物品进行严格的清洁、消毒和灭菌处理,并进行空气及物品表面细菌培养,合格后才能开始收治患者。

(二) 患者入无菌层流室前的护理

1. 心理护理 了解患者及家属对所患疾病及 HSCT 的认识程度、是否有充分的思想准备、患者的经济状况等;介绍无菌层流室内制度、环境,讲解 HSCT 的方法、步骤和可能出现的并发症,如何配合每天的治疗和护理工作。护士应以主动热情的态度,关心、体贴和理解患者,多与患者交流,解答患者的疑问,从而消除患者的疑虑、紧张及恐惧心理。

2. 身体准备

(1) 异体移植需要做人白细胞抗原(HLA)配型。

(2) 全面身体检查:移植前检查血常规,骨髓象,血生化,肝、肾功能,心电图及人类巨细胞病毒等;彻底治疗或清除感染灶,尤其注意外阴、口腔、咽喉、皮肤等处有无病灶。

(3) 体表准备及眼、耳、鼻、口腔、会阴部消毒:入室前 1~2 天,剃去全身毛发,修剪指(趾)甲,淋浴后经 0.05% 氯己定溶液药浴 30 min,更换无菌衣裤、拖鞋后进入无菌层流室。

(4) 肠道消毒:入室前 3 天开始口服肠道不易吸收的抗生素进行肠道消毒,入室前 1 天 20% 甘露醇口服导泻。

(5) 深静脉置管:以确保化疗药物、造血干细胞、静脉高营养等各项输注性治疗顺利进行。

(三) 患者入无菌层流室后的护理

患者在预处理后骨髓造血及免疫功能严重损害,极易发生严重感染、出血。感染的预防和控制是移植成败的关键,必须加强全环境保护及消毒隔离制度,最大限度减少外源性感染。

1. 无菌环境和物品的消毒

(1) 患者入室后,应每天用消毒液擦洗天花板、墙壁、家具、地面 2 次;紫外线消毒每天 3 次,每次 30 分钟;每周空气、物体表面细菌监测培养 1 次;每天更换床单、枕套、衣裤、拖鞋并消毒;入室的所有物品包括被褥、卫生纸、书刊、水杯、脸盆、便器等需根据物品的性状及耐受性选用高压灭菌、化学消毒等消毒灭菌方法。

(2) 医护人员自身净化:经常修剪指甲,入室前沐浴,更换消毒的隔离服、口罩、帽子、拖鞋,用抗菌皂液清洁双手,经风淋吹淋后进入层流病室。入患者房间接触患者前后均需再消毒手。一次入室人员不超过 2~3 人,查房、治疗、护理要合理安排时间,避免做大幅度动作,尽量避免不必要的接触。患上呼吸道感染者不得入室,以免增加感染机会。

2. 患者的护理

(1) 患者的生活护理:患者进食的饭菜、食物需用微波炉加热 5 min 以上,带皮水果用消毒液浸泡 15 min 后去皮食用。继续口服肠道不吸收的抗生素,口服药片每面紫外线照射 15 min 后服用。口腔护理每天 3 次,进餐前后用 3% 硼酸溶液和 3% 碳酸氢钠溶液交替漱口。鼻腔和外耳道用 0.05% 的聚维酮碘溶液擦拭,每天 3 次。0.1% 的利福平和 0.5% 卡那霉素眼药水交替滴眼,每天 3 次。每天沐浴或擦浴 1 次,便后及晚间用氯己定或碘仿溶液坐浴,女患者每天会阴清洗 1 次。

(2) 成分输血的护理:患者在预处理阶段的大剂量化疗引起骨髓抑制,可根据病情遵医嘱输入血液制品,为了预防输血相关的移植物抗宿主病(graft versus host disease, GVHD),所有含细胞成分的血液制品在输注前必须照射 25~30 Gy,灭活具有免疫活性的 T 淋巴细胞。

(3)静脉置管的护理:每日常规观察穿刺部位有无红肿、渗血、渗液、疼痛、硬结及分泌物,严格执行无菌操作和导管使用原则,防治导管堵塞和滑脱。同时注意导管与输液器连接紧密,避免在导管内抽血,穿刺处若有分泌物应及时做分泌物培养,并保持局部清洁、干燥,敷料被污染时及时更换。每天监测体温,疑有置管引起的感染应拔管并送培养。

(4)预处理期间化疗和放疗的护理:预处理期间液体量较多,要有计划地调整输液速度,保证药液按时、准确输入。应用大剂量CTX者,除大量补液、碱化尿液外,应鼓励患者多饮水以稀释尿液,增加尿量,防止发生出血性膀胱炎。口服给药者若发生呕吐,注意观察呕吐物中是否有药物残渣,必要时追加药量。全身放疗后患者常有恶心、呕吐、发热、腮腺肿胀、腹泻等,应密切观察,并给予对症处理。

(5)心理护理:患者单独居住无菌层流室,无亲人陪伴,加上机器噪声、预处理时的剧烈反应、各种并发症的威胁等,易失眠、紧张、恐惧甚至悲观、绝望。护士应理解患者的痛苦,关心、体贴患者,多与之交谈,建立信任关系;给予全方位护理,协助各项生活护理;并介绍移植后长期存活的病例,增强其战胜疾病的信心,鼓励患者顽强坚持下去,以达到康复目的。

3. 造血干细胞输注的护理

(1)输注异体造血干细胞前遵医嘱给予地塞米松、异丙嗪等抗过敏药物,以减少输注反应。

(2)造血干细胞应用无滤网的输液器输入,骨髓中的脂肪颗粒可以引起肺栓塞,所以骨髓血干细胞回输前应将装有骨髓血的采集袋(瓶)倒置15~30 min,使骨髓中脂肪浮于上层,速度要慢,观察15~20 min无反应再调整滴速,约100滴/分,每袋骨髓液输至最后5 mL时弃去,以防肺栓塞。异体外周造血干细胞在采集后当日经深静脉置管快速静脉滴注。

(3)输注时床旁监护,输入异体造血干细胞时,注意观察患者有无发热、过敏等不良反应,血型不合时应观察有无溶血反应,注意尿色、尿量变化,给予对症处理。

(4)自体干细胞或脐血干细胞复温后回输,输注时注意冻存保护剂二甲基亚砜(dimethylsulfoxide,DMSO)毒性可能引起恶心、呕吐、头痛、血压升高等反应。

4. 移植后并发症的观察和护理

(1)感染:感染是造血干细胞移植的常见并发症,与宿主防御功能受损有关,可发生于移植后早、中、晚期,早期为移植后1个月内,中期为移植后1个月到100天,晚期为移植后100天后。密切观察病情变化,每天询问患者有无不适,监测生命体征,听诊心律及肺部有无啰音。移植后1周内患者白细胞可降至$(0\sim0.1)\times10^9/L$,易发生细菌、病毒和真菌感染,应注意观察体内有无感染灶,及时向医师报告。待血小板回升,可指导患者适量床旁活动,如伸展、扩胸运动以促进呼吸道分泌物排出,防止肺部感染。

(2)出血:血小板极度低下是导致患者出血的主要原因,移植后患者的血小板恢复较慢,如血小板低于$20\times10^9/L$,应嘱患者减少活动、进软食、保持大便通畅。每天监测血常规,注意血小板计数,密切观察皮肤有无出血点、瘀斑,有无鼻出血、牙龈出血,注意尿、大便及痰液的颜色,有无颅内出血的征象,必要时输注浓缩血小板。

(3)移植物抗宿主病(graft versus host disease,GVHD):GVHD是异基因HSCT最主要的并发症。植活的供者造血干细胞含有免疫活性细胞,主要为T细胞,攻击受者同种异基因抗原导致组织损伤,称为GVHD。GVHD分为急、慢性两型,一般移植后100天以内发生的为急性GVHD,主要累及皮肤、消化道和肝脏,表现为皮肤红色斑丘疹、腹泻、肝功能异常等;

100天以后发生的为慢性GVHD,可累及全身所有器官和组织,可为局限性硬斑或全身性硬皮病、肝功能异常、干燥综合征、关节炎、闭塞性支气管炎和胆汁淤积等自身免疫性表现。GVHD轻者可治愈,重者可死亡。具体护理如下:

1)用药护理:GVHD预防重于治疗,主要方法有免疫抑制剂和T细胞去除。常用的预防方案为环孢素联合甲氨蝶呤,常规于移植前1天开始每天静脉滴注环孢素2~4 mg/kg,持续1个月,待消化道反应过后改为口服,维持血药浓度在150~250 ng/mL,一般至少使用6个月。环孢素有肾毒性,可引起高血压、糖耐量异常、头痛、恶心、多毛、痤疮、齿龈增生、癫痫等,使用前要做好解释,用药过程中及时复查肝、肾功能,注意血压、尿量变化。此外糖皮质激素、抗胸腺细胞球蛋白(ATG)等也可以作为预防用药。应用大剂量肾上腺皮质激素可诱发感染和消化道溃疡出血,应注意体温变化、大便性状。联合应用ATG时,应注意有无过敏反应。

2)病情观察及护理:急性GVHD易发生在移植后20天左右,白细胞逐渐回升时,要注意观察耳后、手掌、脚心等部位的皮肤改变,以便及时发现、及时处理,以免延误治疗。一般最常出现的是皮肤红斑和斑丘疹,皮疹严重时发生表皮坏死、皮肤剥脱和水疱形成。应保持皮肤、床单位清洁,每天温水擦浴,衣物质地柔软,以防出血、感染,严重的表皮剥脱可采取暴露疗法。肠道症状是急性CVHD的主要症状,注意观察腹痛、腹泻情况,准确记录腹泻次数、大便性质及量,加强肛周护理,防止感染。腹泻期间患者应进少渣、清淡、半流质饮食,腹泻量大时暂禁食,静脉补充营养。注意观察皮肤、巩膜有无黄疸,口腔黏膜有无红斑、溃疡等,发现异常及时报告医师。

(4)肝静脉闭塞病(veno-occlusive disease of the liver):是一种以肝内小静脉纤维性闭塞为主要病理改变的疾病,表现为不明原因的体重增加、肝区疼痛、肝大、腹水、黄疸等。多认为由于预处理时大剂量化疗药物损伤肝细胞和血管内皮细胞,进而造成凝血的激活,使肝静脉受阻而发生。遵医嘱应用小剂量肝素、前列腺素E_2、熊去氧胆酸等可预防肝静脉闭塞病的发生。移植后注意每天称体重,必要时测量腹围,观察有无上述症状出现。发生肝静脉闭塞病时要限制钠盐摄入,改善微循环和利尿治疗。

【健康指导】

1. 避免诱因 保证充足的休息、睡眠,每天睡眠应保证在8~10 h以上;保持乐观和良好的情绪状态。随着疾病的恢复,可以适当进行体育锻炼,如散步、听音乐、打太极拳等活动,并逐渐增加活动量。HSCT后1~2年内不宜从事重体力劳动。

2. 饮食指导 指导患者维持饮食平衡,原则上以清淡、有营养、易消化为主,要保证足够的水分摄入,限制辛辣、刺激性强、坚硬食物。

3. 指导患者出院后预防感染的措施 避免接触患病的人和家畜及其分泌物;避免在公共游泳池游泳;避免去人多的地方;注意保暖,防感冒;注意饮食卫生,不食隔夜食物;注意口腔和皮肤护理,勤洗澡、更衣,保持大便通畅,便后坐浴等。

4. 用药指导 遵医嘱坚持用药,讲解合理用药的目的,药物的剂量、用法及用药后可能出现的不良反应等;定期检测药物浓度。

5. 就诊指导 告诉患者到医院复查血常规和骨髓检查的时间。教会患者自我识别一些常见症状,如出现疲乏、皮肤、黏膜黄染、出血、皮疹、咳嗽、发热、腹痛、腹泻等不适时应及时就医。

第六章 内分泌与代谢性疾病患者的护理

第一节 腺垂体功能减退症患者的护理

腺垂体功能减退症(hypopituitarism)是由不同病因导致的一种或多种腺垂体激素减少或缺乏的一组临床综合征,可原发于垂体病变,也可继发于下丘脑病变。病因不同,累及的激素种类和数量不同,临床表现也不同,但经补充所缺乏的激素后,症状可迅速缓解。生育期妇女因产后腺垂体缺血坏死所致者,称希恩综合征(Sheehan syndrome)。

【病因与发病机制】

各种可损伤下丘脑、下丘脑-垂体通路和垂体的疾病均可导致本病,常见病因如下:

1. 垂体瘤 是成人腺垂体功能减退症最常见原因,可分功能性和非功能性腺瘤,大都属良性。腺瘤增大压迫正常垂体组织,引起腺垂体功能减退。

2. 下丘脑病变 炎症、肿瘤、淋巴瘤和白血病浸润、肉芽肿等可直接破坏下丘脑神经分泌细胞,使释放激素分泌减少,从而减少腺垂体分泌各种促靶腺激素、生长激素和催乳素等。

3. 垂体缺血性坏死 孕期垂体生理性肥大,代谢旺盛,对缺血缺氧敏感,如胎盘早剥、前置胎盘、子宫收缩无力等导致产后大出血、休克,使腺垂体缺血坏死和纤维化,导致腺垂体功能低下,即希恩综合征。

4. 手术、创伤或放射性损伤 垂体瘤切除、术后放疗以及乳腺癌做垂体切除治疗等,均可损伤垂体;颅骨骨折可损毁垂体柄和垂体门静脉血液供应;鼻咽癌放疗也可损坏下丘脑和垂体,引起垂体功能减退。

5. 感染和炎症 各种病毒、细菌、真菌等感染引起的脑炎、脑膜炎、流行性出血热、结核等均可引起下丘脑-垂体损伤而致功能减退。

6. 其他 遗传因素、长期使用糖皮质激素、垂体卒中以及颞动脉炎、海绵窦处颈内动脉瘤等均可引起本病。

【临床表现】

临床表现取决于腺垂体受损程度,一般腺垂体组织破坏50%以上才出现临床症状,破坏75%时症状明显,破坏达95%症状严重。最早表现为促性腺激素、生长激素和泌乳素缺乏,其次是TSH缺乏,然后可伴有ACTH缺乏,临床表现为各靶腺功能减退。垂体及蝶鞍上肿瘤可伴占位性病变的症状和体征。希恩综合征多表现为全腺垂体功能减退,但无占位性病变的症状和体征。

1. 性腺功能减退 性腺功能减退常最早出现,女性产后无乳、乳房萎缩、经量减少或闭经、生殖器萎缩、不育;男性勃起功能障碍,睾丸松软、缩小;两性皆有性欲减退、毛发脱落,尤以阴毛、腋毛为甚。

2. 甲状腺功能减退 属继发性甲状腺功能减退,患者常畏寒,嗜睡,反应迟钝,表情淡漠,皮肤干燥变粗、苍白、少汗、弹性差。严重者可发生黏液性水肿、食欲缺乏、便秘、抑郁、精神异常、心率缓慢等。

3. 肾上腺皮质功能减退 患者常有极度疲乏、软弱无力、厌食、恶心、呕吐、体重减轻、低血压、低血糖等。因黑色素细胞刺激素减少致皮肤色素减退，患者常有面色苍白、乳晕色素浅淡，有别于原发性慢性肾上腺功能减退症。重者可有低血糖发作，对外源性胰岛素敏感性增加。

4. 生长激素不足 成人一般无特殊症状，儿童可致生长障碍。

5. 垂体内或其附近肿瘤压迫症群 最常见为头痛及视神经受损引起偏盲甚至失明等。

6. 并发症

（1）垂体功能减退性危象（简称垂体危象）及昏迷：各种应激，如感染、败血症、腹泻、呕吐、失水、饥饿、寒冷、急性心肌梗死、脑血管意外、手术、外伤、麻醉及使用镇静药、安眠药、降糖药等均可诱发垂体危象及昏迷。根据临床表现不同分为高热（体温>40℃）型、低温（体温<30℃）型、低血糖型、低血压循环虚脱型、水中毒型、混合型等，突出表现为消化系统、循环系统、神经-精神系统症状，可出现高热、循环衰竭、休克、恶心、呕吐、头痛、神志不清、谵妄、抽搐、昏迷等严重症状。

（2）感染：常表现为肺部、泌尿道和生殖系统的细菌性感染。

【诊断要点】

根据患者病史、症状和体征，结合实验室以及影像学检查，可做出诊断，但需排除多发性内分泌腺功能减退症如 Schmidt 综合征、神经性厌食等。

【治疗要点】

1. 病因治疗 肿瘤患者应积极采取手术、化疗或放疗等措施。颅内占位性病变，应减轻颅内高压。加强产妇围生期监护，及时纠正产科病理状态，预防产后出血、休克引起的缺血性垂体坏死。

2. 激素替代治疗 多采用靶腺激素替代治疗，需长期甚至终身维持治疗。应先补糖皮质激素，再补甲状腺激素，以防肾上腺危象发生。

（1）糖皮质激素：多选用氢化可的松，生理剂量为每天 20~30 mg，模拟生理分泌规律给药，应激状态适当加量。

（2）甲状腺激素：左甲状腺素或甲状腺干片。老年患者及冠心病患者宜从最小剂量开始，缓慢递增，以免增加代谢率而加重肾上腺皮质负担，诱发危象。

（3）性激素：病情较轻的育龄女性采用人工月经周期治疗，可维持第二性征和性功能。男性患者用丙酸睾酮治疗，可改善性欲，促进第二性征发育，增强体质。

3. 垂体危象抢救

（1）快速静脉注射 50% 葡萄糖 40~60 mL，以抢救低血糖，继而补充 5% 葡萄糖盐水，每 500~1000 mL 中加入氢化可的松 50~100 mg 静脉滴注，以解除急性肾上腺功能减退危象。

（2）循环衰竭者按抗休克原则治疗；感染、败血症者积极抗感染治疗；水中毒者加强利尿，同时给予泼尼松或氢化可的松；低体温者可给予小剂量甲状腺激素，并注意保暖；高温者给予降温治疗。

（3）禁用或慎用麻醉剂、镇静剂、催眠药、降糖药等，以防止诱发昏迷。

【常见护理诊断/问题】

1. 活动无耐力 与肾上腺皮质和甲状腺功能低下有关。

2. 潜在并发症 垂体危象。

3. 体温过低 与继发性甲状腺功能减退有关。

4. 性功能障碍　与促性腺激素分泌不足有关。

【护理措施】

1. 休息　注意休息和保暖,适当运动,避免过度劳累。

2. 饮食　进食高热量、高蛋白及富含维生素和膳食纤维的食物,适当补充钠、钾、氯等含量较高的食物;不宜过度饮水;避免饥饿。

3. 病情观察　密切观察患者的意识状态、生命体征,注意监测血糖、血压、体温变化,注意有无垂体危象的发生。

4. 对症护理　及时治疗感染,纠正失水或低血糖状态。感染、外伤、手术等应激状态时及时调整激素用量,避免诱发垂体危象。

5. 用药护理　护士应让患者了解用药的目的,观察治疗效果和不良反应,监测服用甲状腺激素者的心率、心律、体温、体重变化。如服用肾上腺皮质激素者出现欣快感、失眠提示药物过量。

6. 心理护理　向患者和家属讲解疾病相关知识,了解疾病对患者生活的影响,及时给予相关指导,动员家属和社会的支持,使患者保持情绪稳定,配合治疗。

7. 垂体危象的抢救配合　一旦发生,立即报告医师并协助抢救。迅速建立静脉通路,补充水分,保证激素类药及时、准确使用;保持呼吸道通畅,给予氧气吸入;低温者应保暖,高热型患者给予降温处理;做好口腔护理、皮肤护理,保持排尿通畅,防止尿路感染,注意患者安全。

【健康指导】

1. 避免诱因　指导患者生活要有规律,避免过度劳累,保持情绪稳定,更换体位时动作应缓慢,以免发生晕厥。冬天注意保暖。做好皮肤的清洁,预防外伤,少去公共场所或人多的地方,预防感染。

2. 饮食指导　指导患者进食高热量、高蛋白、高维生素和丰富膳食纤维、易消化的饮食,少量多餐,以增强机体抵抗力。

3. 用药指导　教会患者及家属认识所服药物的名称、剂量、用法及不良反应,以及随意停药的危险性,应严格遵医嘱按时、按量服用药物,不得任意增减药物剂量。

4. 观察与随访　指导患者及家属识别垂体危象的征兆,若有感染、发热、外伤、腹泻、呕吐、头痛等情况发生时,应立即就医。外出时随身携带识别卡,以防意外发生。协助患者安排随访时间和各种检查。

第二节　库欣综合征患者的护理

库欣综合征(Cushing syndrome)是由各种病因引起肾上腺皮质分泌过量糖皮质激素(主要是皮质醇)所致病症的总称,以垂体促肾上腺皮质激素(ACTH)分泌亢进引起者最多见,称为库欣病。主要临床表现有满月脸、多血质、向心性肥胖、皮肤紫纹、痤疮、糖尿病倾向、高血压和骨质疏松等。多见于女性,男女之比为 1:(2~3),20~40 岁居多,约占 2/3。

【病因与发病机制】

1. 依赖 ACTH 的库欣综合征

(1)库欣病:最常见,约占 70%。由于垂体 ACTH 分泌过多导致肾上腺皮质增生。垂体多有微腺瘤,少数为大腺瘤。

(2) 异位 ACTH 综合征：垂体以外的恶性肿瘤分泌大量 ACTH，刺激肾上腺皮质增生，分泌过量皮质醇。肺癌最常见，约占 50%。

2. 不依赖 ACTH 的库欣综合征
(1) 肾上腺皮质腺瘤：占 15%~20%。起病缓慢，病情较重，多见于成年男性。
(2) 肾上腺皮质癌：占 5% 以下。病情重，进展快。
(3) 不依赖 ACTH 的双侧性肾上腺小结节性增生：患者血中 ACTH 低或测不到，大剂量地塞米松不能抑制。发病机制与遗传和免疫有关。
(4) 不依赖 ACTH 的双侧肾上腺大结节性增生：患者可表现为典型的库欣综合征。

3. 医源性皮质醇增多症 过多使用 ACTH 或糖皮质类固醇所致，与使用时间和剂量有关。

【临床表现】

1. 向心性肥胖、满月脸 皮质醇促进脂肪动员和合成，引起脂代谢紊乱及脂肪重新分布，患者表现为满月脸、水牛背、腹部隆起似球形、四肢相对瘦小。

2. 皮肤表现 皮肤菲薄，微血管易见，致患者呈多血质貌；毛细血管脆性增加，轻微损伤即可出现皮肤瘀斑；由于肥胖、皮肤薄、皮肤弹力纤维断裂等原因，患者下腹两侧、大腿外侧等处皮肤可出现紫红色条纹。

3. 代谢障碍 大量皮质醇促进肝糖原异生，拮抗胰岛素作用，减少外周组织对葡萄糖的利用，使血糖升高，葡萄糖耐量减低，部分患者出现继发性糖尿病，称类固醇性糖尿病；大量皮质醇有潴钠、排钾作用，但电解质大多正常，肾上腺皮质癌和异位 ACTH 综合征可有明显低钾低氯性碱中毒；部分患者因潴钠而有轻度水肿；皮质醇可促进排钙作用，久病者可出现骨质疏松。

4. 心血管病变 高血压常见，患者伴有动脉硬化。长期高血压可并发左心室肥大、心力衰竭和脑血管意外。

5. 感染 长期皮质醇分泌增多使免疫功能减弱，易导致各种感染。感染时炎症反应常不显著，体温不高，易漏诊，且感染不易控制，常发展为蜂窝织炎、菌血症、败血症。

6. 性功能异常 女性患者多有月经减少、不规则或停经以及不孕、痤疮等，如出现明显男性化，要警惕肾上腺癌。男患者出现性欲减退、阴茎缩小、睾丸变软、男性性征减少等。

7. 全身及神经系统 患者常表现为肌无力，下蹲后起立困难。患者常有情绪不稳定、烦躁、失眠等神经、精神症状，严重者精神变态，个别可发生偏执狂。

【诊断要点】

典型病例根据临床表现即可做出诊断，早期及不典型病例有赖于实验室及影像学检查。

【治疗要点】

1. 库欣病 有手术、放射、药物治疗 3 种方法。经蝶窦切除垂体微腺瘤为近年治疗本病的首选方法，摘除腺瘤后可治愈，仅少数患者手术后复发。

2. 肾上腺肿瘤 手术切除肾上腺皮质腺瘤可根治，肾上腺皮质腺癌应尽早手术，未能根治或已有转移者用药物治疗，减少肾上腺皮质激素的产生量。手术后需较长时间使用激素替代治疗。

3. 不依赖 ACTH 小结节性或大结节性双侧肾上腺增生，做双侧肾上腺切除术，术后用激素替代治疗。

4. 异位ACTH综合征　应治疗原发性癌肿,根据具体病情行手术、放疗和化疗。

【常见护理诊断/问题】

1. 自我形象紊乱　与身体外形改变有关。

2. 体液过多　与皮质醇过多引起水、钠潴留有关。

3. 有感染的危险　与机体免疫功能减低、抵抗力下降及蛋白质分解代谢作用增加有关。

【护理措施】

1. 休息与体位　合理休息可避免加重水肿,尽量取平卧位,抬高双下肢,有利于静脉回流。

2. 饮食护理　进食低钠、高钾、高蛋白质、低糖类、低热量的食物,预防和控制水肿。鼓励患者食用柑橘类、枇杷、香蕉、南瓜等含钾高的水果。

3. 病情监测　监测体温、血压的变化,必要时监测血糖。定期检查血常规,注意有无感染征象。评估患者水肿情况,每天测量体重变化,记录24 h液体出入量,监测电解质浓度和心电图变化。

4. 预防感染　①保持病室环境清洁、干净,减少感染机会;保持室内适宜的温度、湿度。②严格执行无菌操作技术,避免交叉感染,尽量减少侵入性治疗措施。③教导患者和家属预防感染的知识,如注意保暖,减少或避免到公共场所,以防上呼吸道感染。④协助患者做好个人清洁卫生,避免皮肤擦伤和感染。长期卧床者宜定期翻身,并保护骨突处,预防压疮发生。病重者做好口腔护理。

5. 加强防护措施　提供安全、舒适的环境,移除环境中不必要的家具或摆饰,浴室应铺上防滑脚垫,防止因跌倒或碰撞引起骨折。避免剧烈运动,变换体位时动作宜轻柔,避免摔伤。

6. 心理护理　评估患者对自我形象紊乱的认知和接受程度,讲解发生的原因,告知随着病情好转,患者形体改变会逐渐恢复。指导患者适当修饰方法,勿穿紧身衣裤等。

【健康指导】

1. 知识宣教　告知患者和家属有关疾病的基本知识和治疗方法,让其积极配合治疗。

2. 用药指导　指导患者正确用药并学会观察药物疗效和不良反应。使用糖皮质激素替代治疗者让其了解有关注意事项,坚持服药,在肾上腺功能恢复的基础上逐渐减量,切勿自行加减药物。

3. 饮食和活动的指导　指导患者进食高蛋白、低糖食物,食用低钠高钾食物如苹果、香蕉、柑橘类、西瓜、梨等,以防水、电解质失衡。有计划地安排力所能及的生活活动,让患者独立完成,增强其自信心和自尊感。

4. 定期复查　术后定期复查,观察其变化。

第三节　糖尿病患者的护理

糖尿病(diabetes mellitus,DM)是由遗传和环境因素相互作用而引起的一组以慢性高血糖为共同特征的代谢异常综合征。

因胰岛素分泌绝对或相对不足,或胰岛素作用缺陷,或两者同时存在而引起糖、蛋白质、脂肪以及继发的水、电解质代谢紊乱。临床上出现烦渴、多尿、多饮、多食、疲乏、消瘦等表现。然而也有相当一部分患者并无上述症状,而在全面体检或出现其他并发症才被发现。随着病情的进展,可出现多系统损害,导致眼、肾、神经、心脏、血管等组织的慢性进行性病变,引起功能缺陷及衰竭,严重时可发生酮症酸中毒或其他类型急性代谢紊乱。

糖尿病是常见病、多发病,各年龄组均可发病,多见于中老年人,患者人数正随着生活水平的提高、人口老龄化、生活方式的改变,以及诊断技术的进步使其诊断率提高而迅速增加。据世界卫生组织(WHO)估计,全球目前有超过1.5亿糖尿病患者,到2025年这一数字将增加1倍。估计我国现有糖尿病患者3千万,居世界第二位(第一位是印度,第三位是美国)。糖尿病已成为发达国家中继心血管病和肿瘤之后的第三大非传染性疾病,对社会和经济带来沉重的负担,是严重威胁人类健康的世界性公共卫生问题。

为此,卫生部早于1995年制定了糖尿病防治纲要以指导全国糖尿病的防治工作,并于2003年11月启动《中国糖尿病指南》的推广工作。

目前将糖尿病分成四大类型,即1型糖尿病、2型糖尿病、其他特殊类型糖尿病和妊娠期糖尿病。糖尿病的病因可归纳为遗传因素和环境因素两大类,其机制是由于不同病因导致胰岛B细胞分泌胰岛素缺陷和(或)外周组织胰岛素利用不足,而引起糖、脂肪及蛋白质等物质代谢紊乱。

1型糖尿病的患者有胰岛B细胞的破坏,导致胰岛素绝对缺乏,呈酮症酸中毒倾向,患者需要依赖胰岛素治疗。2型糖尿病占据本病群体的大多数(95%),其主要病理生理改变从以胰岛素抵抗为主伴胰岛素分泌不足到胰岛素分泌不足为主伴胰岛素抵抗,这些患者在疾病的初期甚至终身都不需要依赖胰岛素治疗;本型可发生在任何年龄,但多见于成年人,因肥胖以及缺乏体力活动而增高,遗传易感性较强;很少自发酮症酸中毒,却易发生大血管病变和微血管病变。其他特殊类型的糖尿病主要是胰岛B细胞功能遗传性缺陷、胰岛素作用遗传性缺陷、胰腺外分泌疾病、内分泌疾病、药物或化学品所致糖尿病、感染、不常见的免疫介导糖尿病及其他原因均有可能导致。妊娠期糖尿病:妊娠过程中初次发现的任何程度的糖耐量异常,不论是否用胰岛素或单用饮食治疗,也不论分娩后这一情况是否持续,均认为是妊娠期糖尿病。其中1型糖尿病与2型糖尿病的区别见表6-1。

表6-1 1型糖尿病与2型糖尿病的区别

项目	1型糖尿病(胰岛素依赖型)	2型糖尿病(非胰岛素依赖型)
发病年龄	多为幼年和青年	多为成年和老年
体型	消瘦或正常	多伴肥胖
起病	急	慢
病情严重程度	较重	较轻
血浆胰岛素	显著低于正常或缺如	轻度降低,正常或超过正常
对胰岛素的敏感	很敏感(易致低糖血症)	较不敏感
胰岛素治疗	必须	约25%患者需要
磺脲类降糖药疗效	差	>50%
酮症酸中毒	常见	少见

目前强调糖尿病应坚持早期、长期、综合治疗及治疗方法个体化的原则。通过控制饮食、运动疗法、使用降糖药物和胰岛素,达到控制高血糖、纠正代谢紊乱、消除糖尿病症状、

防止和延缓并发症发生的目的。

【护理评估】

(一) 健康史

详细了解患者有无家族糖尿病病史,患者及亲属是否还有其他的心脑血管疾病,了解患者平素的健康状况,了解患者的生活方式、饮食习惯、妊娠次数等,了解患者患病后的检查诊疗概况和目前用药后病情控制情况等。

(二) 身体状况

1. 代谢紊乱综合征 本病为慢性进行性疾病,早期可无症状。当疾病逐渐进展时,可出现"三多一少",即多尿、多饮、多食、体重减轻的典型症状。常伴有软弱、乏力、女性外阴瘙痒等现象。

(1) 多尿:因血糖升高,大量葡萄糖从肾脏排出致尿渗透压增高,阻碍肾小管对水的重吸收,大量水分随糖排出形成多尿。患者排尿次数和尿量明显增多,每日尿量可达 3000~5000 mL,甚至高达 10000 mL。

(2) 多饮:因多尿丢失大量水分而出现口渴、多饮。

(3) 多食:因胰岛素不足,使体内葡萄糖不能充分利用而自尿中丢失。为了补偿损失的糖分,维持机体活动,患者多有饥饿感,从而导致食欲亢进、易饥多食。

(4) 消瘦:患者体内葡萄糖不能充分利用,蛋白质和脂肪消耗增多,加之失水,引起体重减轻、乏力和消瘦。

2. 皮肤瘙痒 由于高血糖及末梢神经病变造成皮肤干燥和感觉异常,患者常出现皮肤瘙痒。女性患者可因尿糖刺激皮肤,出现外阴瘙痒。

3. 其他症状 有四肢酸痛、麻木、腰痛、性欲减退、勃起功能障碍、不育、月经不调、便秘等。极少患者会出现反应性低血糖,即患者进食后胰岛素分泌高峰延迟,餐后 3~5 h 血浆胰岛素水平不适当地升高,其所引起的低血糖可成为这些患者的首发表现。

4. 并发症

(1) 急性并发症

1) 糖尿病酮症酸中毒(diabetic ketoacidosis,DKA):糖尿病代谢紊乱加重时,脂肪动员和分解加速,大量脂肪酸在肝经 β 氧化产生大量酮体(乙酰乙酸、β 羟丁酸和丙酮)。这些酮体均为较强的有机酸,血酮继续升高,便发生代酸而称之。1 型糖尿病有自发 DKA 倾向,2 型糖尿病患者在一定诱因作用下也可发生 DKA。

常见的诱因有:感染(以呼吸道、泌尿道感染最多见)、胰岛素治疗中断或剂量不足、饮食不当、妊娠和分娩、创伤、手术、麻醉、急性心肌梗死、心力衰竭、精神紧张或严重刺激引起的应激状态等。有时亦可无明显的诱因。

躯体表现:早期酮症阶段为原来糖尿病症状加重。酸中毒出现时表现:①消化系统:食欲减退、恶心、呕吐。②呼吸系统:呼吸加深、加快、有酮味(烂苹果味)。③循环系统:脉细速、血压下降。④神经系统:常伴头痛、嗜睡或烦躁,最终各种反射迟钝或消失,患者昏迷;后期严重脱水,尿量减少、皮肤黏膜干燥、眼球下陷、四肢厥冷,也有少数患者出现腹痛等急腹症表现。

实验室检查:①尿:肾功能正常时,尿糖强阳性、尿酮体强阳性;当肾功能严重损害时,尿糖、尿酮体阳性程度与血糖、血酮不符。有时尿中出现蛋白质和管型。早期尿量增多达

3000 mL/d 以上,当严重休克、急性肾功能衰竭时可出现尿少甚至尿闭。②血:血糖增高,多为 16.7~33.3 mmol/L,有时可达 55.5 mmol/L 以上;血酮增高,多在>4.8 mmol/L;二氧化碳结合力降低,轻者为 13.5~18.0 mmol/L,重者 9.0 mmol/L 以下。常合并酸碱平衡失调及水电解质紊乱,血脂、血尿素氮和肌酐常偏高等。

2) 高渗性非酮症糖尿病昏迷(hyperosmolar nonketotic diabetic coma):多见于 50~70 岁老年 2 型糖尿病患者,发病前多无糖尿病病史或症状轻微,是一种极为严重的急症。常见诱因:感染、急性胃肠炎、胰腺炎、脑血管意外、严重肾脏疾病、血液或腹膜透析治疗、静脉内高营养、不合理限制水分,以及某些药物的使用如糖皮质激素、免疫抑制剂、噻嗪类利尿剂等所致。少数从未诊断糖尿病者因输入葡萄糖,或因口渴而大量引用含糖饮料等可诱发。

躯体表现:患者有严重高血糖、脱水及血浆渗透压增高而无显著的酮症酸中毒。起病时先有多尿、多饮,但多食不明显,或反而食欲减退,失水程度随病情进展而加重,出现神经、精神症状,表现为嗜睡、幻觉、定向障碍、昏迷。病死率高达 40%。

实验室检查:尿糖呈强阳性,早期尿量明显增多,晚期尿少甚至尿闭。血糖常高至 33.3 mmol/L,血钠高可达 155 mmol/L,血浆渗透压高可达 330~460 mmol/L。无或轻度酮症,血尿素氮及肌酐升高,白细胞明显升高。

3) 感染:①皮肤:疖、痈等化脓性感染多见,可致败血症或脓毒血症。②足癣、甲癣、体癣等皮肤真菌感染也较常见。③泌尿系统感染:肾盂肾炎和膀胱炎为泌尿系最常见的感染,尤其多见于女性,常反复发作,易转为慢性肾盂肾炎。④女性患者常合并真菌性阴道炎。⑤呼吸系:肺结核发病率高,进展快,易形成空洞。

(2) 慢性并发症:糖尿病慢性并发症可遍及全身各重要器官,主要累及大血管与微血管。1 型糖尿病早期少见,2 型可在确诊糖尿病前已经存在。

1) 大动脉的粥样硬化:主要侵犯主动脉、冠状动脉、脑动脉、肾动脉和肢体外周动脉等,引起冠心病、缺血性或出血性脑血管病、肾动脉和肢体动脉硬化。患者表现为心悸、心前区疼痛、水肿、腰痛等;下肢动脉硬化者可有下肢疼痛、感觉异常和间歇性跛行,严重供血不足可致肢端坏疽。心血管病变是糖尿病最严重且突出的并发症,是糖尿病的主要死因。基本病理改变为动脉粥样硬化和微血管改变。

2) 微血管病变:微血管指微小动脉和微小静脉之间,管腔直径在 100 μm 以下的毛细血管及微血管。主要表现在视网膜、肾、神经、心肌组织,其典型改变包括微循环障碍,为血管瘤形成和微血管基底膜增厚。

糖尿病性肾病是 1 型糖尿病的主要死亡原因,包括毛细血管间肾小球硬化症、肾动脉硬化病和慢性肾盂肾炎。肾小球硬化症是糖尿病微血管病变之一,大多数患者糖尿病病史超过 10 年。典型表现为蛋白尿、水肿和高血压,晚期伴氮质血症,最终发生肾衰竭。

3) 眼部病变:病程超过 10 年,半数以上可出现视网膜病变,是糖尿病患者失明的主要原因。早期为视网膜小静脉扩张和微血管瘤,随后可出现视网膜出血、水肿、微血栓、渗出等病变,后期因玻璃体出血和视网膜剥离而失明。还可引起白内障、青光眼、屈光改变、虹膜睫状体病变等。

4) 神经病变:主要由微血管病变及山梨醇旁路代谢增强(山梨醇增多)所致,其病变部位以周围神经最为常见。早期感觉神经:现为对称性肢体隐痛、刺痛或烧灼痛,夜间及寒冷季节加重,通常下肢较上肢严重。肢痛前常有肢端感觉异常,呈袜子或手套状分布。后期累及运动神经,可出现肌力减退、肌萎缩和瘫痪;腱反射早期亢进,后期减弱或消失。自主神经病变也较常见,表现为瞳孔改变、排汗异常、腹泻或便秘、直立性低血压、持续心动过速及尿失禁、尿潴留、阳痿。

5) 糖尿病足:WHO 将糖尿病足定义为与下肢远端神经异常和不同程度的周围血管病变相关的足部(踝关节或踝关节以下的部位)感染、溃疡和(或)深层组织破坏。足部溃疡多见,由于皮肤小动脉病变使供血不足、神经营养不良和外伤所致,溃疡较深、无痛、不易愈合。糖尿病足是截肢、致残主要原因,花费巨大。

(三) 心理-社会状况

糖尿病是一种慢性代谢性疾病,需终身治疗且必须严格控制饮食,患者因此产生悲观情绪,失去生活乐趣,常自诉孤独无助。随着病情的进展,各种并发症相继或同时出现,严重影响患者的生活质量,使患者产生沮丧和恐惧心理。

【常见护理诊断/问题】

1. 营养失调:低于机体需求量 与胰岛素分泌绝对或相对不足引起糖、蛋白质、脂肪代谢紊乱有关。

2. 有感染的危险 与血糖增高、脂质代谢紊乱、营养不良和微循环障碍有关。

3. 有皮肤完整性受损的危险 与感觉障碍、皮肤营养不良有关。

4. 潜在并发症

(1) 酮症酸中毒:与代谢紊乱,酮体在体内堆积有关。

(2) 低血糖:与胰岛素使用不当,饮食不当有关。

(3) 糖尿病足:与足部缺血性溃疡、营养不良性皮肤溃疡有关。

【护理目标/评价】

1. 患者症状缓解,体重增加,血糖控制良好。
2. 患者尽可能不发生感染,如患者发生感染时能被及时发现和处理。
3. 患者尽可能不发生酮症酸中毒,如发生酮症酸中毒时能被及时发现和处理。
4. 饮食合理,正确使用胰岛素,无低血糖发生。
5. 学会足部护理的方法,尽可能不发生皮肤破损。

【护理措施】

(一) 控制饮食

1. 每日热量计算 患者的性别、年龄、身高查表并计算理想体重[理想体重(kg)=身高(cm)-105],然后参照理想体重和活动强度计算每日所需总热量。成年人休息者每日每千克标准体重需热量 10.5~12.5 MJ(25~30 kcal),轻体力劳动者 12.5~14.6 MJ(30~35 kcal),中体力劳动者 14.6~16.7 MJ(35~40 kcal),重体力劳动者 16.7 MJ 以上(40 kcal 以上)。儿童、孕妇、哺乳期妇女、营养不良或有慢性消耗性疾病者应酌情增加,肥胖者酌减,使患者体重恢复至理想体重的±5%。

2. 蛋白质、脂肪、碳水化合物分配 饮食中蛋白质含量成人按每日每千克标准体重 0.8~1.2 g 计算,儿童、孕妇、乳母、营养不良或有慢性消耗性疾病者可增至每日每千克体重 1.2~1.5 g,脂肪每日每千克标准体重按 0.6~1.0 g 计算,其余为碳水化合物。按上述计算蛋白质量占总热量 12%~15%,脂肪约占 30%,碳水化合物占 50%~60%。

3. 三餐分配 按食物成分表将上述热量折算为食谱,三餐分配一般为 1/5、2/5、2/5 或 1/3、1/3、1/3。三餐饮食内容要搭配均匀,每餐均有碳水化合物、脂肪和蛋白质,且要定时定量,这样有利用减缓葡萄糖的吸收,增加胰岛素的释放。按此食谱食用2~3周,血糖可下降,如血糖控制不理想应做必要的调整。

4. 糖尿病患者饮食注意事项 ①严格定时进食。②控制饮食的关键在于控制总热量。③严格限制各种甜食,包括各种食糖、糖果、甜点心、饼干、冷饮、水果及各种含糖饮料等。④患者进行体育锻炼时不宜空腹,应补充适量食物,防止低血糖。⑤保持大便通畅、多食含纤维素高的食物。⑥每周定期测量体重一次,衣服重量要相同,且用同一磅秤。

(二)适当运动

1. 锻炼方式 步行、慢跑、骑自行车、做健身操、练太极拳、游泳及做家务劳动等有氧运动,对糖尿病患者均适合。合适的活动强度为患者的心率应达到个体50%最大耗氧量,个体50%最大耗氧量时心率=0.5×(个体最大心率-基础心率)+基础心率,其中个体最大心率可用220-年龄来粗略估计,基础心率可以早晨起床前测得的脉率估计。活动时间为20~40 min,可逐步延长至1 h或更久,每日一次,用胰岛素或口服降糖药物者最好每日定时活动,肥胖者可适当增加活动次数。

2. 注意事项 低血糖、酮症、诱发性心血管意外或运动系统损伤等是其副作用。为了防止上述副作用的出现,在体育锻炼时要注意下列事项:①运动前评估糖尿病的控制情况,根据患者的具体情况决定运动方式、时间及所采用的运动量。如血糖>13.3 mmol/L或尿酮阳性者不宜做上述活动。②运动应尽量避免恶劣天气,天气炎热应保证水分的摄入,寒冷天气注意保暖。随身携带糖果,当出现饥饿感、心悸、出冷汗、头晕及四肢无力等低血糖症状时食用。身体状况不良时应暂停运动。③2型糖尿病有心脑血管疾病或严重微血管病变者按具体情况妥善安排,收缩压>24 kPa(180 mmHg)时停止活动,活动时间宜安排在餐后1 h,活动要适量,2型糖尿病仅靠饮食控制者或口服降糖药物治疗者活动前通常不需添加额外食物。④运动时随身携带糖尿病卡片,以备急需。⑤运动后应做好运动日记,以便观察疗效和不良反应。

(三)用药护理

1. 口服降糖药护理

(1)磺脲类药物的主要副作用是低血糖反应,同时还有不同程度的胃肠道反应、皮肤瘙痒、胆汁淤积性黄疸、肝功损害、再生障碍性贫血、溶血性贫血、血小板减少、白细胞减少等。

(2)双胍类药物的主要不良反应有腹部不适、口中有金属味、恶心、厌食、腹泻等,偶有过敏反应。因双胍类促进无氧糖酵解,产生乳酸,在肝和肾功能不全、休克或心力衰竭者可诱发乳酸性酸中毒。

(3)α-葡萄糖苷酶抑制剂:常见不良反应为胃肠道反应,如腹胀、排气增多或腹泻,经治疗一段时间后可减轻。单用本药不引起低血糖,但如与磺脲类或胰岛素合用,仍可发生低血糖,进食双糖或淀粉类食物无效。此药在肠道吸收甚微,故无全身不良反应,但对肝、肾功能不良者应慎用。不宜用于有胃肠道功能紊乱者、孕妇、哺乳期妇女和儿童。

(4)胰岛素增敏剂:不宜用于治疗1型糖尿病患者、孕妇、哺乳期妇女和儿童。

2. 胰岛素

(1)胰岛素能促进葡萄糖的利用及肝糖原的合成,抑制糖异生,促进三羧酸循环而使血糖下降;促进蛋白质、脂肪、DNA、RNA等合成,抑制脂肪、糖原及蛋白质的分解,以调节血糖的稳定。所以胰岛素适用于1型和2型糖尿病经口服降糖药无效的患者,糖尿病酮症酸中毒和高渗性昏迷,合并重症感染、急性或消耗性疾病的糖尿病,外科治疗的围手术期或妊娠和分娩时。对出现抗胰岛素抗体而使胰岛素敏感性降低者,可考虑使用人工胰岛素,但发生低血糖的危险性随之增加,应严密观察。根据胰岛素作用起始时间、作用强度高峰和持续时间的不同,分为短(速)效、中效和长(慢)效。2型糖尿病可选用中效胰岛素,每天早餐前使用,开始剂量为4~8 U,根据尿糖和血糖测定结果,每隔数日调整剂量或剂型。1型糖尿病患者多需强化胰岛素治疗,每日多次注射胰岛素,一般采用餐前注射。常见的几种胰岛素的作用特点见表6-2。

(2)胰岛素的应用,除了解其适应证及各种胰岛素的作用时间外,尚需注意以下几点:①胰岛素不宜冰冻,使用期间宜放在20℃以下。②使用时注意剂量换算及有效期,剂量必须准确,采用1 mL注射器抽药。③注射时间准确,正规胰岛素需在饭前30 min皮下注射,鱼精蛋白锌胰岛素需在早饭前1 h皮下注射。④注射部位应经常更换,以防局部组织硬化影响吸收,局部消毒应严密以防感染。⑤两种胰岛素合用时应先抽正规胰岛素,后抽长效制剂,以免影响正规胰岛素的速效特性。⑥注意低血糖的发生并告知防治方法,一旦出现应立即口服糖类食物或静脉注射500 g/L葡萄糖溶液。⑦胰岛素治疗过程中每天3次饭前和夜间各收集小便1次,检查尿糖。

表6-2 胰岛素制剂类型及作用时间

作用类别及制剂		开始产生效应/h	作用强度高峰/h	作用持续时间/h	注射时间
短效	普通胰岛素(RI)	1/4~1/2	1~3	5~7	餐前0.5 h,每日3~4次
中效	中性鱼精蛋白锌胰岛素(NPH)	2~4	8~12	18~24	早餐或晚餐前1 h,每日1~2次
长效	鱼精蛋白锌胰岛素(PZI)	3~5	14~20	25~36	早餐或晚餐前1 h,每日1次

(3)胰岛素治疗的副作用:①低血糖反应,与胰岛素使用剂量过大、饮食失调或运动过量有关,表现为头晕、心悸、多汗、饥饿,甚至昏迷,对低血糖反应者,及时检测血糖,根据病情进食糖类食物或静脉推注50%葡萄糖溶液20~30 mL。确保胰岛素的有效使用剂量和时间、定时定量及适量运动是预防低血糖反应的关键,包括胰岛素储存温度不可低于2℃或高于30℃,避免剧烈晃动。患者应学会按规定的时间和量进餐并合理安排每日的运动时间和运动量,若就餐时间推迟,可先食些饼干。②胰岛素过敏,主要表现为注射局部瘙痒、荨麻疹(全身性皮疹少见)、罕见血清病、过敏性休克等过敏反应。③注射部位皮下脂肪萎缩或增生,可使胰岛素吸收不良,但临床少见。停止该部位注射后可缓慢恢复。经常更换注射部位,避免两周内在同一部位注射两次,可防止注射部位组织萎缩或增生。

(四)预防感染

1. 注意个人卫生 保持全身和局部清洁,尤其要加强口腔、皮肤和阴部的清洁,做到勤洗澡、勤换衣。

2. 衣服选择 质地柔软、宽松,避免使用各种约束带。

3. 注射胰岛素时局部皮肤严格消毒,以防感染。

4. 皮肤有外伤或感染时,不可任意用药,必须在医生指导下用药。

(五)糖尿病足护理

1. 观察与检查 观察足部颜色、温度、脉搏。足部有无病变,如鸡眼、甲沟炎、甲癣、水疱等。

2. 促进肢体血液循环 足部保暖,促进血液循环(适当运动,进行适当的体育活动,可促进循环),改善神经营养供给。每晚用50~60℃温水洗足,按摩足部,戒烟以避免血管进一步受影响。

3. 保护足部 鞋袜选择,不宜穿袜口弹性过紧的袜子,选择软底宽头的鞋子;保持足部清洁、勤换鞋袜、洗脚,保持趾间干燥;剪甲,修剪趾甲略呈弧形,与脚趾等缘,不要修剪过短以免伤及甲沟;及时治疗足部疾病,如足癣等。

4. 预防足部外伤 不能赤脚走路,手足冰冷需使用热水袋或用热水清洗,应注意防止烫伤。

(六) 并发症的护理

1. 糖尿病酮症酸中毒的护理

(1)病情监测:生命体征、意识、瞳孔,记录24 h液体出入量;症状体征观察,口渴、呼吸深快、有烂苹果味等;检测尿糖、血糖、酮体的变化。

(2)酮症酸中毒紧急护理措施包括:①正确执行医嘱,确保液体和胰岛素的输入,液体输入量应在规定的时间内完成,胰岛素用量必须准确和及时。②患者绝对卧床休息,注意保暖,预防压疮和继发感染,昏迷者按昏迷常规护理。③严密观察和记录患者神志变化、瞳孔大小和对光反射、呼吸、血压、脉搏、心率及每日出入液量等变化。④在输液和胰岛素治疗过程中,需每1~2 h留取标本送检尿糖、尿酮、血糖、血酮、血钾、血钠、二氧化碳结合力等。

2. 低血糖反应的护理

(1)病情监测低血糖发生时患者常有饥饿感,伴软弱无力、出汗、恶心、心悸、面色苍白,重者可昏迷。睡眠中发生可突然觉醒,皮肤潮湿多汗,部分患者有饥饿感。

(2)低血糖紧急护理措施包括:①进食含糖的食物。②静脉注射50%葡萄糖溶液40~60 mL是紧急处理低血糖最常用和有效的方法。③胰高血糖素1 mg肌内注射,适用于一时难以建立静脉通道的院外急救或患者自救。

【健康指导】

1. 加强糖尿病的健康教育 认识糖尿病是一种终身性疾病,目前尚不能根治,必须终身治疗,因此患者的依从性非常重要。①掌握饮食和体育锻炼的具体方法、注意事项。②学会检测尿糖、血糖的变化:尿糖定性测定,使用便携式血糖测定。③学会正确注射胰岛素的方法,知道药物的作用、副作用及使用注意事项。④教会患者识别低血糖反应的表现,掌握自救方法。

2. 预防感染 生活规律,戒烟酒,注意个人卫生,预防各种感染。

3. 指导患者认识并发症先兆 如糖尿病酮症酸中毒的诱因及提示酮症酸中毒的先兆症状,及时就医。

4. 出院指导 了解糖尿病治疗控制的要求,定期随访,以了解病情控制情况,及时调整用药剂量。每年定期全身检查,以尽早防治慢性并发症。

5. 随时携带糖尿病卡片,以备急需。

第七章 风湿性疾病患者的护理

第一节 风湿热患者的护理

风湿热(theumatic fever)是一种与 A 组乙型溶血性链球菌感染有关,具有反复发作倾向的全身结缔组织病。临床表现主要为发热、心肌炎、关节炎,可出现环形红斑和皮下结节或舞蹈病。心肌炎是本病最严重的表现,急性期可威胁患儿生命,反复发作后可形成慢性风湿性心瓣膜病。初次发病年龄以 5~15 岁多见,以冬春季节、寒冷、潮湿地区发病率为高。

病因尚不完全清楚,多数认为与 A 组乙型溶血性链球菌感染后的两种免疫反应相关,即变态反应和自身免疫反应。病变累及全身结缔组织,其基本病变为炎症和具有特征性的"风湿小体"(Aschoff 小体),主要累及心脏、关节和皮肤而产生相应的临床表现。

本病的治疗包括:一般治疗、抗链球菌感染和抗风湿治疗。

1. 一般治疗 卧床休息,加强营养,补充维生素 A、维生素 C 等。

2. 抗链球菌感染 首选青霉素类,用药时间不少于 2 周,青霉素过敏者改用红霉素。

3. 抗风湿治疗 主要应用阿司匹林或肾上腺皮质激素。有心肌炎患儿可用泼尼松每日 1.5~2 mg/kg,症状好转后逐渐减量至停药,总疗程不少于 12 周。为防止部分患儿停药后出现反跳现象,可在停药前 2 周加服阿司匹林。无心肌炎患儿可用阿司匹林每日 80~100 mg/kg,分 4 次口服,至体温正常、关节肿痛消失和血沉正常后剂量减半,总疗程 6~12 周。对舞蹈病患儿可口服苯巴比妥、氯丙嗪和地西泮等镇静。注意评估用药过程中可能出现的药物副作用。

【护理评估】

(一)健康史

评估患儿病前 1~4 周有无上呼吸道感染的病史,有无发热、关节疼痛、皮疹,有无精神异常或不自主的动作表现。既往有无心脏病或关节炎病史。询问患儿家庭居住的环境及当地的气候等。

(二)身体状况

患儿通常有发热、精神萎靡、疲倦、食欲缺乏、面色苍白、关节疼痛等一般表现,以及以下主要表现:

1. 心脏炎 40%~50% 的风湿热患儿累及心脏,是本病最严重的表现,年龄愈小,心脏受累的机会愈多,以心肌炎和心内膜炎多见,也有同时累及心肌、心内膜和心包膜者,称为全心炎。

(1)心肌炎:轻者可无明显症状,重者可导致心力衰竭。常见体征有心率增快与体温增高不成比例,可出现奔马律、心动过速等心律失常。心脏扩大,心尖搏动弥散,第一心音低钝,心尖区可闻及Ⅱ级以上吹风样收缩期杂音。

(2)心内膜炎:主要侵犯二尖瓣,导致二尖瓣关闭不全或二尖瓣相对狭窄,前者心尖部可闻及Ⅱ级以上的全收缩期杂音,后者心尖部可闻舒张期杂音。其次可侵犯主动脉瓣而导致主动脉瓣关闭不全,在胸骨左缘第3肋间可闻及舒张期叹气样杂音。反复发作可造成心瓣膜永久性瘢痕形成,导致风湿性心瓣膜病。

(3) 心包炎:表现为心前区疼痛、心动过速、呼吸困难,少数病例心底部听到心包摩擦音;少数病例积液量多时心前区搏动消失、心音遥远,有颈静脉怒张、肝大等心脏压塞表现。

2. 关节炎 年长儿多见,呈游走性、多发性,以膝、踝、肩、腕、肘等大关节受损为主,局部有红、肿、热、痛和功能障碍,愈后不留畸形。轻者仅有关节酸痛而无局部红、肿表现。

3. 舞蹈病 年长女童多见,是一种累及锥体外系的风湿性神经系统疾病,表现为以四肢和面部肌肉为主的不自主的、不协调的、无目的的快速运动,如伸舌、歪嘴、皱眉、眨眼等,个别表现为耸肩缩颈、面部肌肉抽动、书写困难等,在兴奋或注意力集中时加剧,入睡后消失。舞蹈病可单独存在或与其他症状同时并存。

4. 皮下结节 好发于肘、腕、膝、踝等关节伸侧的骨隆起或肌腱附着处,为粟米到豌豆大小、可活动无压痛的硬结,常在起病数周后出现,经2~4周自行消失。

5. 环形红斑 是风湿热的特征性体征,多分布于躯干及四肢屈侧,呈环形或半环形,如钱币大小,色淡红或暗红,边缘可轻度隆起,环内肤色正常,多于数小时或12天内消失,反复出现,不留痕迹。

(三) 心理-社会状况

由于风湿热易复发,对心脏造成损害,甚至导致慢性风湿性心瓣膜病,严重影响患儿的生存质量,也为家庭带来较重的经济负担,家长可能由此产生焦虑。年长儿常因长期休学而产生担忧,有舞蹈病的年长患儿常有自卑心理。

【常见护理诊断/问题】

1. 心排出量减少 与心脏受损有关。

2. 疼痛 与关节受累有关。

3. 焦虑 与疾病的威胁有关。

4. 潜在并发症 肾上腺皮质激素和阿司匹林治疗的副作用。

【护理目标/评价】

患儿生命体征能维持在正常范围,以保持充足的心输出量;患儿关节疼痛能在短期内得到缓解,并能进行自理活动;患儿能正确对待疾病,有战胜疾病的信心,能主动配合治疗和护理。

【护理措施】

1. 保持充足的心输出量,防止发生严重的心功能损害

(1) 观察病情:注意患儿面色、呼吸、心率、心律及心音的变化,如有烦躁不安、面色苍白、多汗、气急等心力衰竭表现,报告医生,及时处理。

(2) 控制患儿活动量:急性期卧床休息,无心肌炎者两周,有心肌炎时轻者绝对卧床4周,重者6~12周,伴心力衰竭者待心功能恢复后再卧床3~4周,至急性症状完全消失,血沉接近正常时方可逐渐下床活动,活动量根据心率、心音、呼吸、有无疲劳而调节。一般恢复至正常活动量所需时间:无心脏受累者1个月,轻度心脏受累者2~3个月,严重心肌炎伴心力衰竭者6个月。

(3) 加强饮食管理:给予易消化、高蛋白、高维生素食物,有心力衰竭者适当限制盐和水的摄入。少量多餐,防止进食过多致胃膨胀压迫心脏而增加心脏的负担。详细记录出入水量,并保持大便通畅。

(4)药物治疗:按医嘱用泼尼松抗风湿治疗,有心力衰竭者加用洋地黄制剂,同时配合吸氧、利尿、维持水电解质平衡等治疗措施。

2. 减轻关节疼痛 协助患儿保持舒适的体位,避免痛肢受压,移动肢体时动作轻柔,用热水袋热敷局部关节止痛,并做好局部皮肤护理。

3. 心理护理 关心爱护患儿,耐心解释各项检查、治疗、护理措施的意义,取得患儿及家长的合作。及时解除患儿的各种不适感,如发热、出汗、疼痛等,增强患儿战胜疾病的信心,坚信只要能坚持治疗和预防,就能改善疾病的预后。

4. 观察药物副作用 抗风湿治疗疗程较长,服药期间应注意药物的副作用,如阿司匹林可引起胃肠道反应、肝功能损害和出血,饭后服用或同服氢氧化铝可减少对胃的刺激,加用维生素 K 可防止出血;泼尼松可引起满月脸、肥胖、消化道溃疡、肾上腺皮质功能不全、精神症状、血压增高、电解质紊乱、免疫抑制等,应密切观察,避免交叉感染及骨折;心肌炎时对洋地黄敏感且易发生中毒,服药时剂量应为一般剂量的 1/3~1/2,并注意观察有无恶心、呕吐、心律不齐、心动过缓等副作用,并注意补钾。

【健康指导】

向患儿及家长讲解疾病的有关知识和护理要点,指导家长学会观察病情、合理安排患儿的日常生活、合理调配饮食、正确用药、控制活动量等;防止受凉、改善居住条件避免寒冷潮湿、避免去公共场所、避免参加剧烈的活动;及时控制各种体内的链球菌感染,定期门诊复查,及时治疗。

第二节 系统性红斑狼疮患者的护理

系统性红斑狼疮(systemic lupus erythematosus,SLE)是一种累及多系统、多脏器的自身免疫性疾病。临床上主要表现为皮肤、关节和肾脏损害,血清中出现多种自身抗体,并有多种免疫反应异常。SLE 多发于青年女性,发病年龄以 20~40 岁最多见,幼儿和老人亦可发病。大多数早期确诊的 SLE 患者经过有效治疗后,5 年和 10 年生存率分别可达 85% 和 75%。据统计,死亡病例中,感染、肾功能衰竭、中枢神经系统病变各占 1/3;近年来,死于感染者比例上升,可能与长期使用糖皮质激素和免疫抑制剂有关。

SLE 的发病机制非常复杂,目前尚未完全明确,可能是具有 SLE 遗传素质的人在各种致病因子(感染、药物、食物、日光等)的作用下,造成机体的免疫功能紊乱或免疫系统调节障碍而出现的自身免疫性疾病。自身抗体与抗原结合形成免疫复合物,沉积于靶组织,激活补体引起一系列炎症介质释放而损伤组织,这是引起组织及器官损害的主要机制。自身抗体中抗核抗体(ANA)对疾病的发生发展尤为重要。ANA 中的抗双链 DNA 抗体与肾小球的 DNA 相结合形成免疫复合物,固定并活化补体,使中性粒细胞释放炎症介质,导致肾小球肾炎。经免疫病理或电子显微镜检查,在肾小球血管系膜上可见微量免疫球蛋白或致密沉积物。免疫复合物也可沉积在各个器官的血管壁,引起血管炎导致该器官的损伤。除抗 DNA 抗体,其他自身抗体在 SLE 的发病中也起了一定作用。

治疗原则:纠正免疫功能失调和抑制炎症反应,保护脏器功能及治疗各种并发症,保持临床缓解。药物治疗:①非甾体类抗炎药:主要用于仅有发热或关节、肌肉酸痛的轻症患者,常用药物有阿司匹林、布洛芬、萘普生等。②抗疟药:具有抗光敏和控制皮疹的作用,是治疗盘状红斑狼疮的主要药物,常用氯喹等。③糖皮质激素:目前治疗 SLE 的主要药物,适用于急性暴发性狼疮,有肾、中枢神经系统、心、肺等脏器受累,急性溶血性贫血等。常用泼尼松,一般剂量 1 mg/(kg·d),病情严重者可加倍,病情轻者可减半给药,通常治疗 4~6 周,病情明显好转后逐步减至维持量每日 5~15 mg。病情活动时,1 日药量分次服用,待病情稳定后则可 1 日药量 1 次顿服或 2 日药量隔日顿服,以减少长期应用泼尼松的副作用。对于弥漫性增殖性肾小球肾炎、明显神经精神症状、重症溶血性贫血及血小板显著减少等病情迅速恶化者,可采用连续 3 天使用甲泼尼龙,每日 1 g 静脉滴注,进行大剂量短期激素冲击疗法治疗。糖皮质激素局部外用可治疗狼疮的皮肤病损。④免疫抑制剂:常用环磷酰胺、长春新碱等。适用于单独使用糖皮质激素无效或重症患者,如中枢神经系统狼疮、狼疮性肾炎、肺炎等,也可用于病情易复发而又不能使用激素者。⑤其他:如中药雷公藤制剂,对狼疮肾炎有一定疗效;具有免疫抑制及免疫调节作用的环孢素,可用于对免疫抑制剂治疗无效的肾炎患者,并可减少激素用量。

【护理评估】

(一)健康史

重点评估家族中有无红斑狼疮患者,以及有无日光照射、妊娠、感染、过度劳累、精神刺激、手术和药物等环境因素影响。与 SLE 发生有关的药物有普鲁卡因胺、异烟肼、氯丙嗪、甲基多巴等。

(二)身体状况

起病可为隐匿性、急性或暴发性。病程迁延,反复发作,间有长短不等的缓解期。发作期多数患者有疲乏、发热、体重下降等全身症状。典型病例有多脏器损害。

1. 皮肤与黏膜 约80%患者有皮肤损害。常于颜面、四肢等暴露部位出现对称性皮疹。典型者面颊及鼻梁部位可见不规则的水肿性鲜红或紫红色蝶形红斑,少数呈盘状红斑,表面有脱屑,并有痒、痛感,摩擦后可有破损、感染。皮肤损害缓解消退后,留有棕黑色色素沉着。也可于手掌大小鱼际部位的皮肤、指(趾)端及甲周出现红斑、紫癜、网状红斑、血管性水肿或硬皮病样损害。口腔黏膜有反复发作性无痛性溃疡。部分患者可有脱发,遇冷后出现对称性指(趾)端苍白、发绀和潮红等肢端小动脉痉挛(雷诺现象)及光敏感等。

2. 关节与肌肉 大部分患者有关节疼痛,部分伴关节肿胀。无骨质异常,不伴关节畸形。近端指间关节,腕、足、膝关节常受累,且呈对称性分布,而肘及膝关节较少累及。50% 患者伴有肌痛,有时出现肌炎。

3. 脏器损害 ①肾:几乎所有患者都有肾损害,有临床症状者约占75%,为狼疮肾炎,表现类似慢性肾炎或肾病综合征。早期有程度不等的水肿、高血压、血尿、蛋白尿、管型尿等;晚期好可发展为肾功能衰竭,是 SLE 死亡的常见原因。②心脏:约30%患者发生心包炎、10%有心肌炎。临床表现为气促、心前区疼痛、心律失常等;心肌炎合并肾性高血压和肾功能不全者可发生心力衰竭。③呼吸系统:约1/3患者发生胸膜炎、少数有狼疮肺炎。临床表现有发热、干咳、胸痛、气促、低氧血症等。④消化系统:部分患者有食欲减退、恶心、呕吐、腹痛、腹泻等消化道症状及血清转氨酶升高,少数可有胃肠道出血、穿孔或肠梗阻。⑤神经系统:可累及神经系统任何部位,以中枢神经系统多见。临床表现为癫痫发作、精神障碍(如行为异常、幻觉、妄想、忧郁或躁动)等,少数患者可出现偏瘫及蛛网膜下腔出血等表现。严重头痛可以是 SLE 的首发症状。⑥血液系统:贫血常见,并有血小板减少性紫癜及颈部、腋下出现无痛性、轻或中度淋巴结肿大。

(三) 心理-社会状况

SLE为自身免疫性疾病。多数患者正值育龄期，一旦确诊，患者及家属常不易接受。本病病程长，缓解与发作交替，重者常引起心、肾、中枢神经系统功能障碍，严重影响日常生活和工作，患者预感不幸，表现为郁闷或暴躁易怒或悲观厌世。由于妊娠、流产可诱发本病恶化，故对未婚或无子女的育龄女性患者造成巨大的心理压力，常表现为退缩、压抑感甚至恐惧。少数患者因明显的皮损、脱发等影响自我形象而表现出焦虑。

【常见护理诊断/问题】

1. 皮肤完整性受损　与自身免疫反应致皮肤炎症性损伤、光敏感有关。

2. 预感性悲哀　与多脏器受累、久治不愈、容貌改变、婚育受挫等有关。

3. 潜在并发症　肾衰竭。

【护理目标/评价】

1. 皮肤受损状态得到及时修复，未发生感染。

2. 能正确应对病情变化，学会修饰容貌，悲哀的情绪反应减轻或消失，情绪稳定，积极配合治疗。

【护理措施】

1. 一般护理　①保持病室环境安静、整洁，温度适宜。病床宜安排在没有阳光直射的地方。急性活动期的患者应以卧床休息为主，病情缓解后可正常学习、工作，但应避免过度劳累。②给予高热量、高维生素、高蛋白饮食。肾功能不全患者，则应给予优质低蛋白饮食；心力衰竭、肾功能衰竭、水肿者，严格限制钠盐摄入；忌食可增强光敏感的食物，如芹菜、无花果等含补骨脂素的食物、烟熏食品和蘑菇等含联胺基团的食物，以免诱发或加重病情；避免进食辛辣等刺激性食物，减少口腔内膜损伤和疼痛。

2. 心理护理　①主动关心患者，多与之交谈沟通，向患者说明良好的心理状态对缓解疾病和改善预后非常重要，鼓励其表达心理感受，耐心解答疑问。②向患者介绍治疗进展及治疗成功的病例，与患者共同讨论护理计划，明确目标，以利患者积极配合治疗。③鼓励脱发者戴假发修饰，以增强自尊，并解释病情稳定后容貌可恢复。④对脏器损害不明显、病情长期静止的患者，告知患者可在医生指导和严密监护下考虑生育，以缓解心理压力。

3. 皮肤护理　①指导患者户外活动时应避免日光照射，因为紫外线照射可使皮肤的DNA转化为具有很强抗原性的胸腺嘧啶二聚体从而增强免疫反应。外出时用遮阳伞或太阳帽，穿长袖衣裤，戴保护性眼镜，面部可涂用氯喹冷霜以减少光过敏。②保持皮肤清洁卫生，皮肤损害处可用温水清洗，忌用碱性肥皂、化妆品或其他化学药品，如染发烫发剂、洁面护肤品等。③遵医嘱在皮疹或红斑处涂抹皮质类固醇霜或软膏，局部感染时使用抗生素并做无菌清创换药处理，以保持皮肤完整，防止损伤。

4. 口腔护理　每日早晚和进餐前后用漱口液漱口，避免食用辛辣食物。为预防由于长期应用糖皮质激素或免疫抑制剂而引起的口腔真菌或细菌感染，用4%碳酸氢钠溶液漱口。已有真菌感染时，口含制霉菌素或制霉菌素溶液漱口；溃疡伴发细菌感染时，用中药、冰硼散、锡类散等涂敷，或用口腔溃疡药膜局部贴敷，促进溃疡愈合。

5. 对症护理　①肌肉、关节疼痛伴发热常是炎症急性期的表现，应帮助患者采取舒适体位，以听音乐、聊天转移注意力，用缓慢深呼吸、全身肌肉放松、局部按摩等方法缓解疼痛，并同时做好生活护理，减轻精神和体力上的压力。②对合并雷诺现象的患者，应注意保暖，避免吸烟、饮咖啡，以减少病变小血管痉挛。对肾功能不全患者，应严格记录24 h出入液量,尤其是尿量;做好水肿部位的皮肤护理;给予高热量、高维生素、高钙、低磷和低蛋白饮食;必要时做好血液透析的准备工作。对合并心力衰竭或心律失常的患者,静脉输液时严格控制滴速,以免加重心脏负担。患者出现神经和精神症状时,应做好安全防护和急救准备,防止意外发生。

6. 病情观察 ①观察患者有无水肿、少尿、高血压、氮质血症等肾功能不全的表现,严格记录24 h出入液量,尤其是尿量;②对合并心力衰竭或心律失常的患者,应注意观察体温、呼吸、血压、脉搏等,必要时进行心电监护;③当患者出现剧烈头痛、恶心、呕吐、颈项强直、肢体瘫痪等情况时,应警惕蛛网膜下腔出血或脑血栓形成。还应观察有无行为异常、忧郁、淡漠或过度兴奋、幻觉、强迫观念或偏执等中枢神经系统受累症状。

7. 用药护理 ①非甾体抗炎药:久服可出现胃肠道不良反应,有消化不良、上腹痛、恶心、呕吐、消化道出血等。应在饭后服用,同时服用胃黏膜保护剂,以减轻胃黏膜损伤。非甾体抗炎药可影响肾脏血流灌注而造成肾损害,故伴肾脏受累的患者应慎用。②抗疟药:长期服用可引起视网膜退行性变,用药期间要定期检查眼底。③糖皮质激素:主要副作用有满月脸、水牛背、血压升高、电解质紊乱,加重消化道溃疡、糖尿病,诱发感染,引起骨质疏松,还可诱发精神失常。因此服药期间应定期测量血压,观察血糖、尿糖变化;做好皮肤、口腔黏膜护理;注意患者精神症状;给予低盐、高蛋白、含钾含钙丰富的食物,补充钙剂和维生素D;注意安全,防止骨折。为防止引起病情"反跳",告知患者应按医嘱服药不可自行停药或减量过快。④免疫抑制剂:主要副作用是白细胞减少,也可引起胃肠道反应、口腔溃疡、皮疹、肝功能损害、脱发、出血性膀胱炎等。在服药过程中要定期复查血常规、尿常规、肝和肾功能;观察尿液颜色改变,及早发现出血性膀胱炎。⑤雷公藤、环孢素:主要副作用是肾功能减退、高血压、多毛症。要注意定期监测血压和肾功能。

【健康指导】

鼓励患者保持积极、开朗的情绪,正确对待疾病,让患者及家属了解本病并非"不治之症",如能及时用药并坚持有效治疗,病情可以得到长期缓解。病情稳定后,可参加社会活动和日常工作。避免各种诱发因素,注意生活规律,劳逸结合;保持个人卫生,防止呼吸道及其他部位感染。避免日光暴晒,做好皮损部位的防护。指导育龄妇女避孕,对有心、肺、肾功能不全者应告知终止妊娠的必要性,待病情稳定后经医生同意再考虑生育,并在妊娠期间去产科和风湿科定期门诊或随诊。定期监测血压、尿常规、肾功能等,若症状复发应及时就诊。向患者详细介绍药物剂量、服用方法和时间,并教会其观察药物疗效和不良反应,指导患者坚持按医嘱服药,不可随意改变药物剂量或突然停药,以免影响药物疗效和加重药物的不良反应。

第三节 类风湿关节炎患者的护理

类风湿关节炎(rheumatoid arthritis,RA)是一种以累及周围关节为主的炎症性自身免疫病。特征性的临床表现为对称性、周围性、多个关节慢性炎性病变。可伴有关节外的系统性损害。基本病理改变为慢性滑膜炎导致关节软骨和骨的破坏。60%~70%的患者活动期血清中可出现类风湿因子(RF)。发病年龄多在35~50岁,男女之比为1:3。大多数患者表现呈反复发作与缓解交替的持续病变过程,并出现程度不同的关节畸形和功能破坏,是造成我国人群丧失劳动力和致残的主要病因之一。少数患者在短期发作后可自行缓解,不留后遗症。

目前认为类风湿关节炎是一种自身免疫性疾病。其发生及迁延不愈是病原体和遗传因素相互作用的结果。当抗原进入人体以后,首先被巨噬细胞或巨噬样细胞吞噬,经消化、浓缩后与其细胞膜的 HLA-DR 分子结合成复合物,若此复合物被其 T 淋巴细胞的受体所识别,则该辅助性 T 淋巴细胞被激活引起一系列免疫反应,包括激活 B 淋巴细胞,使其分化成浆细胞,产生大量免疫球蛋白,其中有类风湿因子和其他抗体,导致免疫复合物形成并沉积在滑膜组织上,同时激活补体,造成关节和关节外病变。关节腔早期病理变化是滑膜炎,表现为充血、水肿及大量单核细胞、浆细胞、淋巴细胞浸润。另外,出现新生血管和大量被激活的成纤维细胞以及随后形成的纤维组织。晚期造成关节腔破坏,关节上下面融合,发生纤维化性强硬、错位,甚至骨化,功能完全丧失。

目前本病尚缺乏根治方法。治疗目的是控制炎症,缓解症状。控制病情进展,保持关节功能和防止骨破坏及关节畸形。常用药物有两类:①非甾体抗炎药:控制关节肿痛、改善症状。常用阿司匹林、布洛芬、萘普生、双氯芬酸、吲哚美辛、美洛昔康等。②改变病情抗风湿药:作用于类风湿关节炎病程中的不同免疫成分,控制疾病发展。如甲氨蝶呤、柳氮磺吡啶、来氟米特、青霉胺、雷公藤、环磷酰胺、环孢素以及很少用的金制剂等。目前,多采用与非甾体抗炎药联合应用的方案。对上述两类药物尚未起效,而关节炎明显或有关节外症状的患者,可选用糖皮质激素,如泼尼松每日 30~40 mg,症状控制后递减为每日 10 mg,因其只有抑制炎症、控制症状作用,且停药后症状即复发,故不作首选。外科关节置换或滑膜切除手术,可以改善关节功能。

【护理评估】

(一)健康史

主要评估家族中有无类风湿关节炎患者,起病前有无金黄色葡萄球菌、链球菌、支原体、病毒、原虫等感染的病史。

(二)身体状况

起病缓慢而隐匿,大部分患者在出现典型关节症状前有数周的低热、疲乏、全身不适、体重减轻等症状。

1. 关节表现 关节受累常为对称性。最常侵犯的关节依次是远、近端指间、掌指关节,其次是腕、膝、踝、肘、肩、髋等关节。表现为:①疼痛与压痛:关节病往往是最早的症状,多为持续性的钝痛或胀痛,时轻时重,并伴有压痛。②肿胀:由于滑液增加或滑膜肥厚或关节外软组织炎症使关节肿胀。特别是近端指间关节,当附近肌肉萎缩时,肿胀呈梭状。滑膜炎严重时局部皮温略高,一般不红。③晨僵:早晨起床后病变关节僵硬明显,持续时间多超过 1 h,经活动后症状减轻。晨僵持续时间和关节炎症的程度成正比,常被作为观察本病活动的指标之一。④畸形:疾病后期,可出现不同程度的关节畸形。手指、腕关节被固定在屈位,手指在掌指关节处偏向尺侧,或有关节半脱位,形成特征性的尺侧偏斜和天鹅颈样畸形等。关节附近的肌肉萎缩。关节周围皮肤变得平滑、发亮并有萎缩。⑤功能障碍:关节肿痛和关节结构破坏而引起功能障碍,严重者不能料理洗漱、进食、大小便及个人卫生。

2. 关节外表现 ①类风湿结节:较特异的皮肤表现,多位于前臂伸面、肘、鹰嘴附近、枕、跟腱等处皮下,结节直径数毫米至数厘米不等,质硬、无压痛,对称性分布,存在提示病情活动。②类风湿血管炎:肢体末端动脉炎可表现甲床裂片样出血,病情较重者可累及多个脏器,如肺间质病变、胸膜炎、心包炎等。③其他:30%~40%的患者出现口、眼干燥等干燥综合征的表现。部分患者有贫血。因病变本身或服用非甾体抗炎药造成胃肠道长期少量出血而引起。

(三) 心理-社会状况

由于关节活动受限,且疾病反复发作,长期不愈,治疗效果不佳,部分或全部丧失劳动力,生活自理能力下降或工作受到影响,加之缺乏家庭或社会支持,患者易产失焦虑、抑郁或悲观心理。

【常见护理诊断/问题】

1. 疼痛(关节痛)　　与滑膜炎症、关节肿胀有关。

2. 自理缺陷　　与关节肿痛畸形、强直有关。

3. 功能障碍性悲哀　　与疾病久治不愈、关节可能致残、影响生活质量有关。

4. 知识缺乏　　缺乏康复保健知识。

【护理目标/评价】

1. 关节疼痛、压痛减轻,关节肿胀消退。
2. 关节功能改善,能够自行料理部分或全部日常生活。
3. 患者能表达其感受,心理上逐步适应慢性病生活。
4. 了解疾病知识并掌握保护关节功能和预防废用综合征的自我保健方法。

【护理措施】

1. 一般护理　　①嘱患者在急性期、发热或有内脏受累表现时保证有充足的卧床休息时间,以减轻体力消耗,保护关节功能;避免加重脏器负担,但不宜绝对卧床。协助其洗漱、进食、大小便及个人卫生等。待症状基本控制后,鼓励患者下床活动,进行轻微的医疗体操,防止关节僵硬和肌肉萎缩。②注意补充营养,给予丰富蛋白质和维生素的饮食,有贫血者增加含铁物。饮食宜清淡、易消化、忌辛辣、刺激物。③向患者和家属解释本病为慢性病,强调治疗的重要性。鼓励与同病室患者多交流;多参加集体活动,增强与疾病抗争的信心。积极配合药物治疗和进行功能锻炼,鼓励患者自我护理参加力所能及的活动,预防关节畸形,争取早日重归家庭和社会。④对因服用免疫抑制剂脱发者鼓励戴假发;伴干燥综合征的患者口干时可适当饮水或用人工唾液,眼干可用人工泪液滴眼。

2. 关节护理　　①评估关节活动程度,如通过主动握拳、双手合掌动作了解手关节的功能,检查出关节被动背伸和掌屈能否分别达到60°~90°、肘关节伸直和屈曲的活动范围是否在0°~145°,通过两臂上举、双手置于枕后、双手背后等简单动作检测肩关节上举、外展、后伸、内旋、内收等功能,以便及时判断病情进展和治疗、康复锻炼的效果。②卧床休息时应平卧硬板床,不宜取高枕屈颈和膝部屈曲姿势,必要时使用矫形支架和夹板,维持肘、腕呈伸展位;足底置护足板以防足下垂。③对晨僵肢体戴手套保暖,起床后用热水浸泡或洗温水浴,以减轻晨僵程度和尽快缓解症状,关节疼痛明显者应按医嘱服止痛药物。④鼓励患者在可以耐受的范围内积极进行主动或被动锻炼,以保存关节的活动功能,加强肌肉的力量和耐力。若关节发生僵直,疼痛剧烈且活动困难时,不要催促患者强行活动,允许患者以自己的速度力所能及地完成预定的活动目标。⑤指导患者于关节局部热敷、按摩、热水浴、温泉浴、红外线超短波或短波透热疗法,以增加局部血液循环,使肌肉松弛,减轻疼痛,消除关节僵硬。

3. 病情观察　　主要观察关节疼痛、肿胀和活动受限的变化,晨僵、关节畸形的进展或缓解的情况;注意关节外症状,如胸痛、心前区疼痛、腹痛、消化道出血、头痛、发热、咳嗽、呼吸困难等,一旦出现,提示病情严重,应及时报告医生处理。

4. 用药护理

(1)改变病情抗风湿药:使用时应注意观察疗效和不良反应。①甲氨蝶呤:主要的不良反应有恶心、呕吐、腹泻等胃肠道症状,脱发,肺炎,转氨酶升高,肝纤维化,肾损害和血液毒性。②抗疟药:主要不良反应有胃肠道反应,头痛,神经肌肉病变,眼毒性及心脏反应。③金制剂:常见不良反应有皮疹、口炎,少见的有肾损害和血细胞减少。④青霉胺:不良反应有恶心、呕吐、口腔溃疡、味觉丧失、蛋白尿、血尿、贫血、白细胞和血小板减少,偶见天疱疮、多发性肌炎、药物性狼疮等。⑤柳氮磺吡啶:不良反应有恶心、呕吐、腹泻、忧郁、头痛、贫血、白细胞和血小板减少,偶见皮疹、肺炎及男性不育。⑥其他免疫抑制剂:常用硫唑嘌呤、环磷酰胺、甲氨蝶呤、环孢素等,不良反应有白细胞减少、胃肠道反应、消化性溃疡、皮疹、肝功能损害、脱发、出血性膀胱炎等。

(2)非甾体抗炎药和糖皮质激素:参见"系统性红斑狼疮患者的护理"的用药护理。

5. 心理护理

(1)护士在与患者的接触中态度应和蔼,解释问题要耐心,采取心理疏导、鼓励等方法做好心理护理。帮助患者认识不良心态对康复的不利,长期的情绪低落会造成机体内环境失衡,引起食欲不振、失眠等症状,使机体抵抗力下降而加重病情。

(2)激发患者对家庭、社会的责任感,鼓励自强。对已经发生关节畸形致残的患者,要鼓励患者发挥健康肢体的作用,尽量做到生活自理或参加力所能及的工作。给有手术指征者提供可靠的医疗信息,建议外科手术治疗,以提高生活质量。

(3)让患者了解疾病的基本知识,强调虽然病程较长但进展缓慢,合理治疗和功能锻炼可以避免或延缓致残。介绍治疗显效的患者,并与之交谈以达到相互学习、相互鼓励,消除悲观心理。

(4)督促家属亲友给患者物质支持和精神鼓励,每天给予一定的探视时间,视病情留有陪伴,参与患者的生活护理或肢体功能锻炼。亲人的关心会使患者获得情感上的支持,从而增强战胜疾病的信心。

【健康指导】

向患者及家属解释类风湿关节炎是慢性疾病,病情呈现发作与缓解的交替过程,部分患者可出现轻重不等的关节畸形和功能受损,为延缓其发生,应在关节软骨尚未受到破坏、关节炎尚有逆转可能时,尽早接受正规治疗。嘱患者坚持按医嘱服药,告知服药方法、用药注意事项及注意观察药物副作用,鼓励患者多饮水以加快药物代谢产物排出,饭后服药以减轻胃肠道反应。同时可以选择性地辅以中医药传统治疗和理疗。避免各种诱发因素。强调休息和康复锻炼相结合。定期门诊复查。

下篇 外科疾病护理技术

第八章 外科感染患者的护理

第一节 浅部软组织化脓性感染患者的护理

一、疖

疖(furuncle)是单个毛囊及其周围组织的急性化脓性感染。病菌以金黄色葡萄球菌为主,偶可由表皮葡萄球菌或其他病菌致病。常好发于颈项、头面、背部等毛囊与皮脂腺丰富的部位。

【病因和病理】

疖的发生与皮肤不洁、擦伤、局部摩擦、环境温度较高或机体抗感染能力降低有关。不同部位同时发生几处疖,或者在一段时间内反复发生疖,称为疖病,多发生于免疫力较低的小儿或糖尿病患者。

【临床表现】

1. 局部表现 早期局部出现红、肿、痛的小结节,逐渐肿大,呈锥形隆起。数日后,结节中央因组织坏死、变软,出现黄白色小脓栓,肿痛范围扩大。再过数日后,脓栓脱落、破溃排出脓液,炎症逐渐消退而愈合。有的疖无脓栓,自行破溃发生稍迟,应协助脓液排出。

2. 全身表现 疖一般无明显的全身症状。但若发生于血流丰富的部位或全身抵抗力减弱时,可引起周身不适、畏寒、发热、头痛和厌食等症状。面部尤其是"危险三角区"(鼻、上唇及其周围)的疖如被挤压,容易使感染沿内眦静脉和眼静脉进入颅内的海绵状静脉窦,引起化脓性海绵状静脉窦炎,出现眼部及其周围组织的进行性肿痛,可有头痛、寒战、高热,甚至昏迷等表现。

【处理原则】

原则是早期促使炎症消退,减轻临床症状。

1. 早期促使炎症消退 红肿阶段可选用热敷、超短波、红外线等理疗措施,也可敷贴加油调成糊状的中药金黄散、玉露散或鱼石脂软膏。

2. 局部化脓时及早排脓 疖顶见脓点或有波动感时用石炭酸点涂脓点或用针头将脓栓剔出,或做切开引流,禁忌挤压。出脓后敷以呋喃西林、湿纱条或以化腐生肌的中药膏,直至病变消退。

3. 抗菌治疗 若有发热、头痛、全身不适等全身症状,面部疖或并发急性淋巴结炎、淋巴管炎时,可选用青霉素或复方磺胺甲硝唑(复方新诺明)等抗菌药物治疗,或用清热解毒中药方剂等。有糖尿病者应给予降糖药物或胰岛素相应治疗措施。

【护理措施】

主要是控制感染。

1. 保持疖周围皮肤清洁,避免挤压未成熟的疖,尤其是"危险三角区"的疖,防止扩散感染。对脓肿切开引流者,在严格无菌操作下,及时更换敷料。

2. 观察体温变化,注意患者有无寒战、高热、头痛、头晕、意识障碍等症状;注意有无白细胞计数升高、血细菌培养阳性等全身化脓性感染征象;发现异常及时报告医师并配合救治。

3. 遵医嘱及时合理应用抗菌药物,协助行细菌培养和药物敏感试验。

4. 注意休息,加强营养,鼓励进食高热量、高蛋白、丰富维生素饮食,提高机体抵抗力,高热患者给予物理和药物降温,鼓励患者多饮水。

二、痈

痈(carbuncle)指多个相邻毛囊及其周围组织的急性化脓性感染,也可由多个疖融合而成。中医称为"疽"。颈部痈俗称"对口疮",背部痈称为"搭背"。

【病因和病理】

痈的发生与皮肤不洁、擦伤、机体抵抗力低下等有关。主要致病菌为金黄色葡萄球菌。多见于免疫力低下的老年人和糖尿病患者。常发生在皮肤较厚的颈部和背部。感染常从毛囊底部开始,沿阻力较小的皮下组织蔓延,再沿深筋膜向外周扩展,上传入毛囊群而形成多个脓头的痈。由于有多个毛囊同时发生感染,痈的急性炎症浸润范围大,病变可累及深层皮下结缔组织,使其表面皮肤血运障碍甚至坏死;自行破溃常较慢,全身反应较重。随着时间迁延,还可能有其他病菌进入病灶形成混合感染,甚至发展为脓毒症。

【临床表现】

1. 局部表现 初起为稍隆起的小片皮肤硬肿,色暗红,质地坚韧,界限不清,在中央部的表面有多个"脓头",继而脓点增大、增多,中央部逐渐坏死、溶解、塌陷,出现"火山口"样改变。数日后周围形成浸润性水肿,伴局部淋巴结肿大、压痛。

2. 全身表现 患者多有明显的全身感染中毒症状,如畏寒、乏力、发热、食欲减退等。痈不仅局部病变比疖重,且易并发全身性化脓性感染。唇痈易引起颅内的海绵状静脉窦炎,危险性更大。

【处理原则】

1. 局部治疗 初期治疗同疖。已有破溃者,可用外敷药膏。如红肿范围大、中央部坏死组织或全身症状严重者应手术治疗,及时切开引流,清除坏死组织,伤口内填塞碘仿纱布止血,并每日更换敷料,促进肉芽生长。较大创面者需进行植皮术。

2. 全身治疗 卧床休息、加强营养,全身性应用抗生素如青霉素、红霉素、氨苄西林、头孢菌素类抗生素等,必要时用镇痛剂。有糖尿病者应积极治疗。

【护理措施】

抬高感染的肢体并制动,以免加重疼痛。疼痛严重者遵医嘱给予止痛剂。

三、急性蜂窝织炎

急性蜂窝织炎(acute cellulitis)是指皮下、筋膜下、肌间隙或深部疏松结缔组织的急性弥漫性化脓性感染。

【病因和病理】

急性蜂窝织炎常因皮肤或软组织损伤引起,也可由局部化脓性感染灶直接扩散,或经淋巴、血液传播而形成。致病菌多为溶血性链球菌、金黄色葡萄球菌以及大肠杆菌或其他型链球菌等。由于受侵组织质地较疏松,病菌释放毒性强的溶血素、链激酶、透明质酸酶等,可使病变扩展较快。病变附近淋巴结常受侵及,可有明显的毒血症。

【临床表现】

由于病菌的种类与毒性、患者的状况、感染原因和部位的不同,临床上可有以下几种不同类型。

1. 一般性皮下蜂窝织炎 致病菌以溶血性链球菌、金黄色葡萄球菌为多,患者可先有皮肤损伤,或手、足等处的化脓性感染。继之患处肿胀疼痛,表皮发红,指压后可稍褪色,红肿边缘界线不清楚。邻近病变部位的淋巴结常有肿痛。病变加重时,皮肤部分变成褐色,可起水疱,或破溃出脓。患者常有畏寒、发热和全身不适;严重时患者体温增高明显或过低,甚至有意识改变等表现。

2. 产气性皮下蜂窝织炎 致病菌以厌氧菌为主,如肠球菌、兼性大肠杆菌、变形杆菌、拟杆菌或产气荚膜梭菌。下腹与会阴部比较多见,常在皮肤受损伤且污染较重的情况下发生。产气性皮下蜂窝织炎病变主要局限于皮下结缔组织,不侵及肌层。初期表现类似一般性蜂窝织炎,但病变进展快且可触感皮下捻发音,破溃后可有臭味,全身状态较快恶化。

3. 新生儿皮下坏疽 新生儿皮肤柔嫩、抵抗力弱,护理疏忽导致皮肤擦伤、沾污,病菌可侵入皮下组织致病。病变多发生在背、臀部等经常受压处。初起时皮肤发红,触之稍硬。病变范围扩大时,中心部分变暗变软,皮肤与皮下组织分离,触诊时皮肤有浮动感,脓液多时也可出现有波动。皮肤坏死时肤色呈灰褐色或黑色,并可破溃。患儿发热、拒绝进乳、哭闹不安或昏睡,全身情况不良。

4. 颌下急性蜂窝织炎 小儿多见,感染起源于口腔或面部。口腔起病者,因炎症迅速波及咽喉,局部肿胀而阻碍通气,病情甚为危急。患儿有高热、呼吸急迫、吞咽困难、不能正常进食;颌下肿胀明显,表皮仅有轻度红热,检查口底可见肿胀。蜂窝织炎起源于面部者,局部有红肿热痛,全身反应较重;感染常向下方蔓延,累及颈阔肌内结缔组织后,也可妨碍吞咽和通气。

【处理原则】

1. 局部治疗 休息制动,患部抬高,局部热敷、中药外敷或理疗。早期一般性蜂窝织炎,可以50%硫酸镁溶液湿敷,或敷贴金黄散、鱼石脂软膏等,若形成脓肿应切开引流;口底及颌下急性蜂窝织炎应及早切开减压,以防喉头水肿、压迫气管;其他各型皮下蜂窝织炎,为缓解皮下炎症扩展和皮肤坏死,也可在病变处作多个小的切口,以浸有药液的湿纱条引流。对产气性皮下蜂窝织炎,伤口应以3%过氧化氢溶液冲洗、湿敷处理,并采取隔离治疗措施。

2. 全身治疗 适当加强营养,必要时给予止痛、退热药物。及时应用有效抗生素,一般选用青霉素,合并厌氧菌感染时加用甲硝唑。

【护理措施】

1. 预防窒息特殊部位,如口底、颌下、颈部等的蜂窝织炎可能影响患者呼吸,应注意患者有无呼吸费力、呼吸困难、窒息等症状,及时发现、及时处理,警惕突发喉痉挛,做好气管插管等急救准备。

2. 健康教育 重视皮肤日常清洁卫生,防止损伤;受伤后及早医治。

四、急性淋巴管炎和淋巴结炎

急性淋巴结炎(acute lymphadenitis)是指致病菌由破损的皮肤或其他感染病灶经淋巴管侵犯淋巴结,并引起局部淋巴结及其周围组织的急性化脓性感染。

【病因和病理】

致病菌常为乙型溶血性链球菌、金黄色葡萄球菌等,可能来源于口咽炎症、足癣、皮肤损伤以及各种皮肤、皮下化脓性感染。浅部急性淋巴管炎在皮下结缔组织层内,沿集合淋巴管蔓延。浅部的急性淋巴结炎好发部位多在颈部、腋窝和腹股沟,或是肘内侧或腘窝。

【临床表现】

1. 急性淋巴管炎 急性淋巴管炎分为网状淋巴管炎(丹毒)与管状淋巴管炎。管状淋巴管炎多见于四肢,下肢更常见。淋巴管炎使管内淋巴回流受阻,同时淋巴管周围组织有炎症变化。皮下浅层急性淋巴管炎在表皮下可见红色线条,中医称"红丝疔"。病变部位有触痛,扩展时红线向近心端延伸。皮下深层的淋巴管炎不出现红线,但有条形触痛区。两种淋巴管炎都可以引起全身性反应,如发热、畏寒、头痛、食欲减退和全身不适等症状,病情取决于病菌的毒性和感染程度,常与原发感染有密切关系。

2. 急性淋巴结炎 急性淋巴结炎发病时先有局部淋巴结肿大、有疼痛和触痛,叩诊时肿大淋巴结可与周围软组织相分辨,表面皮肤正常。轻者常能自愈,炎症加重时肿大淋巴结可扩展形成肿块,疼痛加重,表面皮肤可发红发热,并可出现发热、白细胞总数增加等全身反应。淋巴结炎可发展为脓肿,少数可破溃出脓。

【处理原则】

急性淋巴管炎应着重治疗原发感染。发现皮肤有红线条时,可用呋喃西林等湿热敷;如果红线条向近侧延长较快,可在皮肤消毒后用较粗的针头,在红线的几个点垂直刺入皮下,再以抗菌药液湿敷。

急性淋巴结炎未形成脓肿时,如有原发感染如疖、痈、急性蜂窝织炎、丹毒等,应治疗原发感染灶,淋巴结炎暂不做局部处理。若已形成脓肿,除应用抗菌药物外,还需切开引流。先试行穿刺吸脓,然后在局部麻醉下切开引流,注意防止损伤邻近的血管。如果忽视原发病的治疗,急性淋巴结炎常可转变为淋巴结的慢性炎症。

【护理评估】

1. 健康史 评估皮肤是否清洁,局部皮肤或黏膜完整性有无破坏;评估生活、工作环境以及患者健康状况。了解患者有无金黄色葡萄球菌和溶血性链球菌感染史;有无营养不良、酗酒、丙种球蛋白缺陷及肾性水肿等促发因素。

2. 身体状况评估 局部常表现为红、肿、热、痛和功能障碍,脓肿形成后可有波动感或深压痛。感染较重或反应强烈者,可出现全身感染中毒症状,如发热、食欲减退、乏力、消瘦、贫血及感染性休克等。

3. 辅助检查

(1)血常规:白细胞计数升高,同时常伴有中性粒细胞增多,血沉增快。

(2)细菌培养:取脓液做细菌培养及药物敏感试验可明确致病菌种类。

(3)其他:检查患者是否合并有其他导致机体抵抗力下降的疾病,如糖尿病。影像学检查有助于了解深部组织感染情况,为穿刺引流和手术做准备。

【护理诊断】

1. 疼痛 与感染有关。

2. 体温过高 与感染有关。

3. 营养不良:低于机体需要量 与消耗增加有关。

4. 潜在并发症 颅内感染、全身化脓性感染、呼吸困难、血栓性静脉炎、坠积性肺炎、感染性休克等。

5. 自我形象紊乱 与局部感染引起皮肤黏膜改变有关。

第二节 手部急性化脓性感染患者的护理

甲沟炎(paronychia)、脓性指头炎(felon)、手掌侧化脓性腱鞘炎(suppurative tenosynovitis)、滑囊炎(bursitis)和掌深间隙感染,均为临床上常见的手部急性化脓性感染。

手动作灵活、感觉敏锐,有其独特精细的解剖结构。手部感染的病变和临床表现,与其解剖生理密切相关。手有以下特点:

(1)掌面皮肤比手背皮肤的表皮层厚且角化明显,故掌面的皮下感染化脓后可穿透真皮在表皮角化层下形成"哑铃状脓肿",治疗时仅切开表皮难以达到充分引流。手部淋巴回流均经手背淋巴管输送,手掌部感染时手背可能更显肿胀。

(2)手的掌面真皮与深层末节指骨骨膜,中、近指节处腱鞘以及掌深筋膜之间,有垂直的纤维条索连接,将皮下组织分隔成若干相对封闭的腔隙,发生感染时不易向周围扩散,因组织内压力较高而致剧烈疼痛,出现明显全身症状。在局部化脓前,感染就可侵及深层组织,如末节指骨、屈指肌腱鞘以及掌部的滑液囊与掌深间隙,引起骨髓炎、腱鞘炎、滑囊炎及掌深间隙感染。

(3)手掌面的腱鞘、滑液囊、掌深间隙等解剖结构之间,以及与前臂肌间隙之间有关联,掌面感染可以按一定的规律向深部、向近侧蔓延。

【病因】

手部感染大多数由外伤引起,如针刺、擦伤、小切割伤、剪指甲过深、逆剥新皮倒刺等,也可发展为严重感染。主要致病菌为金黄色葡萄球菌。

【临床表现】

1. 甲沟炎 初期表现为指甲一侧皮肤组织红肿、疼痛,一般无全身症状;有的可自行或经过治疗后消退;有的迅速化脓形成脓肿,红肿区有波动感,出现白点脓点,但不易破溃流脓。炎症可由一侧甲沟蔓延至甲根部的皮下及对侧甲沟,形成半环形脓肿。若未及时切开减压引流,感染向甲下蔓延而形成指甲下脓肿或指头炎。若处理不及时,可发展为慢性甲沟炎或慢性指骨骨髓炎。

2. 脓性指头炎 发病初期,指头轻度肿胀、发红、针刺样痛。继之指头肿胀加重、剧烈跳痛,肢体下垂时更为明显;多伴寒战、发热、全身不适、白细胞计数增加等。若感染进一步加重,组织缺血坏死,神经末梢因受压和营养障碍而麻痹,指头疼痛反而减轻,皮色由红转白。若治疗不及时,常可引起骨缺血性坏死,形成慢性骨髓炎,伤口经久不愈。

3. 化脓性腱鞘炎 患指疼痛、肿胀。以中、近指节为明显,皮肤明显紧张,指关节仅能轻微弯曲,勉强伸直或触及肌腱处可加剧疼痛。若治疗不及时,感染可向掌侧深部蔓延,且可能导致肌腱坏死而失去手指功能。

4. 化脓性滑囊炎 桡侧滑囊炎常伴有拇指腱鞘炎,表现为拇指肿胀微屈、不能伸直和外展,拇指中节和大鱼际有压痛。尺侧滑囊炎多伴有小指腱鞘炎,表现为小指肿胀、小指及无名指呈半屈状,小指和小鱼际处有压痛。感染加重时,肿胀向腕部扩展。

5. 掌深间隙感染

(1) 掌中间隙感染:手掌心正常凹陷消失,呈肿胀、隆起,皮肤紧张、发白;压痛明显,掌背和指蹼肿胀更明显;中指、无名指和小指呈半屈位,被动伸直可引起剧痛。

(2) 鱼际间隙感染:大鱼际和"虎口"(拇指与示指间指蹼)明显肿胀、疼痛和压痛,但掌心凹陷仍存在;示指与拇指微屈、活动受限,拇指不能对掌;被动伸直时引起剧痛。

化脓性腱鞘炎、滑囊炎和掌深间隙感染均能引起病变组织内压力升高;伴有全身症状,如寒战、发热、全身不适、脉搏变快、血白细胞计数和中性粒细胞比例增高等,亦可继发肘内或腋窝淋巴结肿痛。

【处理原则】

1. 甲沟炎 脓肿未形成时,局部可选用鱼石脂软膏、金黄散糊等敷贴或超短波、红外线等理疗,并口服头孢拉定等抗菌药物。已成脓时应行手术,沿甲沟旁纵行切开引流。甲根处的脓肿,需要分离拔除一部分指甲甚至全片指甲,手术时需注意避免甲床损伤,以利指甲再生。采用指神经阻滞麻醉,不可在病变邻近处行浸润麻醉,以免感染扩散。

2. 脓性指头炎 初发时,应悬吊前臂平置患手,避免下垂以减轻疼痛。给予青霉素等抗菌药物,以金黄散糊剂敷贴患指。若患指剧烈疼痛、肿胀明显、伴有全身症状,应当及时切开引流,以免感染侵入指骨。通常采用指神经阻滞麻醉,选用末节指侧面做纵切口,切口远侧不超过甲沟的1/2、近侧不超过指节横纹,将皮下纤维索分离切断,剪去突出的脂肪使脓液引流通畅;脓腔较大则宜做对口引流,切口内放置橡皮片引流,有死骨片应当除去;切口不应做成鱼口形,以免术后瘢痕形成影响手指感觉。

3. 化脓性腱鞘炎 早期使用抗菌药,如青霉素、复方磺胺甲硝唑等。休息、平置或抬高患侧前臂和手以减轻疼痛。发病初期可用红外线、超短波理疗。如经治疗仍无好转且局部肿痛明显时,需切开引流减压,可在肿胀腱鞘的远端与近端各做一纵形小切口,分别插入一根细塑料管做对口引流,切口应当避开手指、掌的横纹。术后将手抬高并固定在功能位置,从一根细塑料管持续静脉滴注加有利多卡因的抗生素溶液,另一根做持续引流,伤口覆以湿敷料。脓性腱鞘炎也可切开引流,切口选在中、近两指节侧面,纵行打开整个腱鞘。分离皮下时认清腱鞘,避免伤及神经和血管。切口内置入乳胶片引流。不能在手指掌面正中做切口,以免损及肌腱,且以后所发生的粘连或皮肤瘢痕挛缩可影响患指伸直。

4. 化脓性滑囊炎 桡侧滑液囊感染时在拇指中节侧面以及大鱼际掌面各做约 1 cm 的切口,尺侧滑囊炎在小指侧面和小鱼际掌面各做两个小切口,排出脓液后,用两根细塑料管分别插入腱鞘与滑囊,术后的引流与灌洗方法同前所述。患者痛苦小,疗效比较满意。

5. 掌深间隙感染 掌深间隙感染可用大剂量抗生素静脉滴注。局部早期处理同化脓性腱鞘炎,如无好转应及时切开引流。掌中间隙感染时纵行切开中指与无名指间的指蹼掌面,切口不应超过手掌远侧横纹,以免损伤掌浅动脉弓。亦可在无名指相对位置的掌远侧横纹处做一小横切口,进入掌中间隙。

鱼际间隙感染引流的切口可直接做在大鱼际最肿胀和波动最明显处,皮肤切开后,使用钝头血管钳轻柔分离,避免损伤神经、血管、肌腱。亦可在拇指、示指间指蹼处做切口,或在第二掌骨桡侧做纵切口。手掌部脓肿常表现为手背肿胀,切开引流应当在掌面进行,不可在手背部切开。

【护理评估】

1. 健康史　了解患者的年龄、营养状况，了解患者的卫生习惯、职业和工作环境。有无手部受伤史；有无糖尿病病史，用药情况及有无药物过敏史。

2. 身体状况评估　了解患者手部受伤的部位及炎症表现，了解肿胀的部位和程度，注意观察手部疼痛的位置、变化特点以及与手部活动的关系。了解患者有无头痛、头晕、乏力等全身感染症状。

3. 辅助检查　了解有无白细胞计数和中性粒细胞比例增高。血液或脓液细菌培养有无细菌生长。必要时行 X 线、CT 检查，了解病变的具体部位、范围和程度。

4. 心理-社会状况评估　应密切观察患者的情绪反应，及时发现心理问题，并予以处理。

【常见护理诊断/问题】

1. 疼痛　与手部化脓性感染和肿胀有关。

2. 生活（卫生、如厕、进食）**自理缺陷**　与手部的感染、疼痛、肿胀及切开引流等因素有关。

3. 潜在并发症　骨髓炎、骨缺血坏死。

【护理措施】

1. 维持正常体温

（1）严密监测体温脉搏变化，高热时给予物理和药物降温。

（2）协助治疗，局部给予热敷理疗，外敷中西药等，促进炎症消退；行脓肿切开者保持脓腔引流通畅。必要时给予抗菌药物。

（3）保证休息和睡眠，多饮水，摄入高热量、高蛋白、含丰富维生素的饮食，提高患者抗感染的能力。

（4）遵医嘱及时合理使用抗菌药物。

2. 缓解疼痛

（1）制动并抬高患肢，有利于改善局部血液循环，促进静脉和淋巴回流，减轻炎症引起的充血、水肿，并能缓解疼痛。

（2）创面换药时，操作轻柔、仔细，尽量使患者放松。必要时换药前适当应用止痛剂；对敷料贴于创面者，可用无菌生理盐水浸泡患肢敷料后换药，以减轻疼痛。

（3）指导患者以自我缓解疼痛的方法分散其注意力为主，如听音乐、看书等。

（4）按医嘱及时、准确使用镇静止痛剂，保证患者的休息和睡眠。

3. 病情观察

（1）观察患者手的局部症状，观察有无局部肿胀、疼痛和肤色改变；注意有无感染扩散的征象。

（2）脓肿切开者，应观察伤口引流情况，引流物的性状、色及量等，敷料湿透时要及时更换。

【健康指导】

1. 日常保持手部清洁，对于手部的任何微小损伤，应及时正确处理，以防止发生感染。

2. 手部的轻度感染应及早就诊，以免延误诊治。

3. 手部感染愈合后，指导患者活动患处附近关节，以利于早期恢复手部功能。

第三节 全身性外科感染患者的护理

全身性感染(systematic infection)是指致病菌侵入人体血液循环,并在体内生长繁殖或产生毒素而引起的严重的全身性感染或中毒症状,通常指脓毒症(sepsis)和菌血症(bacteremia)。脓毒症是指感染引起的全身炎症反应,如体温、循环、呼吸等有明显改变的外科感染的统称;菌血症是脓毒症的一种,指血培养检出致病菌者。

【病因与发病机制】

导致全身性外科感染的原因是致病菌数量多、毒力强和(或)机体抗感染能力低下。它常继发于严重创伤后的感染和各种化脓性感染,如大面积烧伤创面感染、开放性骨折合并感染、急性弥漫性腹膜炎、急性梗阻性化脓性胆管炎等。常见致病菌包括:①革兰氏染色阴性杆菌最为常见,主要有大肠埃希菌、拟杆菌、铜绿假单胞菌、变形杆菌等。②革兰氏染色阳性球菌最常见的为金黄色葡萄球菌,其次为表皮葡萄球菌和肠球菌。③无芽孢厌氧菌。④真菌多见白色念珠菌、曲霉菌等,属于条件致病菌。

【临床表现】

1. 共同的表现

(1)起病急,病情重,发展迅速。

(2)高热,体温可达 40~41℃。

(3)全身症状明显:头痛、头晕、恶心、呕吐、腹胀、面色苍白或潮红、出冷汗;表情淡漠或烦躁、谵妄和昏迷;心率加快、脉搏细速,呼吸急促或困难;肝脾大,严重者出现黄疸或皮下出血、瘀斑等。

(4)严重者出现感染性休克、多器官功能障碍或衰竭及代谢紊乱或不同程度的代谢性酸中毒等。

2. 不同病原菌引起脓毒症的特点

(1)革兰氏阳性细菌引起的脓毒症可有或无寒战,发热呈稽留热或弛张热;患者面色潮红,四肢温暖,常有皮疹、腹泻、呕吐,有转移性脓肿,易发生心肌炎。休克发生时间晚,血压下降慢,患者多有谵妄和昏迷。

(2)革兰氏阴性细菌引起的脓毒症突起寒战,发热呈间歇热,严重时体温不升或低于正常。有时白细胞计数增加不明显甚至减少。休克发生早、持续时间长,四肢厥冷,发绀,少尿或无尿。多无转移性脓肿。

(3)真菌性脓毒症突然寒战高热,体温 39.5~40℃。一般情况迅速恶化,神志淡漠、嗜睡、血压下降、休克。少数患者有消化道出血。多数患者外周有"类白血病样反应",白细胞计数大于 $25×10^9/L$,并出现晚幼粒细胞、中幼粒细胞。

【处理原则】

全身性感染应用综合性治疗,关键是处理原发感染灶。

1. 原发感染灶的处理 首要的是明确感染的原发灶,做及时、彻底的处理,包括清除坏死组织和异物、消灭无效腔、脓肿引流等,还要解除相关的病因,如血流障碍、梗阻等因素。如一时找不到原发灶,应进行全面检查,特别应注意一些潜在的感染源和感染途径,并予以解决。如静脉导管感染时,拔除导管应属首要措施。危重患者疑为肠源性感染时,应及时纠正休克,尽快恢复肠黏膜的血流灌注;通过早期肠道营养促使肠黏膜尽快修复;口服肠道生态制剂以维护肠道正常菌群等。

2. 抗菌药物的应用 重症感染不能等待培养结果,可先根据原发感染灶的性质、部位与当地细菌微生态情况,选用覆盖面广的抗生素,再根据细菌培养及抗生素敏感试验结果,调整使用抗菌药物。对真菌性脓毒症,应尽量停用广谱抗生素,或改用必需的窄谱抗生素,并全身应用抗真菌药物。

3. 支持疗法 补充血容量、输注新鲜血、纠正低蛋白血症等。

4. 对症治疗 如控制高热、纠正电解质紊乱和维持酸碱平衡等。

【护理评估】

1. 健康史 感染的发生情况,患者是否有严重创伤、局部感染及化脓性感染;感染发生的时间、经过、病情进展及发病后的治疗情况等;患者有无静脉内留置导管;患者有无免疫缺陷、营养不良、糖尿病等全身性疾病;有无长期应用广谱抗生素、免疫抑制剂、皮质激素或抗癌药物等病史等。

2. 身体状况评估 局部原发感染灶的部位、炎症的范围、分泌物或脓液的性状;有无皮肤瘀点、瘀斑等。生命体征变化,有无寒战、高热等全身中毒反应以及代谢性酸中毒、感染性休克和多器官功能障碍等征象。

3. 辅助检查

(1)血常规:白细胞计数显著增高,一般在$(20\sim30)\times10^9$/L或以上,核左移,出现中毒颗粒。少数革兰氏阴性杆菌感染及机体免疫功能减退者,白细胞总数可正常或稍减低。

(2)尿常规:可见尿蛋白、红细胞、管型或酮体。

(3)细菌培养和药物敏感试验:对可疑者做血培养,同时做药物敏感试验,必要时做厌氧菌培养和真菌培养。在寒战、发热时采血送检有助于提高阳性率。

4. 心理-社会状况评估 由于起病急、发展快,患者和家属常有焦虑、恐惧等心理反应;了解情绪变化的原因,评估患者和家属对疾病和拟采取治疗方案的认识以及对防治感染知识的了解程度等,为心理护理计划的制订提供依据。

【常见护理诊断/问题】

1. 体温过高 与致病菌感染有关。

2. 潜在并发症 感染性休克、水电解质代谢紊乱。

3. 焦虑 与发病突然、病情严重有关。

【护理措施】

1. 控制感染,维持正常体温

(1)观察体温、脉搏变化及原发感染灶的处理效果。寒战、高热发作时,正确采集血标本做细菌和真菌培养。

(2)遵医嘱及时有效应用抗菌药物,观察药物疗效及不良反应。

(3)高热患者给予物理和药物降温,及时补充液体和电解质。

(4)加强静脉留置导管的护理:严格无菌操作,每日常规消毒静脉留置导管入口部位,及时更换敷料,以免并发导管性感染。

2. 营养支持 给予高热量、高维生素、高蛋白、易消化的饮食,鼓励患者多饮水。

3. 并发症的观察和防治

(1)感染性休克:密切观察病情,若发生意识障碍、体温过低、心率加快、血压下降、呼吸急促、面色苍白或发绀、尿量减少、白细胞计数明显增多等感染、休克的表现,及时报告医生,配合抢救。

(2)水、电解质代谢紊乱:注意观察患者有无皮肤弹性降低、尿量减少或血细胞比容增高等缺水的表现,定时监测水、电解质的变化,发现异常及时报告医师。

【健康指导】

注意劳动保护,避免损伤。有感染病灶存在时及时就医,防止感染进一步发展。

第四节 破伤风患者的护理

破伤风(tetanus)是由于破伤风杆菌侵入伤口内繁殖并产生毒素而引起的急性特异性感染,主要表现为局部或全身骨骼肌的持续性收缩或阵发性痉挛。常发生于各种创伤后,亦可发生于不洁条件下分娩的产妇和新生儿。

【病因与发病机制】

破伤风杆菌为革兰氏阳性厌氧芽孢杆菌,广泛存在于泥土、粪便及铁锈之中,对环境有很强的抵抗力。因此,任何开放性损伤如切割、火器、烧伤等,均可成为破伤风杆菌侵入人体的机会。

破伤风杆菌侵入人体局部后并不一定发病,若伤口较深、组织坏死、局部缺血缺氧,即可形成适合破伤风杆菌生长繁殖的厌氧环境。破伤风杆菌只在伤口的局部生长繁殖,但其产生的毒素释放后可被吸收入血,引起临床症状,因此,破伤风是一种毒血症。破伤风杆菌产生的毒素有内毒素和外毒素,其中外毒素包括痉挛毒素和溶血毒素。痉挛毒素与联络神经细胞的突触相结合,抑制突触释放抑制性传递介质。运动神经元因失去中枢抑制而兴奋性增强,致使随意肌紧张与痉挛。痉挛毒素还可阻断脊髓对交感神经的抑制,致使交感神经过度兴奋,引起血压升高、心率增快、体温升高、大汗等。

破伤风杆菌的生物学特性破伤风杆菌为革兰氏染色阳性的厌氧菌,芽孢呈圆形,比菌体粗,位于菌体顶端。最适宜的生长温度为37℃。菌体易灭活,但其芽孢在100℃时需1 h、120℃高压蒸汽需10 min才能致死,5%苯酚10~15 h方能杀死,在2%过氧化氢溶液中可生存24 h,阳光照射下可生存18天以上,在干燥的土壤和尘埃中可存活数十年。

【临床表现】

1. 潜伏期 一般有潜伏期,通常是7~8天,个别患者可在伤后1~2天就发病。潜伏期越短者,预后越差。还有在伤后数月或数年因清除病灶或异物而发病的。新生儿破伤风一般在生后7天发病,故又称为"七日风"。

2. 前驱症状 全身乏力、头晕、头痛、失眠、多汗、烦躁不安、咀嚼无力、局部肌肉发紧、酸痛,感到舌和颈部发硬及反射亢进等。一般持续12~24 h。

3. 典型症状 在肌紧张性收缩(肌强直、发硬)的基础上,阵发性强烈痉挛。通常最先受影响的肌群是咀嚼肌,随后顺序为面部表情肌以及颈、背、腹、四肢肌,最后为膈肌。表现为:张口困难(牙关紧闭)、蹙眉、口角下缩、咧嘴"苦笑"、颈部强直、头后仰;当背、腹肌同时收缩,因背部肌群较为有力,躯干因而扭曲成弓,结合颈、四肢的屈膝、弯肘、半握拳等痉挛姿态,形成"角弓反张"或"侧弓反张";膈肌受影响后,发作时面唇青紫,通气困难,可出现呼吸暂停。上述发作可因轻微的刺激,如光、声、接触、饮水等而诱发。间歇期长短不一,发作频繁者常示病情严重。发作时神志清楚,表情痛苦,每次发作时间由数秒至数分钟不等。强烈的肌痉挛可使肌断裂,甚至发生骨折。膀胱括约肌痉挛可引起尿潴留。持续的呼吸肌和膈肌痉挛可造成呼吸骤停。患者死亡原因多为窒息、心力衰竭或肺部并发症。

4. 其他症状 少数患者可仅表现为受伤部位肌持续性强直,可持续数周或数月,预后较好。新生儿患此病时,因肌肉纤弱而症状不典型,表现为不能啼哭和吸乳,活动少,呼吸弱或困难。

病程一般为 3~4 周,如积极治疗、不发生特殊并发症者,发作的程度可逐步减轻,缓解期平均为 1 周。但肌紧张与反射亢进可继续一段时间;恢复期间还可出现一些精神症状,如幻觉、言语、行动错乱等,但多能自行恢复。

【处理原则】

处理原则包括清除毒素来源、中和游离毒素、控制和解除痉挛、保持呼吸道通畅和防治并发症等。

1. 清除毒素来源 在良好麻醉、控制痉挛的基础上,进行彻底的清创术。清除坏死组织和异物后,敞开伤口,充分引流,局部可用 3% 过氧化氢溶液冲洗。对已愈合的伤口,应仔细检查痂下有无窦道或死腔。

2. 中和游离毒素 破伤风抗毒素(TAT)和人体破伤风免疫球蛋白可中和血中的游离毒素,但不能中和与神经组织结合的毒素,故应尽早使用。

(1) 破伤风抗毒素:为血清制品,用前先做皮肤过敏试验,试验结果为阳性者,则应小剂量分 4~5 次进行脱敏注射。在用过破伤风抗毒素超过 1 周者,如需再次使用,必须重做过敏试验。通常在上臂三角肌附着处行皮下注射。预防用量 1 次皮下或肌内注射 1500~3000 U,治疗用量为 1 次肌内或静脉注射 5 万~20 万 U。新生儿破伤风,24 h 内分次肌内或静脉注射 2 万~10 万 U。儿童与成人用量相同。

(2) 人体破伤风免疫球蛋白:无需做过敏试验,行深部肌内注射,一般只需注射 1 次。完全可以代替破伤风抗毒素,剂量为 3000~6000 U。

3. 控制和解除痉挛 控制和解除痉挛是治疗的关键措施。根据病情可交替使用镇静药及解痉药物,以减少患者的痉挛和痛苦。

(1) 病情较轻者用地西泮 5 mg 口服或 10 mg 静脉注射,3~4 次/日,也可用巴比妥钠 0.1~0.2 g 肌内注射,或 10% 水合氯醛 20~40 mL 口服或保留灌肠,每日 3 次。

(2) 病情较重者可用冬眠 I 号合剂缓慢静脉滴注,但低血容量时忌用。

(3) 抽搐严重者可用硫喷妥钠 0.1~0.25 g 缓慢静脉注射,但应警惕发生喉头痉挛和呼吸抑制。

4. 防治并发症

(1) 呼吸道并发症:对病情严重者,早期预防性气管切开是防治并发症的关键,保持呼吸道通畅,以免发生窒息、肺不张或肺部感染等,床边备有负压吸引器、人工呼吸机和氧气等,以便急救。

(2) 感染大剂量青霉素:可杀灭需氧菌,从而间接抑制破伤风杆菌生长,也可口服甲硝唑 0.4 g/次,每 6 h 1 次;或直肠给药 1 g/次,每 8 h 1 次,连续用药 7~10 天。

(3) 电解质及酸碱平衡紊乱:补充水和电解质以纠正因痉挛、出汗及不能进食引起的代谢失衡。

5. 预防 破伤风是可以预防的。由于破伤风杆菌是厌氧菌,其生长繁殖必须有缺氧的环境。因此,创伤后早期彻底清创、改善局部循环是预防破伤风发生的关键;此外,还可通过人工免疫产生较稳定的免疫力。人工免疫有自动和被动两种方法。自动免疫法目前尚难推广,临床常用被动免疫。

被动免疫法对伤前未接受自动免疫的伤员,尽早皮下注射破伤风抗毒素(TAT)1500～3000 U。因为破伤风的发病有一潜伏期,尽早注射有预防作用,但其作用短暂,有效期为10天左右,因此,对深部创伤、潜在厌氧菌感染可能的患者,可在1周后追加注射一次量。抗毒素易发生过敏反应,注射前必须进行皮内敏感试验。如过敏,应按脱敏法注射。

【护理评估】

1. 健康史 了解患者有无开放性损伤史,如烧伤、开放性骨折、锈钉刺伤等,同时注意了解伤口的污染程度、深度、大小,是否及时进行了彻底清创等;评估患者有无产后感染、外科手术史,新生儿脐带有无消毒不严;了解患者有无接种破伤风疫苗等。

2. 身体状况评估 了解患者发病的前驱症状及持续时间;观察患者强烈肌痉挛发作的次数、持续时间和间隔时间,以及伴随的症状;评估患者呼吸型态、呼吸困难程度;观察患者有无血压升高、心率加快、体温升高、出汗等症状;了解患者排尿情况以及其他器官功能状态等。

3. 心理-社会状况评估 破伤风患者面对痉挛的反复发作和隔离治疗,常会产生焦虑、紧张、恐惧和孤独的感觉,故应了解患者紧张、焦虑和恐惧的表现和程度。了解患者家属对本病的认识程度和心理承受能力,以及患者对医院环境的适应情况。

【常见护理诊断/问题】

1. 有窒息的危险 与持续性喉头痉挛及气道堵塞有关。

2. 有体液不足的危险 与痉挛性消耗和大量出汗有关。

3. 有受伤的危险 与强烈肌痉挛抽搐,造成肌撕裂或骨折有关。

4. 尿潴留 与膀胱括约肌痉挛有关。

5. 营养失调:低于机体需要量 与痉挛消耗和不能进食有关。

【护理措施】

1. 保持呼吸道通畅

(1)保持呼吸道通畅,对抽搐频繁、持续时间长、药物不易控制的患者,应尽早行气管切开,以便改善通气;及时清除呼吸道分泌物,必要时进行人工辅助呼吸。

(2)在痉挛发作间歇期,协助患者翻身、叩背,以利排痰,必要时用吸痰器,防止痰液堵塞气道;给予雾化吸入,稀释痰液,便于痰咳出或吸出。气管切开患者应给予气道湿化。

(3)患者进食时注意避免呛咳、误吸,以防引起窒息。

2. 保护患者,防止受伤 使用带护栏的病床,必要时使用约束带,防止痉挛发作时患者坠床和自我伤害;应用合理的牙垫,以防舌咬伤;剧烈抽搐时勿强行按压肢体,关节部位放置软枕,以防肌腱断裂、骨折及关节脱位;床上置治疗气垫,防止压疮。

3. 保持静脉输液通畅 在每次发作后检查静脉通路,防止因抽搐使静脉通路堵塞、脱落而影响治疗。

4. 加强营养 轻症者,应争取在痉挛发作间歇期,鼓励患者进高热量、高蛋白、高维生素饮食,进食应少量多次,以免引起呛咳和误吸。重症不能进食者,可通过胃管给予流质饮食,但时间不宜过长。也可根据机体需要由静脉补充或给予全胃肠外营养。

5. 病情观察 监测生命体征,常规吸氧,使氧饱和度维持在95%左右。观察患者痉挛、抽搐发作次数以及持续时间及有无伴随症状,并做好记录,发现异常及时报告医生,并协助处理。

6. 一般护理

（1）环境要求将患者安置在单人隔离病室，室内温度15~20℃、湿度60%左右，避光、安静。减少外界刺激，医护人员要做到"四轻"，避免光、声、寒冷及精神刺激；使用器具无噪声；护理治疗安排集中有序，尽量在痉挛发作控制的时间内完成，减少探视，尽量不要搬动患者。

（2）用药护理：遵医嘱及时、准确使用TAT、破伤风人体免疫球蛋白、镇静解痉药物，以及抗菌药物、降温药等，并观察记录用药后的效果。

（3）严格隔离消毒严格执行无菌技术；医护人员进入病房时要穿隔离衣，戴口罩、帽子、手套，身体有伤口时不能进入病室工作；患者的用品和排泄物应严格消毒处理，伤口处更换的敷料应立即焚烧。尽可能使用一次性物品。患者用过的碗筷、药杯等用0.1%~0.2%过氧乙酸浸泡后，再煮沸消毒30 min。

【健康指导】

1. 加强宣传教育增强人们对破伤风的认识，加大宣传力度，可用黑板报、宣传小册子、印制各种图片、授课等形式开展健康教育。

2. 加强劳动保护，防止外伤不可忽视任何小伤口，如木刺伤、锈钉刺伤，要正确处理深部感染，伤后及时就诊和注射破伤风抗毒素。

3. 避免不洁生产以防止新生儿破伤风及产妇产后破伤风等。

第九章 甲状腺疾病患者的护理

第一节 甲状腺功能亢进症患者的护理

甲状腺功能亢进症(hyperthyroidism)简称甲亢,是由于各种原因引起的甲状腺素分泌过多,以全身代谢亢进为主要特征的疾病总称。女性患者多于男性,男女比例约为1:4。

【病因及分类】

甲亢按照病因可分为原发性甲亢、继发性甲亢和高功能腺瘤三大类。

1. 原发性甲亢 最常见,又称Graves病,好发于20~40岁。指在甲状腺肿大的同时出现功能亢进症状。病因尚未完全明确,目前多认为该病属一种与遗传有关的自身免疫性疾病,精神刺激、过度劳累、病毒感染及严重应激因素与该病发生有关。腺体呈弥漫性肿大,两侧对称,常伴有突眼征,故又称"突眼性甲状腺肿"。

2. 继发性甲亢 较少见,好发年龄在40岁以上。常继发于地方性或散发性甲状腺肿。在结节性甲状腺肿基础上发生甲亢,患者多先有结节性甲状腺肿数年后逐渐出现功能亢进症状。腺体呈结节状肿大,两侧多不对称,不伴眼球突出,容易发生心肌损害。

3. 高功能腺瘤 临床少见。指腺体内有单个的自主性高功能结节,结节周围的甲状腺组织呈萎缩改变,患者无眼球突出,其发病与腺瘤本身自主性分泌紊乱有关。

【临床表现】

1. 全身表现

(1)基础代谢率增高:甲状腺激素分泌过多导致交感神经兴奋性增高和新陈代谢加快,患者食欲亢进但消瘦,体重减轻,疲乏无力,记忆力减退、工作效率低下。

(2)交感神经功能过度兴奋:性情急躁、易激惹,失眠,怕热多汗。双手常有细速颤动,皮肤常较温暖。

(3)心血管功能改变:患者多主诉心悸、胸部不适。脉快有力,脉率常在100次/分以上,静息和睡眠时心率仍快;收缩压升高、舒张压降低,脉压增大。脉率增快和脉压增大,常作为判断病情和治疗效果的重要指标。当左心逐渐扩张、肥大,听诊可闻及收缩期杂音,严重者可出现心律失常、心力衰竭。继发性甲亢容易发生心肌损害。

(4)其他:有些患者出现月经减少或停经、勃起功能障碍等内分泌功能紊乱或肠蠕动亢进、腹泻等消化道症状,5%的原发性甲亢患者会出现胫前黏液性水肿。

2. 局部表现

(1)甲状腺肿大:一般不引起压迫症状。因腺体内血管扩张、血流加速,扪诊有震颤感,听诊可闻及杂音,尤其在甲状腺上动脉进入上极处。原发性甲亢腺体呈弥漫性肿大,两侧对称,继发性甲亢腺体呈结节状肿大,两侧多不对称。

(2)突眼征典型者双侧眼球突出、眼裂增宽。严重者,上下眼睑难以闭合,甚至不能盖住角膜,凝视时瞬目减少,两眼内聚能力差,眼向下看时上眼睑不随眼球下闭等。

【辅助检查】

1. 基础代谢率(BMR)测定 可用基础代谢率测定器测定较可靠。也可选择患者清晨空腹、静卧时测定脉压和脉率,根据计算公式:基础代谢率(%)=(脉率+脉压)-111,简便计算。基础代谢率正常值为±10%,轻度甲亢为+20%~30%,中度甲亢为+30%~60%,重度甲亢为+60%以上。

2. 甲状腺摄碘(^{131}I)率测定　正常甲状腺24 h内摄取的碘量为人体总量的30%~40%。若摄碘率增高,2 h内超过人体总量的25%或24 h内超过50%,且吸碘高峰提前出现,可提示甲亢。但需注意,摄取的速度与集聚程度并不能反映甲亢的严重程度。

3. 血清中T_3和T_4含量测定　甲亢患者血清中T_3、T_4的升高并不同步。T_3上升较早且快,可高于正常4倍左右,而T_4则上升较慢,仅为正常的2.5倍,故T_3测定对甲亢的诊断具有较高的敏感性。

【处理原则】

甲亢治疗主要有三种手段,根据不同情况选用。

1. 抗甲状腺药物治疗　通过抑制甲状腺激素的合成发挥作用。

2. 放射性^{131}I治疗　利用^{131}I释放的射线对甲状腺组织的损毁,减少甲状腺激素的分泌。

3. 手术治疗　甲状腺大部切除术是目前治疗中度以上甲亢最常用和有效的手段。

(1)手术适应证:①继发性甲亢或高功能腺瘤。②中度以上的原发性甲亢经内科治疗无效者。③腺体较大,伴有压迫症状或胸骨后甲状腺肿。④抗甲状腺药物或^{131}I治疗后复发者或坚持长期用药有困难者。另外,妊娠早、中期的甲亢患者凡具有上述指征者,应考虑手术治疗。

(2)手术禁忌证:①症状较轻者;②青少年患者;③年老或有严重器质性疾病无法耐受手术者。

【护理评估】

1. 健康史　询问患者有无家族史;了解既往史,有无其他自身免疫性疾病;有无精神刺激、感染、创伤或其他应激情况,了解有无相关用药和手术史等。

2. 身体状况评估

(1)症状体征:了解甲状腺肿块的大小、形状、质地、活动度;有无甲状腺震颤及杂音,有否出现突眼征。了解患者基础代谢率是否增高,有否交感神经功能亢进的表现及其程度,以及脉率、脉压变化。

(2)相关的辅助检查:结果是否正常,如基础代谢率(BMR),甲状腺摄碘(^{131}I)率,血清中T_3和T_4含量,以评估有无甲亢及严重程度。

3. 心理-社会状况评估　观察患者情绪是否稳定;了解患者及家属对甲状腺疾病治疗及术后康复知识的知晓程度和掌握程度;了解家庭经济承受能力等。

【常见护理诊断/问题】

1. 营养失调:低于机体需要量　与基础代谢率增高有关。

2. 睡眠型态紊乱　与交感神经过度兴奋有关。

3. 焦虑　与环境改变、担心手术及预后有关。

4. 形象紊乱　与突眼和甲状腺肿大有关。

5. 疼痛　与肿块压迫、手术创伤有关。

6. 清理呼吸道无效　与咽喉部刺激、分泌物增加及伤口疼痛有关。

7. 潜在并发症　呼吸困难和窒息、甲状腺危象、喉返神经损伤、喉上神经损伤或手足抽搐等。

【护理措施】

(一) 术前护理

1. 一般护理
①休息:保持环境安静、舒适,使患者充分休息。患者应减少活动,保证睡眠充分。②营养:为改善营养状况,鼓励患者进高热量、高蛋白质、高维生素的食物;补充足够液体,但禁止饮用浓茶、咖啡等刺激性饮料。忌食海带、紫菜等含碘丰富的食物。③对于情绪过于紧张或失眠者可适当应用镇静和安眠药物,以缓解紧张焦虑情绪。心率过快者,遵医嘱给予普萘洛尔 10 mg,每日 3 次口服。

2. 完善术前检查 完善手术前常规检查和必要的化验检查。术前检查还应包括:①基础代谢率的测定,了解甲亢程度,选择手术时机。②心脏的检查,了解有无扩大、杂音或心律失常。③颈部透视或摄片,了解气管有无受压、软化或移位。④喉镜检查,了解声带运动功能及有无小结和息肉发生。⑤血钙、血磷含量测定,了解甲状旁腺功能状态。

3. 用药护理 目的是降低基础代谢率,减轻甲状腺充血及肿大,是术前准备的重要环节,主要有以下几种方法。

(1) 先用硫脲类药物,待甲亢症状得到基本控制后,改服 2 周碘剂,再进行手术。硫脲类药物能使甲状腺肿大和充血,手术中易出血,增加了手术风险,因此,不能单独用于术前准备,服用硫脲类药物后必须加用碘剂,待甲状腺血流减少,缩小变硬,有利手术。

(2) 开始即服用碘剂,2~3 周后甲亢症状得到基本控制(患者情绪稳定,睡眠良好,体重增加,脉率<90 次/分,基础代谢率+20% 以下),即可进行手术。碘剂的作用有:①抑制蛋白水解酶,减少甲状腺球蛋白分解,从而抑制甲状腺激素释放。②碘剂还能减少甲状腺的血流量,使腺体充血减少,缩小变硬。常用的碘剂是复方碘化钾溶液,使用方法:口服,每日 3 次,第 1 日每次 3 滴,第 2 日每次 4 滴,以后每日每次增加 1 滴直至每次 16 滴止,然后维持此剂量。碘剂的使用方法:可将碘剂滴在饼干、面包等固体食物上同服,既保证剂量准确,又能减少对口腔黏膜的刺激。

(3) 不能耐受碘剂或合用抗甲状腺药物者,可单用普萘洛尔替代做术前准备,每次 20~60 mg,每 6 h 口服一次,连用 4~7 天至脉搏正常时可手术。术前 1~2 h 可再口服一次。注意术前不用阿托品,以免心动过速。

4. 作好术前准备 ①术前教会患者正确深呼吸、有效咳嗽及咳痰的方法。②术前每日用软枕垫高肩部数次,练习颈过伸的体位,以适应术中体位。③术前 12 h 禁食、6 h 禁饮。术晨准备麻醉床,床旁备无菌手套、拆线包、气管切开包以及引流装置等急救物品,避免麻醉意外。

5. 眼睛护理 对于原发性甲亢突眼患者注意保护眼睛,卧位时头部垫高,以减少眼部肿胀。若患者不易或无法闭眼,睡前用抗生素眼膏敷眼或用油纱布遮盖,也可戴黑眼罩以避免角膜过度暴露干燥而发生溃疡。

(二) 术后护理

1. 一般护理 ①体位和活动患者回病室后,取平卧位。麻醉清醒、血压平稳可取半卧位,以利呼吸和引流。变换体位、起身活动、咳嗽时可用手固定颈部,以减少震动而引起疼痛。②饮食与营养患者麻醉清醒后,即可饮用少量温水或凉水,观察有无呛咳、误咽等现象。若无不适,可进微温流质饮食,避免过热饮食刺激血管扩张,加重切口渗血,以后逐步过渡到普食。

2. 病情观察 密切观察生命体征;注意切口有无渗血,引流是否通畅;观察患者发音,有无音调降低或声音嘶哑;有无呛咳或误咽;面部、唇部或手足部有无针刺样麻木感或强直感,若发现并发症,及时处理。

3. 保持呼吸道通畅 床旁常备气管切开包、吸痰设备及急救药品。指导患者深呼吸,协助患者有效咳嗽,必要时行雾化吸入。预防肺部并发症。

4. 疼痛护理 患者手术切口疼痛剧烈时,遵医嘱使用止痛药,保证患者充足休息和睡眠。局部冷敷,可减轻肿胀和疼痛。

5. 用药护理 甲亢患者术后遵医嘱继续服用复方碘化钾溶液,由每日3次,每次16滴开始,逐日每次减少1滴,至每次3滴停止;或每次10滴,每天三次,用一周左右。术前用普萘洛尔做准备者,术后应继续口服4~7天。

6. 并发症的观察与护理

(1)呼吸困难和窒息:常发生于术后48 h内,是术后最危急的并发症。主要表现为进行性呼吸困难、烦躁、发绀,甚至窒息;颈部肿胀,切口有鲜血渗出等。

1)发生原因:①术中止血不完善,或因血管结扎线滑脱导致切口内出血压迫气管。②手术创伤或气管插管导致的喉头水肿。③气管塌陷,肿大的甲状腺长期压迫气管,致气管壁软化,若切除大部分甲状腺体后,软化的气管壁失去支撑而发生塌陷。④痰液阻塞。⑤双侧喉返神经损伤。

2)护理措施:一旦发生呼吸困难,立即查明原因,果断处理。血肿引起者,应立即行床旁抢救,及时剪开手术缝线,敞开切口,去除血肿,再急送手术室彻底止血,必要时行床旁气管切开;喉头水肿者,静脉注射肾上腺皮质激素;痰液阻塞者,及时吸痰;双侧喉返神经损伤者,及时行气管切开。

(2)喉返神经损伤可分单侧、双侧损伤,永久性或暂时性损伤。单侧损伤可致声音嘶哑,双侧损伤可致失音甚至出现呼吸困难。

1)发生原因:多数由于术中处理甲状腺下极时不慎切断、缝扎喉返神经造成永久性损伤或因过度牵拉、挫夹造成暂时性损伤,少数由于血肿或瘢痕组织压迫或牵拉导致暂时性损伤。

2)护理措施:术后鼓励患者发音,观察有无声音嘶哑、失音等。单侧损伤或因牵拉、血肿或瘢痕组织压迫所致暂时性损伤可由健侧代偿,或经理疗等处理后,3~6个月,声音会好转。双侧损伤严重者可致呼吸困难,甚至窒息,需做气管切开。

(3)喉上神经损伤:喉上神经分内(感觉)、外(运动)两支。内支损伤可致喉部黏膜感觉丧失,患者进食特别是饮水时,容易出现误咽、呛咳。外支损伤可致环甲肌瘫痪,引起声带松弛、声调降低。

1)发生原因:多发生于术中处理甲状腺上极时,分离不仔细,将喉上神经连同周围组织一并结扎。

2)护理措施:患者麻醉清醒后,即可给予少量饮水,观察有无呛咳、误咽等现象,术后鼓励患者发音,观察有无音调降低等。一般经理疗后多可自行恢复。

(4)甲状腺旁腺损伤:多出现短暂面部、唇部或手足部的针刺样麻木感或强直感抽搐。经过2~3周后,未受损伤的甲状旁腺增生、代偿,症状即可消失。严重者可出现面肌和手足疼痛性痉挛,甚至喉肌、膈肌痉挛而窒息死亡。

1) 发生原因:手术时误伤甲状旁腺或其血液供应受累,导致甲状旁腺功能低下,甲状旁腺激素不能正常分泌,血钙水平降低,神经肌肉应激性增高。

2) 护理措施:①限制含磷较高食品如肉类、乳品和蛋类的摄入,减少钙的排出。②指导患者口服葡萄糖酸钙、乳酸钙、双氢速变固醇等制剂,提高血钙水平。症状重者加服维生素 D_3,以促进钙在肠道内的吸收。③手足抽搐时,立即遵医嘱缓慢静脉推注 10% 葡萄糖酸钙或氯化钙溶液 10~20 mL。

(5) 甲状腺危象多发生于术后 12~36 h,是甲亢术后危及生命的严重并发症之一。主要表现为:患者高热(>39℃)、寒战、脉快而弱(>120 次/分)、大汗、烦躁不安、谵妄,甚至昏迷,常伴有呕吐或水样腹泻等甲状腺素过量释放引起的暴发性肾上腺素能兴奋现象,处理不当可致休克甚至死亡。

1) 发生原因:术前准备不充分、甲亢症状未能得到有效控制及手术应激有关。

2) 护理措施:①绝对卧床休息,烦躁不安者,遵医嘱给予镇静剂。②静脉给予大量葡萄糖溶液,以补充能量,维持代谢平衡。③低流量给氧,以改善组织缺氧情况。④降温:发热者以物理降温为主,必要时加用冬眠药物。⑤抑制甲状腺激素释放。口服复方碘化钾溶液 3~5 mL,紧急时将 10% 碘化钠溶液 5~10 mL 加入 10% 葡萄糖溶液 500 mL 中静脉滴注。⑥遵医嘱应用肾上腺素能阻滞剂,降低组织对儿茶酚胺的反应。可选用利舍平、胍乙啶以及普萘洛尔等。⑦肾上腺皮质激素静脉滴注,拮抗过量的甲状腺素反应。氢化可的松:每日 200~400 mg,分次静脉滴注。⑧心力衰竭者,可应用洋地黄等强心制剂。

【健康指导】

1. 指导患者合理安排工作休息,保持精神愉快、情绪稳定。合理安排营养,促进康复。

2. 讲解甲亢术后继续服药的重要性并督促执行。教会患者正确服用碘剂。

3. 指导定期复查,以了解甲状腺的功能,若出现心悸、手足震颤、抽搐等症状要及时就诊。

第二节 甲状腺肿瘤患者的护理

甲状腺肿瘤分良性、恶性两大类,最常见良性肿瘤是甲状腺腺瘤,恶性肿瘤中甲状腺癌最多见。

一、甲状腺腺瘤

甲状腺腺瘤(thyroid adenoma)是最常见的甲状腺良性肿瘤。按形态学可分为滤泡状和乳头状囊性腺瘤两种,临床上以滤泡状腺瘤常见。滤泡状腺瘤具有完整的包膜,乳头状囊性腺瘤少见,且不易与乳头状腺癌区分。本病多见于 40 岁以下妇女。

【临床表现】

腺瘤生长缓慢,多表现为颈部单发圆形或椭圆形结节,质地稍硬,表面光滑,边界清楚,无压痛,随吞咽上下移动。多数患者无任何症状,乳头状囊性腺瘤若因囊壁血管破裂而致囊内出血时,肿瘤可在短期内迅速增大,出现局部胀痛。

【处理原则】

20% 患者有引起甲亢可能,10% 有恶变可能,应积极治疗。包括腺瘤的患侧甲状腺大部或部分(腺瘤小)切除术是甲状腺腺瘤治疗的主要手段。切除标本必须立即行冷冻切片检查,以判定有无恶变。

二、甲状腺癌

甲状腺癌(thyroid carcinoma)是最常见的甲状腺恶性肿瘤,约占全身恶性肿瘤的1%。女性多于男性。按组织学可分为乳头状癌、滤泡状腺癌、未分化癌、髓样癌。除髓样癌外,绝大多数甲状腺癌源于滤泡上皮细胞。

【临床表现】

多为腺体内单发肿块,质硬而固定,表面不平,边界不清,吞咽时上下移动度降低。发病初期多无明显症状,晚期常因肿块增大压迫气管、食管、喉返神经等引起呼吸困难、吞咽困难或声音嘶哑等。肿瘤压迫颈交感神经节,可引起霍纳(Horner)综合征,患侧眼睑下垂、瞳孔缩小、眼球内陷,同侧面部无汗等。并可有颈淋巴结肿大等转移症状。髓样癌由于肿瘤本身可产生5-羟色胺和降钙素,患者可出现心悸、面色潮红、腹泻、血钙降低等症状。

【处理原则】

手术治疗是除未分化癌以外各型甲状腺癌的基本治疗方法。争取早期手术切除患侧腺体全部、峡部及健侧大部分,甚至全腺体切除,并辅以核素、甲状腺激素和外放射等治疗。手术治疗包括甲状腺本身的手术以及颈部淋巴结清扫。未分化癌转移早,恶性程度高,手术治疗不能提高生存率,宜采用放射治疗。

【常见护理诊断/问题】

1. 焦虑/恐惧　与担心肿瘤的性质、手术及预后有关。

2. 疼痛　与肿块压迫和手术创伤有关。

3. 清理呼吸道无效　与手术刺激、分泌物增多及切口疼痛有关。

4. 潜在并发症　窒息、呼吸困难、喉上神经损伤、喉返神经损伤及手足抽搐等。

【护理措施】

(一)术前护理

1. 心理护理　有针对性地讲解有关知识,说明手术的必要性、手术方法、术后恢复过程及预后情况,减轻患者的焦虑情绪。

2. 术前准备　完善术前检查;术前指导并督促患者练习颈过伸体位;术前晚给予镇静安眠类药物,保证患者术前晚充分休息和睡眠;做好皮肤准备;床边备无菌手套和气管切开包,术后一旦发现有窒息的危险,立即配合医生行气管切开术及床旁抢救。

(二)术后护理

1. 一般护理

(1)体位患者血压平稳后,给予半卧位,鼓励床上活动。保证患者充足的休息和睡眠。

(2)饮食与营养病情平稳后,可少量饮水。若患者无不适感,鼓励其进食或经吸管吸入流质饮食,逐步过渡为半流质饮食及软食。

2. 病情观察　密切观察生命体征;观察患者发音,有无音调降低或声音嘶哑;有无呛咳或误咽;面部、唇部或手足部有无针刺样麻木感或强直感,若发现并发症,及时处理。

3. 切口及引流管护理　观察引流是否通畅;保持切口清洁,及时更换敷料。观察切口有无渗血,正确连接引流装置,注意引流的量、颜色、性质,发现异常及时通知医生。

4. 并发症的观察与护理 参照甲状腺功能亢进患者的护理。

5. 药物指导 对于甲状腺全切除者,按医嘱早期给予足够量的甲状腺制剂,每日120～180 mg,以抑制促甲状腺激素的分泌,预防肿瘤复发。

【健康指导】

1. 指导功能锻炼 颈淋巴结清扫术后患者切口愈合后,指导肩关节和颈部功能锻炼。

2. 帮助患者面对现实 如为恶性肿瘤,指导患者调整心态,配合后续治疗。

3. 术后定期复诊 定期复查,发现心悸、手足震颤、抽搐等情况及时就诊。教会患者自行颈部检查,若发现结节、肿块,及时就诊。

第十章 乳腺疾病患者的护理

第一节 急性乳腺炎患者的护理

急性乳腺炎(acute mastitis)系指乳腺的急性化脓性感染。多发生在产后哺乳期妇女,以初产妇最为常见,好发于产后3~4周。致病菌主要为金黄色葡萄球菌,少数为链球菌。

【病因】
除患者产后抵抗力下降外,还与下列因素有关:

1. 乳汁淤积 乳汁是理想的培养基,乳汁淤积有利于入侵细菌的生长繁殖。

2. 乳头破损、细菌入侵 乳头破损或皲裂是使细菌沿淋巴管入侵感染的主要原因。6个月以后的婴儿已长牙,易致乳头破损;婴儿患口腔炎或含乳头睡眠,易致细菌直接侵入乳管,上行至腺小叶而致感染。

【临床表现】

1. 局部表现 患侧乳腺胀痛,局部红、肿、热、痛,并有压痛性肿块;脓肿形成时肿块可有波动感,深部脓肿的波动感不明显,但乳腺肿胀明显,有局部深压痛。脓肿破溃时,可见脓液自皮肤或乳头排出;常伴患侧腋窝淋巴结肿大和触痛。

2. 全身表现 随炎症发展,患者可有寒战、高热和脉搏加快,以及食欲缺乏等症状。

【处理原则】
控制感染、排空乳汁。脓肿形成前,主要以局部热敷、药物外敷或理疗、应用抗菌药等治疗为主,脓肿形成后,则需及时行脓肿切开引流术。

1. 非手术处理

(1)局部处理:①患乳停止哺乳,排空乳汁。②热敷、药物外敷或理疗,以促进炎症的消散;外敷药可用金黄散或鱼石脂软膏;局部皮肤水肿明显者,可用25%硫酸镁溶液湿热敷。

(2)药物抗感染:原则为早期、足量应用抗菌药。首选青霉素类抗菌药或根据脓液的细菌培养和药物敏感试验结果选用。由于抗菌药可被分泌至乳汁,故应避免使用对婴儿有不良影响的抗菌药,如四环素、氨基糖苷类、磺胺药和甲硝唑等。

(3)中药治疗:服用清热解毒类中药。

(4)终止乳汁分泌 感染严重、脓肿引流后或并发乳瘘者应终止乳汁分泌。常用方法:①口服溴隐亭1.25 mg,每日2次,服用7~14日;或己烯雌酚1~2 mg,每日3次,共2~3日。②肌内注射苯甲酸雌二醇,每次2 mg,每日1次,至乳汁分泌停止。③中药炒麦芽,每日60 mg水煎,分2次服用,共2~3日。

2. 手术治疗 脓肿切开引流。脓肿形成后,应及时做脓肿切开引流。脓肿切开引流时应注意:①以乳头为中心做放射状切口,以避免损伤乳管而发生乳瘘;乳晕部脓肿可沿乳晕边缘作弧形切口;乳腺深部或乳腺后脓肿可在乳腺下缘作弓形切口。②分离多房脓肿的房间隔膜以利引流。③为保证引流通畅,引流条应放在脓腔最低部位,必要时另加切口做对口引流。

【常见护理诊断/问题】
1. **疼痛** 与乳腺炎症、肿胀、乳汁淤积、脓肿切开引流有关。
2. **体温过高** 与乳腺炎症有关。
3. **知识缺乏** 缺乏围生期乳腺保健知识。

【护理措施】
1. **非手术治疗护理/术前护理**
（1）缓解疼痛：①防止乳汁淤积患乳暂停哺乳，定时用吸乳器吸净或挤净乳汁。②局部托起用宽松的胸罩托起乳腺，以减轻疼痛和减轻肿胀。③局部热敷、药物外敷或理疗，以促进局部血循环和炎症的消散；局部皮肤水肿明显者，可用25%硫酸镁溶液湿热敷。

（2）控制体温和感染：①控制感染：遵医嘱早期应用抗菌药。②病情观察定时测量体温、脉搏、呼吸，监测血白细胞计数及分类变化，必要时做血培养及药物敏感试验。③采取降温措施，高热者予以物理降温，必要时遵医嘱应用解热镇痛药物。

2. **术后护理** 脓肿切开引流后，保持引流通畅，注意观察引流脓液量、颜色及气味的变化，定时更换切口敷料。

【健康指导】
1. **指导产妇正确哺乳** 每次哺乳时尽量排空乳汁，如有乳汁淤积，应及时用吸乳器或手法按摩排空乳汁。养成婴儿不含乳头睡眠的好习惯。
2. **保持乳头和乳晕清洁** 孕期经常用肥皂水及清水清洗两侧乳头，妊娠后期每日清洗一次，产后每次哺乳前、后均需清洁乳头，以保持局部清洁与干燥。
3. **纠正乳头内陷** 乳头内陷者于分娩前3~4个月每天开始挤捏、提拉乳头，也可以用吸乳器吸引，使乳头外突。
4. **处理乳头破损** 有乳头、乳晕破损或皲裂者，暂停哺乳，用吸乳器吸出乳汁哺乳婴儿；局部用温水清洗后涂以抗生素软膏，待愈合后再哺乳。症状严重时应及时诊治。
5. 预防或及时治疗婴儿口腔炎症。

第二节 乳腺癌患者的护理

乳腺癌（breasr cancer）是女性最常见的恶性肿瘤之一。在我国占全身各种恶性肿瘤的7%~10%，仅次于子宫颈癌，但近年来乳腺癌的发病率呈上升趋势，有超过子宫颈癌的倾向。部分大城市报告乳腺癌占女性恶性肿瘤之首位。大多发生在40~60岁的女性。男性也可患乳腺癌，但男性乳腺癌的患病比例仅在1%以下。

【病因】
乳腺癌的病因尚不清楚。目前认为与下列因素有关：①雌酮和雌二醇与乳腺癌的发生直接相关。20岁以前本病少见，20岁以后发病率迅速上升，45~50岁较高，绝经后发病率继续上升，可能与年老者雌酮含量升高相关。②乳腺癌家族史，一级亲属中有乳腺癌病史者，发病危险性是普通人群的2~3倍。③月经初潮早、绝经年龄晚、不孕和未哺乳。④乳腺良性疾病与乳腺癌的关系尚有争论，多数认为乳腺小叶上皮高度增生或不典型增生可能与乳腺癌发病有关。⑤营养过剩、肥胖、高脂肪饮食可增加乳腺癌的发病机会。⑥环境因素和生活方式，如北美、北欧地区乳腺癌的发病率为亚洲地区的4倍。

【临床表现】

1. 常见乳腺癌的临床表现

(1)乳腺肿块

1)早期:乳腺癌最重要的早期表现。好发部位为乳腺外上象限(45%~50%)、乳头、乳晕处(15%~20%)或内上象限(12%~15%)。表现为患侧乳腺无痛、单发小肿块,质硬、表面不甚光滑,与周围组织分界不清,不易推动。患者多在无意中(洗澡、更衣)或自我检查时发现。

2)晚期:乳腺癌发展至晚期可出现:①肿块固定癌肿侵入胸膜和胸肌时,固定于胸壁而不易推动。②卫星结节、铠甲胸。癌细胞侵犯大片乳腺皮肤时皮肤表面出现多个坚硬小结或条索,呈卫星样围绕原发病灶。结节彼此融合、弥漫成片,可延伸至背部及对侧胸壁,致胸壁紧缩呈铠甲状时,呼吸受限。③皮肤溃破癌肿侵犯皮肤并破溃形成溃疡,常有恶臭,易出血。

(2)乳腺外形改变:乳腺肿瘤增大可致乳腺局部隆起。若累及乳腺 Cooper 韧带,可使其缩短而致肿瘤表面皮肤凹陷,即所谓酒窝征。邻近乳头或乳晕的癌肿因侵及乳管使之缩短,将乳头牵向癌肿一侧,可使乳头扁平、回缩、内陷。若皮下淋巴管被癌细胞堵塞,可引起淋巴回流障碍,出现真皮水肿,皮肤呈橘皮样改变。

(3)转移征象

1)淋巴转移:最初多见于患侧腋窝。肿大淋巴结质硬、无痛、可被推动,继之数目增多并融合成团,甚至与皮肤或深部组织粘连。

2)血运转移:乳腺癌转移至肺、骨、肝时,可出现相应受累器官的症状。肺转移者可出现胸痛、气急,骨转移者可出现局部骨疼痛,肝转移者可出现肝大或黄疸。

2. 特殊类型乳腺癌的临床表现

(1)炎性乳腺癌:多见于年轻女性。表现为患侧乳腺皮肤红、肿、热且硬,犹似急性炎症,但无明显肿块。癌肿迅速浸润整个乳腺;常可累及对侧乳腺。该型乳腺癌恶性程度高,发展迅速,预后极差,患者常在发病数月内死亡。

(2)乳头湿疹样乳腺癌(Paget 病):乳头有瘙痒、烧灼感,之后出现乳头和乳晕区皮肤发红、糜烂、潮湿,如同湿疹样,进而形成溃疡;有时覆盖黄褐色鳞屑样痂皮,病变皮肤较硬。部分患者于乳晕区可扪及肿块。该型乳腺癌恶性程度低,发展慢,腋窝淋巴转移晚。

乳腺癌临床分期

国际抗癌协会(UICC)制定的 TNM 分期方法,将乳腺癌分为 0~Ⅳ期。

0 期:TisN0M0。

Ⅰ期:TiN0M0。

Ⅱ期:T0~1 N1 M0,T2 N0~1 M0,T3N0M0。

Ⅲ期:T0~2 N2 M0,T3 N1~2 M0,T4 任何 NM0,任何 TN3 M0。

Ⅳ期:包括 M_1 的任何 NM。

【处理原则】

手术治疗为主,辅以化学药物、放射、内分泌、生物等综合治疗措施。

手术治疗是最根本的治疗方法。手术适应证为 TNM 分期的 0 期、Ⅰ期、Ⅱ期及部分Ⅲ期患者。已有远处转移、全身情况差、主要脏器有严重疾病及不能耐受手术者属手术禁忌。

目前主张缩小手术范围,同时加强术后综合辅助治疗。

1. 乳腺癌改良根治术（modified radical mastectomy） 有两种术式：一是保留胸大肌，切除胸小肌；二是保留胸大、小肌。该术式适用于Ⅰ期、Ⅱ期乳腺癌患者。

2. 保留乳腺的乳腺癌切除术 完整切除肿块及肿块周围1 cm的组织，并行腋窝淋巴结清扫。术后必须辅以放疗、化疗。适用于Ⅰ期、Ⅱ期乳腺癌患者。

3. 乳腺癌根治术切除 整个乳腺、胸大肌、胸小肌、腋窝及锁骨下淋巴结。适用于局部晚期乳腺癌、中/高位腋窝淋巴结转移或肿瘤浸润胸大小肌的患者。

4. 全乳腺切除术（total mastectomy） 切除整个乳腺，包括腋尾部及胸大肌筋膜。适宜于原位癌、微小癌及年迈体弱不宜做根治术或晚期乳腺癌尚能局部切除者。

5. 乳腺癌扩大根治术（extensive radical mastectomy） 在传统根治术的基础上再行胸廓内动、静脉及其周围淋巴结（即胸骨旁淋巴结）清除术。该术式目前较少应用。

【常见护理诊断/问题】

1. 自我形象紊乱 与手术前担心乳腺缺失、术后乳腺切除影响自我形象与婚姻质量有关。

2. 躯体活动障碍 与手术后疼痛、胸肌缺损及瘢痕牵拉有关。

3. 有组织完整性受损的危险 与留置引流管、患侧上肢淋巴引流不畅、头静脉被结扎、腋静脉栓塞或感染有关。

4. 知识缺乏 缺乏有关术后患肢功能锻炼的知识。

【护理措施】

1. 术前护理

(1) 心理护理：护理人员向患者和家属耐心解释手术的必要性和重要性及手术创伤对今后角色的影响，通过成功者的现身说法帮助患者度过心理调适期，使之相信一侧乳腺切除将不影响正常的家庭生活、工作和社交；鼓励患者树立信心，以良好的心态面对疾病和治疗。

对已婚患者，应同时对其丈夫进行心理辅导，让丈夫认识其手术的必要性和重要性以及手术对患者的影响，取得丈夫的理解、关心和支持，并能接受妻子手术后身体形象的改变。

(2) 终止妊娠或哺乳：妊娠期及哺乳期发生乳腺癌的患者应立即停止妊娠或哺乳，以减轻激素的作用。

(3) 术前准备：对手术范围大、需要植皮的患者，除常规备皮外，同时做好供皮区（如腹部或同侧大腿区）的皮肤准备。乳腺皮肤溃疡者，术前每天换药至创面好转，乳头凹陷者应清洁局部。

2. 术后护理

(1) 体位 术后麻醉清醒、血压平稳后取半卧位，以利呼吸和引流。

(2) 病情观察：术后严密观察生命体征的变化，观察切口敷料渗血、渗液情况，并予以记录。乳腺癌扩大根治术有损伤胸膜可能，患者若感胸闷、呼吸困难，应及时报告医师，以便早期发现和协助处理肺部并发症，如气胸等。

(3) 伤口护理

1) 有效包扎 手术部位用弹性绷带加压包扎，使皮瓣紧贴胸壁，防止积液积气。包扎松紧度以能容纳一手指、能维持正常血运、不影响患者呼吸为宜。绷带加压包扎一般维持7～10日，包扎期间告知患者不能自行松解绷带，瘙痒时不能将手指伸入敷料下抓搔。若绷带松脱,应及时重新加压包扎。

2)观察皮瓣血液循环:观察皮瓣颜色及创面愈合情况,正常皮瓣的温度较健侧略低,颜色红润,并与胸壁紧贴;若皮瓣颜色暗红,则提示血循环欠佳,有可能坏死,应报告医生及时处理。

3)观察患侧上肢远端血循环若手指发麻、皮肤发绀、皮温下降、动脉搏动不能扪及,提示腋窝部血管受压,应及时调整绷带的松紧度。

(4)引流管护理:乳腺癌根治术后,皮瓣下常规放置引流管并接负压吸引,以便及时、有效地吸出残腔内的积液、积血,并使皮瓣紧贴胸壁,从而有利于皮瓣愈合。护理时应注意:

1)保持有效的负压吸引:负压吸引的压力大小要适宜。若负压过高可致引流管腔瘪陷,致引流不畅;过低则不能达到有效引流的目的,易致皮下积液、积血。若引流管外形无改变,但未闻及负压抽吸声,应观察连接是否紧密、压力调节是否适当。

2)妥善固定引流管:引流管的长度要适宜,患者卧床时将其固定于床旁,起床时固定于上身衣服。

3)保持引流通畅:防止引流管受压和扭曲。引流过程中若有局部积液、皮瓣不能紧贴胸壁且有波动感,应报告医师,及时处理。

4)观察引流液的颜色和量:术后1~2日,每日引流血性液50~200 mL,以后颜色及量逐渐变淡、减少。

5)拔管术后4~5日,每日引流液转为淡黄色、量少于10~15 mL、创面与皮肤紧贴,手指按压伤口周围皮肤无空虚感,即可考虑拔管。若拔管后仍有皮下积液,可在严格消毒后抽液并局部加压包扎。

(5)患侧上肢肿胀的护理:患侧上肢肿胀系患侧腋窝淋巴结切除、头静脉被结扎、腋静脉栓塞、局部积液或感染等因素导致患肢淋巴回流不畅、静脉回流障碍所致。

1)避免损伤:勿在患侧上肢测血压、抽血、做静脉或皮下注射等。

2)保护患肢平卧时患肢下方垫枕抬高10°~15°,肘关节轻度屈曲;半卧位时屈肘90°放于胸腹部;下床活动时用吊带托或用健侧手将患肢抬高于胸前,需他人扶持时只能扶健侧,以防腋窝皮瓣滑动而影响愈合;避免患肢下垂过久。

3)促进肿胀消退:按摩患侧上肢或进行握拳和屈、伸肘运动,以促进淋巴回流。肢体肿胀严重者,可戴弹力袖促进淋巴回流;局部感染者,及时应用抗菌药治疗。

(6)患侧肢体功能锻炼:由于手术切除了胸部肌肉、筋膜和皮肤,使患侧肩关节活动明显受限制。随时间推移,肩关节挛缩可导致冰冻肩。术后加强肩关节活动可增强肌肉力量、松解和预防粘连,最大程度地恢复肩关节的活动范围。为减少和避免术后残疾,鼓励和协助患者早期开始功能锻炼。

1)术后24 h内:活动手指及腕部,可做伸指、握拳、屈腕等锻炼。

2)术后1~3日:进行上肢肌肉的等长收缩,利用肌肉泵作用促进血液、淋巴回流;可用健侧上肢或他人协助患侧上肢进行屈肘、伸臂等锻炼,逐渐过渡到肩关节的小范围前屈、后伸运动(前屈小于30°,后伸小于15°)。

3)术后4~7日:患者可坐起,鼓励患者用患侧手洗脸、刷牙、进食等,并做以患侧手触摸对侧肩部及同侧耳朵的锻炼。

4)术后1~2周:皮瓣基本愈合后,开始做肩关节活动,以肩部为中心,前后摆臂。术后10日左右皮瓣与胸壁黏附已较牢固,循序渐进地做抬高患侧上肢(将患侧的肘关节伸屈、手掌置于对侧肩部,直至患侧肘关节与肩平)、手指爬墙(每天标记高度,逐渐递增幅度,直至患侧手指能高举过头)、梳头(以患侧手越过头顶梳对侧头发、扪及对侧耳朵)等的锻炼。指导患者做患肢功能锻炼时应注意锻炼的内容和活动量应根据患者的实际情况而定,一般以每日 3~4 次、每次 20~30 min 为宜;应循序渐进,功能锻炼的内容应逐渐增加;术后 7~10 日内不外展肩关节,不要以患侧肢体支撑身体,以防皮瓣移动而影响创面愈合。

【健康指导】

1. 活动 术后近期避免用患侧上肢搬动、提取重物,继续行功能锻炼。

2. 避孕 术后 5 年内应避免妊娠,以免促使乳腺癌复发。

3. 放疗或化疗 放疗期间应注意保护皮肤,出现放射性皮炎时及时就诊。化疗期间应定期检查肝、肾功能,每次化疗前 1 天或当天查血白细胞计数,化疗后 5~7 日复查血白细胞计数,若白细胞计数<$3×10^9$/L,需及时就诊。放疗、化疗期间应少到公共场所,以减少感染机会;加强营养,以增强机体的抵抗力。

4. 乳腺定期检查(breast self-examination) 20 岁以上的女性应每月自查乳腺一次,宜在月经干净后 5~7 日进行;绝经后妇女宜在每月固定时间定期到医院体检。40 岁以上的妇女、乳腺癌术后患者每年行钼靶 X 线摄片检查,以便早期发现乳腺癌或乳腺癌复发征象。乳腺癌患者的姐妹和女儿属发生乳腺癌的高危人群,更要高度警惕。乳腺自查方法包括:

(1)视诊站在镜前以各种姿势(两臂放松垂于身体两侧、向前弯腰或双手上举置于头后),观察双侧乳腺的大小和外形是否对称;有无局限性隆起、凹陷或皮肤橘皮样改变;有无乳头回缩或抬高。

(2)触诊仰卧位,肩下垫软薄枕,被查侧的手臂枕于头下,使乳腺完全平铺于胸壁。对侧手指并拢平放于乳腺,从乳腺外上象限开始检查,依次为外上、外下、内下、内上象限,然后检查乳头、乳晕,最后检查腋窝注意有无肿块、乳头有无溢液。若发现肿块和乳头溢液,应及时到医院做进一步检查。

第十一章 胸部疾病患者的护理

第一节 胸部损伤患者的护理

无论平时或战时,胸部均易受到损伤。胸部损伤根据胸膜腔与外界是否相通,分为闭合性和开放性两大类。闭合性损伤多由于暴力挤压、冲撞或钝器碰击胸部引起,轻者只有胸壁软组织挫伤或单纯肋骨骨折;重者伴有胸腔脏器或血管损伤。开放性损伤平时以各种锐器伤为主,战时以火器伤居多,刺破胸壁多伴有胸腔内组织、器官裂伤,可导致开放性气胸或血胸,影响呼吸和循环功能,伤情复杂而严重。闭合性或开放性损伤发生膈肌破裂,并造成胸腔和腹腔器官同时损伤,称为胸腹联合伤。

一、肋骨骨折

肋骨骨折在胸部损伤中最常见。可分为单根或多根肋骨骨折,同一肋骨也可有一处或多处骨折。肋骨骨折多见于第4~7肋,因其较长且固定,最易折断;第1~3肋则因较粗短,且有锁骨、肩胛骨及胸肌保护而较少发生骨折;第8~10肋骨虽然长,但前端与胸骨连成肋弓,弹性较大,不易骨折;第11~12肋前端不固定而且游离,较少发生骨折。儿童肋骨富有弹性,不易折断;中老年人的肋骨骨质疏松,脆性较大,容易发生骨折。

【病因和发病机制】

肋骨骨折的病因有外来暴力和病理因素。外来暴力又可分为直接暴力和间接暴力两种。直接暴力直接施压于肋骨,使肋骨向内弯曲折断;间接暴力则是施压于胸部前后,肋骨向外弯曲折断。老年人偶尔可因咳嗽或喷嚏引起肋骨骨折,恶性肿瘤侵犯肋骨或严重骨质疏松者也易引起病理性骨折。

【临床表现】

1. 症状 肋骨骨折部位疼痛,且在咳嗽、深呼吸或转动体位时疼痛加剧;因疼痛和反常呼吸限制胸壁活动,患者自觉胸闷和不同程度的呼吸困难;肺脏有挫伤时出现咳嗽、咳血性泡沫痰或咯血。严重呼吸困难或伴有大量血胸时导致休克发生。

2. 体征 受伤胸壁肿胀、青紫,可有畸形或局部压痛;有时听到骨擦音或可触及骨擦感;多根多处肋骨骨折者,伤处可见反常呼吸运动;部分患者可有皮下气肿。

【处理原则】

1. 闭合性单根或多根单处肋骨骨折 治疗的重点是镇痛、固定胸廓及防治并发症。

(1)止痛:必要时给予吲哚美辛、布洛芬、地西泮、可待因、吗啡等镇痛镇静药口服或用中药三七片、云南白药等;也可用1%普鲁卡因做肋间神经阻滞或封闭骨折部位。

(2)固定胸廓:目的是限制肋骨断端活动,减轻疼痛。可用弹性胸带、多头胸带或宽胶布条固定。

2. 闭合性多根多处肋骨骨折 治疗的重点是保持呼吸道通畅,控制反常呼吸运动。

(1)建立人工气道对咳嗽无力、不能有效排痰或呼吸衰竭者,应实施气管插管或气管切开,用呼吸机辅助呼吸。

(2)处理反常呼吸运动:主要是牵引固定,即在伤侧胸壁放置牵引支架,或用厚棉垫加压包扎以消除或减轻胸壁的反常呼吸运动,促使患侧肺复张。也可经胸腔镜导入钢丝固定连枷胸。

3. 开放性肋骨骨折 争取在伤后6~8 h内彻底清创胸壁伤口,固定骨折断端,若胸膜腔已破,行胸腔闭式引流。手术后应用抗生素,防治感染。

【护理评估】

1. 健康史 向患者或目击者询问受伤部位和时间,了解受伤机制,胸部有无暴力挤压或钝器打击;有无昏迷史、恶心呕吐史等。了解患者年龄和有无既往疾病。

2. 身体状况评价 评估患者的生命体征是否平稳,有无呼吸困难、咳嗽、咯血或休克,有无意识障碍和肢体活动障碍等;评估疼痛的部位与性质、骨折的部位与特点,有无开放性伤口和反常呼吸运动等。了解胸部X线、实验室等检查结果,以评估肋骨骨折和出血情况等。

3. 心理-社会状况评估 了解患者肋骨骨折后的情绪变化,有无焦虑或恐惧。了解家庭经济情况等。

【常见护理诊断/问题】

1. 疼痛 与胸部损伤有关。

2. 低效性呼吸型态 与外伤所致胸廓呼吸运动减弱、呼吸幅度变小有关。

3. 清理呼吸道无效 与疼痛不能用力咳痰有关。

4. 潜在并发症 肺不张、肺部感染、呼吸功能衰竭和休克等。

【护理措施】

1. 非手术治疗护理/术前护理

(1)维持有效气体交换

1)现场急救对于严重肋骨骨折,应协助医师采取紧急措施给予急救。

2)保持呼吸道通畅及时清理呼吸道分泌物,鼓励患者咳出分泌物和血性痰;对于气管插管、呼吸机辅助呼吸者,加强呼吸道管理。

(2)减轻疼痛:妥善固定胸部,遵医嘱镇痛,患者咳嗽咳痰时协助或指导其用双手按压患侧胸壁,以减轻疼痛。

(3)病情观察:密切观察生命体征、神志、胸腹部活动,及呼吸活动等情况,若有异常,及时报告医师并协助处理;观察患者有无皮下气肿,记录气肿范围,若气肿迅速蔓延,应及时报告医师。

(4)术前护理:做好血型和交叉配型、术区备皮等术前准备。

2. 术后护理

(1)病情观察:密切观察患者是否有气促、发绀、呼吸困难等症状,注意呼吸频率、节律、幅度及缺氧症状。

(2)生活护理:保持周围环境的安静、整洁,利于患者的休息;无特殊情况时保持半卧位。

(3)对症护理:①止痛:疼痛限制患者深呼吸及有效咳痰,影响气体交换,需采取有效的止痛措施。可给予药物止痛;当患者咳嗽或咳痰时,协助或指导患者及家属用双手按压患侧胸壁,以减轻疼痛。②闭合性单根或多根单处肋骨骨折:使用多头胸带或宽胶布固定胸部,鼓励和协助患者咳嗽排痰,减少呼吸系统并发症发生。③闭合性多根多处肋骨骨折:控制反常呼吸运动。用胸带包扎胸廓者,应注意调整胸带的松紧度。范围大的软化胸壁采用体外牵引固定时,需定时观察并保持有效牵引。对做气管插管或气管切开的患者,要做好相应护理。

(4)心理护理:在护理患者过程中,应耐心、细致,充分理解患者的痛苦,鼓励患者树立战胜疾病的信心,使患者能积极配合各项治疗及护理的施行。

【健康指导】

1. 指导患者进行有效的咳嗽、咳痰,使患者了解到咳痰的重要性。
2. 向患者说明深呼吸的临床意义,鼓励患者在胸痛的情况下积极配合治疗。
3. 告知患者肋骨骨折愈合后,恢复期间胸部仍有轻微疼痛不适,活动时疼痛可能会加重,但不影响患侧肩关节的锻炼及活动。肋骨骨折患者3个月后复查X线胸片,以了解骨折愈合情况。

二、气　　胸

气胸即胸膜腔内积气。在胸部损伤中,气胸的发生率仅次于肋骨骨折。气胸是因利器或肋骨断端刺破胸膜、肺及支气管后,空气进入胸膜腔所致。根据胸膜腔内压力的变化,气胸分为闭合性、开放性、张力性气胸三类。

【病因和发病机制】

1. 闭合性气胸　空气经胸部伤口或肺、支气管裂口一次进入胸膜腔后,伤口闭合,称为闭合性气胸。由于进入的气体量常较少,对胸膜腔内的负压影响不大,胸膜腔内的压力仍小于大气压,可有部分肺受压萎缩。

2. 开放性气胸　胸壁有开放性伤口,呼吸时空气经伤口自由出入胸膜腔,称为开放性气胸。多见于战时火器伤或平时刀刃锐器伤。当体表伤口大于气管口径时,空气入量多,胸内压几乎等于大气压,伤侧肺完全萎缩,纵隔向健侧移位,随呼吸出现纵隔扑动,即吸气时健侧胸膜腔负压升高,与伤侧压力差增大,纵隔向健侧移位;呼气时,两侧胸膜腔压力差减小,纵隔又移回患侧,导致纵隔随呼吸运动而左右摆动,称为纵隔扑动。纵隔扑动影响静脉回流,导致循环功能严重障碍。此外,吸气时健侧肺扩张,吸入气体不仅来自从气管进入的空气,也来自伤侧肺排出的含氧量低的气体;呼气时健侧的气体不仅排出体外,亦排至伤侧的支气管及肺内,含氧低的气体在两侧肺内重复交换而造成了严重缺氧。

3. 张力性气胸　胸部损伤后,胸壁伤口或肺、支气管裂口呈单向活瓣,气体只能进入胸膜腔而不能排出体外,使胸膜腔内压力不断升高,形成张力性气胸,又称高压性气胸。常见于较深较大的肺裂伤或支气管破裂、较大的肺泡破裂,如不及时诊治可很快死亡。患侧肺严重萎缩,纵隔显著向健侧移位,健侧肺受压,产生呼吸、循环功能严重障碍。高压气体经支气管、气管周围疏松结缔组织或壁胸膜裂伤处,进入纵隔及面、颈、胸部皮下形成皮下气肿。

【临床表现】

1. 闭合性气胸

(1)症状:患者会出现胸痛、胸闷、气促和呼吸困难。胸膜腔少量积气,肺萎缩30%以下者为小量气胸,患者多无明显症状;肺萎缩在30%~50%者为中量气胸;肺萎缩在50%以上者为大量气胸。后两者均可出现明显的低氧血症症状。大量积气常有明显的呼吸困难。

(2)体征:气管向健侧移位,伤侧胸部叩诊呈鼓音,呼吸音减弱或消失。

2. 开放性气胸

(1) 症状:患者常有明显的呼吸困难、发绀,甚至休克。

(2) 体征:伤侧胸部饱满,叩诊呈鼓音,听诊呼吸音减弱或消失;患者呼吸时在胸壁伤口处能听到空气出入胸膜腔的吸吮样音。

3. 张力性气胸

(1) 症状:患者表现为极度呼吸困难、大汗淋漓、发绀、昏迷、休克,甚至窒息。

(2) 体征:可见气管向健侧偏移;患侧胸部饱满,肋间隙增宽,语颤减弱,叩诊呈高度鼓音;听诊呼吸音消失;可伴有面部、颈部或上胸部明显的皮下气肿。

【处理原则】

(一) 胸腔闭式引流

胸腔闭式引流又称水封闭式引流。其原理是根据胸膜腔的生理性负压机制,设计一种密闭式水封瓶引流系统,即依靠水封瓶中所盛液体使胸膜腔与外界空气相隔离。当胸膜腔内因积液或积气形成高压时,胸膜腔内的液体或气体可排至引流瓶内;当胸膜腔恢复负压时,水封瓶内的液体被吸入长玻璃管下端而形成负压水柱,同时阻止空气进入胸膜腔。由于引流管有足够的垂直长度和地心引力作用,水封瓶内的液体只能在引流管的下端形成一定高度的水柱,不能被吸至胸膜腔,从而达到胸膜腔引流的目的。

1. 闭式引流的目的 胸腔闭式引流主要用于胸腔手术之后和气胸、血胸及脓胸的治疗等,目的是排出胸腔内积气、积血和积脓;重建负压,使肺复张;平衡胸膜腔压力,预防纵隔移位及肺受压;防止感染;发现胸膜腔内活动性出血、支气管残端瘘、食管胸膜瘘等;并通过对引流液颜色、性状和量的观察,判断胸腔内脏器的病理改变和治疗效果。

2. 适应证 外伤性或自发性气胸、血胸、脓胸或心脏外科手术后引流。

3. 安置部位 根据体征和胸部X线检查,明确胸膜腔内气体、液体的部位。气体大部分积聚在胸腔上部,液体大部分位于胸腔下部。引流气体一般选在锁骨中线第2肋间插管;引流液体选在腋中线和腋后线之间的第6~8肋间。

4. 装置 传统的闭式胸腔引流有3种:单瓶装置、双瓶装置、三瓶装置。目前已有各种一次性使用的塑料胸膜腔引流装置供临床上使用,较为方便。

5. 注意事项与护理

(1) 保持管道密闭:使用前仔细检查引流装置的密闭性能,注意引流管及连接管有无裂缝,引流瓶有无破损,各衔接处是否密封,引流管皮肤入口处周围是否用油纱布包盖严密。水封瓶长玻璃管应没入水中3~4 cm,始终保持直立位。搬运患者、更换引流瓶、水封瓶破裂或连接部位脱节时,务必双重双向夹闭软质的引流管,以防止空气进入胸膜腔。若引流管从胸腔滑脱,立即用手捏闭伤口处皮肤,消毒处理后用凡士林纱布封闭伤口,绝不可擅自将脱出的引流管再插入胸膜腔内,以免造成污染或损伤。

(2) 严格无菌操作,防止逆行感染:引流装置应保持无菌,按规定时间更换引流瓶和引流接管。引流瓶液面应低于胸壁引流口平面60~100 cm,任何情况下引流瓶不高于患者胸腔,以免引流瓶内液体逆流入胸膜腔引起感染。保持胸壁引流口处敷料清洁干燥,一旦渗湿,及时更换。

(3) 保持引流管道系统通畅:闭式引流主要靠重力引流,水封瓶要始终保持低于胸腔。定时挤压引流管,手术后初期每30~60 min向水封瓶方向挤压引流管一次,以免管腔被凝血块或脓块堵塞。防止引流管打折、受压、扭曲。

(4)观察玻璃管水柱随呼吸波动的幅度:注意观察长玻璃管中的水柱波动,正常水柱上下波动 4~6 cm。水柱波动有两种情况:①正常情况下波动良好表示引流通畅。②玻璃管水柱随呼吸无波动时表示:一是引流管被血块等堵塞,失去引流作用;二是肺膨胀良好,已无残腔。前者为引流管管理不当所致,应加以处理,使之通畅;一般可挤压引流管或用无菌等渗盐水冲洗,操作时需防止气体进入胸膜腔。后者为肺部恢复正常,经 X 线证实肺膨胀良好,即可拔管。

(5)观察记录引流液的量、颜色和性状 一般情况下,开胸术后胸膜腔引流出的血性液,第 1 个 24 h 内不超过 500 mL,且引流量逐渐减少、颜色逐渐变淡。若每小时引出血性液体超过 200 mL,持续 2~3 h 以上,应考虑有胸膜腔内活动性出血;若伴有愈来愈多的气泡逸出,表示有肺裂伤或支气管裂伤的可能,应及时处理;若引流液为乳糜色,提示胸导管损伤。

(6)妥善固定引流管:引流接管长度为 100 cm,应妥善固定于床旁,以免因翻身、牵拉等而发生引流管脱出或引流口疼痛。运送患者时,水封瓶置于床上患者双下肢之间,防止滑脱。

(7)体位与活动:若患者血压平稳,应采取半卧位,有利于呼吸和引流。鼓励患者进行咳嗽、深呼吸运动,利于积液排出,恢复胸腔负压。

(8)拔管指征和方法:胸膜腔引流后,如 48~72 h 内水柱停止波动,临床观察无气体逸出,或引流量明显减少且颜色变浅,即 24 h 引流液<50 mL、脓液<10 mL,经 X 线检查证实肺正常,患者无呼吸困难,即可拔除引流管。拔管时先嘱患者深吸气后屏气,迅速拔除引流管,立即用凡士林纱布紧紧盖住引流伤口,然后用胶布固定。拔管后 24 h 内注意患者有无胸闷、呼吸困难、出血、切口漏气、渗液、皮下气肿等,如发现异常应及时通知医生处理。

(二)不同类型气胸的处理

1. 闭合性气胸 少量积气者,气体可自行吸收,无需特殊处理。大量气胸应在伤侧锁骨中线第 2 肋间穿刺排气或行胸腔闭式引流术。

2. 开放性气胸 立即封闭伤口,抽气减压或行胸腔闭式引流;纠正休克;施行彻底清创,防治感染等治疗措施。若有胸腔内器官损伤或进行性出血,需剖胸探查。

3. 张力性气胸 立即排气减压,行胸腔闭式引流,必要时可行负压吸引,以利于气体排出和促使肺复张。

【护理评估】

1. 健康史 询问患者受伤经过、伤后病情,接受过何种处理。注意患者既往有无心肺疾病,特别是慢性支气管炎、哮喘、肺气肿、冠心病、风心病等。

2. 身体状况评估 评估患者生命体征是否平稳,有无呼吸困难、发绀、休克和皮下气肿,有无大汗淋漓和意识障碍等。了解胸部 X 线检查结果,评估气胸来源、性质和有无胸内器官损伤等。

3. 心理-社会状况评估 了解患者受伤后的情绪变化;患者和家属对损伤及其预后的认知程度如何,治疗费用的来源等。

【常见护理诊断/问题】

1. 气体交换受损 与肺萎缩有效气体交换面积减小有关。

2. 疼痛 与损伤、放置引流管有关。

3. 焦虑/恐惧 与突然强大的外伤打击、害怕手术有关。

4. 潜在并发症 肺不张、肺部感染、呼吸循环功能衰竭。

【护理措施】

1. 非手术治疗护理/术前护理

(1)现场急救胸部损伤者若有生命危险时,护士应协同医师采取急救措施。

1)开放性气胸立即用无菌敷料如凡士林纱布加棉垫封闭伤口,然后用胶布或绷带包扎固定,使开放性气胸变为闭合性气胸,阻止气体继续进出胸膜腔。

2)张力性气胸立即行胸膜腔穿刺排气减压。可用粗针头在伤侧锁骨中线第2肋间穿刺入胸腔,穿刺针尾系一末端有1 cm小口的乳胶指套,剪开的指套能起到活瓣的作用,呼气时活瓣开放气体排出,吸气时活瓣闭合则阻止气体进入胸膜腔。

(2)保持呼吸道通畅呼吸困难者,及时给氧;协助患者呼吸,及时清理呼吸道,必要时给予雾化、鼻导管吸痰。严重者气管切开,机械通气。

(3)缓解疼痛。

(4)动态观察病情变化。

(5)预防感染。

(6)术前护理输液管理;术前准备。

2. 术后护理

(1)常规护理

1)严密观察病情密切观察胸腔内积气变化,有无纵隔或气管移位、皮下气肿和休克征象等。

2)体位与活动病情稳定者取半坐卧位,利于呼吸及胸腔引流。根据病情,鼓励并协助患者早期活动,以利肺膨胀及有效引流;无法下床活动者,应助其翻身或施行床上运动,以防血栓性静脉炎的发生。

(2)心理护理气胸者严重时常表现出极度呼吸窘迫感,可能会出现焦虑和烦躁等,此时要尽量消除患者的焦虑、紧张情绪,使患者充满信心,积极配合治疗。

(3)并发症防治

1)预防感染密切观察体温变化,每4 h测1次体温,若有异常,报告医师后协助处理;配合医师及时清创、包扎伤口,注意无菌操作;遵医嘱使用抗生素预防或控制感染;有开放性伤口者,应注射破伤风抗毒素。

2)维持呼吸功能协助患者翻身、拍背、做深呼吸运动,以减少肺不张等肺部并发症的发生。

3)胸腔闭式引流护理行胸腔闭式引流者,注意保持引流通畅,观察引流液的量、颜色及性状。

【健康指导】

1. 气胸患者需要做胸膜腔穿刺、胸腔闭式引流,操作前向患者或家属说明治疗的目的和意义,以取得配合。

2. 胸部损伤后出现肺容积显著减少或严重肺纤维化者,活动后可能出现气短,嘱患者戒烟并避免刺激物的吸入。

三、血 胸

血胸指胸部损伤导致的胸膜腔积血。血胸与气胸同时存在,称为血气胸。

【病因和发病机制】

胸膜腔内血液多来自肺、胸壁血管、心脏及胸内大血管损伤。肺裂伤出血时,因循环压力低,出血量少而缓慢,大多能自行停止;肋间血管、胸廓内血管、压力较高的动脉损伤出血时,常不易自行停止;心脏和大血管受损破裂,出血量多且急,易造成循环障碍或衰竭,甚至短期内死于失血性休克。

【临床表现】

1. 症状 血胸的临床表现取决于出血量、出血速度和患者体质的不同。少量血胸(成人在 500 mL 以下),可无明显症状;中量血胸(500~1000 mL)和大量血胸(1000 mL 以上)者,尤其急性失血时,可出现气促、脉搏增快、血压下降等低血容量性休克症状。血胸多并发感染,表现为寒战、高热、出汗和疲乏等。

2. 体征 有胸膜腔积液征象,如肋间隙饱满、气管向健侧移位、伤侧胸部叩诊浊音、心界移向健侧、呼吸音减弱或消失。

【处理原则】

1. 非进行性血胸 小量积血可自行吸收,量较多时行胸膜腔穿刺抽出积血,必要时行胸腔闭式引流。

2. 进行性血胸 及时补充血容量,防治低血容量性休克,必要时立即开胸探查止血。

3. 凝固性血胸 在出血停止后数日内剖胸清除积血和血块,以防感染或机化。

【护理评估】

1. 健康史 询问受伤时间、受伤经过和病情变化,采取了什么抢救措施,有无胸部手术史和药物过敏史等。

2. 身体状况评估 评估患者受伤部位,有无开放性伤口;生命体征是否平稳,有无呼吸困难、面色苍白、咯血、昏迷等。根据血常规检查、X 线检查、超声波检查、胸膜腔穿刺等结果,评估患者有无活动性出血,判定出血部位和出血速度;有无合并气胸和休克征象;有无引起纵隔移位等。

3. 心理-社会状况评估 了解患者受伤时的心情,有无焦虑、恐惧,其程度如何;评估家庭对医疗费用的承担情况。

【常见护理诊断/问题】

1. 心排血量减少 与大量失血、心律失常、心脏压塞、心力衰竭有关。

2. 气体交换受损 与肺萎缩有效气体交换面积减小有关。

3. 体液不足 与外伤后失血、摄入量减少有关。

4. 恐惧 与突然强大的外伤打击及害怕手术有关。

5. 潜在并发症 肺不张、肺部感染等。

【护理措施】

1. 术前护理

(1)病情观察:监测生命体征。

(2)心理护理:鼓励患者,树立信心,鼓励家属参与。

(3)术前准备:做好手术前的准备。

2. 术后护理

(1)常规护理:①严密观察病情:密切观察生命体征,注意神志、瞳孔、面色等情况,疑有复合伤时立即报告医师;密切观察胸腔内积血变化,有无气管移位和皮下气肿等;注意有无心脏压塞征象,必要时测定中心静脉压和尿量等。②生活护理:饮食上给患者高热量、高维生素、高蛋白、易消化食物,以供给足够的能量,提高患者的耐受力。保持病室的安静,使患者充分休息。③体位与活动:患者病情平稳后取半卧位,有利于呼吸及胸腔引流;同时鼓励患者早期活动,预防肺不张。

(2)用药护理:密切观察体温变化,遵医嘱使用抗生素预防或控制感染;有开放性伤口者,应注射破伤风抗毒素。

(3)心理护理:护士应加强与患者的沟通,做好心理护理和病情介绍,说明各项操作的必要性和重要性,关心、体贴患者,帮助患者树立信心,配合治疗。

(4)并发症防治

1)维持呼吸功能:保持呼吸道通畅,及时清除呼吸道血液、异物、呕吐物,预防窒息。

2)维持循环功能:①动态观察病情变化,休克时迅速建立静脉通路,补充血容量,维持水、电解质及酸碱平衡。②进行性血胸者在补液和输血的同时,做好剖胸手术准备。胸膜腔内活动性出血征象为:脉搏逐渐增快,血压持续下降,或虽经补充血容量后血压仍不稳定;血红蛋白、红细胞计数和血细胞比容持续降低;胸腔闭式引流血液每小时超过 200 mL,且持续 2~3 h 以上;胸膜腔穿刺抽血很快凝固或因血液凝固抽不出,且胸部 X 线示胸膜腔阴影继续增大者。③疑有心脏压塞者,迅速配合医师在急诊室或手术室剖胸探查。④胸部严重创伤者,应严格控制输液速度,准确记录出入量;老年人、婴幼儿或心肺功能不全者,更应严格控制,避免过量或过快,防止心力衰竭及肺水肿。

3)维持肾脏功能严重失血者,除积极止血外,还给予输血、输液,以提供足够的肾脏灌流,预防肾衰竭的发生。

4)做好胸腔闭式引流的护理。

【健康指导】

1. 胸膜腔穿刺前向患者或家属说明治疗的目的和意义,以取得配合。

2. 心肺损伤严重者定期来院复诊。

3. 注意合理休息和营养素摄入;注意安全,防止安全意外事故的发生。

第二节 食管癌患者的护理

食管癌(esophageal carcinoma)是一种常见的消化道肿瘤。我国是世界上食管癌高发地区之一,男多于女,发病年龄多在 40 岁以上。全世界每年约有 20 余万人死于食管癌,我国发病率以河南省为最高,此外,江苏、山西、河北、福建、陕西、安徽、湖北、山东、广东等地均为高发区。

【病因和发病机制】

病因目前尚未明确,据流行病学调查,可能与下列因素有关。

1. 饮食习惯 对食管黏膜的慢性刺激,如患者有长期饮烈酒和吸烟嗜好、进食过快、食物过热的习惯。

2. 营养因素 食物中缺乏某些微量元素,如钼、铁、锌、硒等;缺乏维生素 A、维生素 B_2、维生素 C。

3. 化学物质 如长期进食亚硝胺类含量高的致癌物质。

4. 生物性因素 如真菌有致癌的作用,同时也有促使亚硝胺及其前体形成的作用。

5. 慢性食管病史 如慢性食管炎、食管白斑病、食管瘢痕狭窄、食管憩室、贲门失弛缓症等病变,可发生癌变。

6. 其他 口腔卫生不良和家族遗传病史等。

【临床表现】

1. 食管癌早期 无典型症状和体征,部分患者可有进食时胸骨后针刺样疼痛、哽噎感、烧灼感、食管内异物感。症状时轻时重,进展缓慢。

2. 食管癌中期 典型症状是进行性吞咽困难,先是难咽干硬的食物,继而半流食,最后流质饮食也难以下咽。患者逐渐消瘦及脱水。

3. 食管癌晚期 患者明显体重减轻、贫血、乏力、出现低蛋白血症等,最后呈现恶病质状态。癌肿侵犯喉返神经可出现声音嘶哑;侵犯肋间神经,引起持续性胸背部痛;侵入主动脉破裂时,可引起大量呕血;侵入气管可形成食管气管瘘;食管梗阻时可致食物流入呼吸道,引起呛咳及肺部感染。此外,还可出现锁骨上淋巴结肿大,肝大,有胸、腹水等。

【处理原则】

早、中期食管癌首选手术治疗。常用的方法有:根治性切除术适于早期病例,可彻底切除肿瘤,以胃、结肠或空肠做食管重建术,适用于全身情况和心肺功能储备良好、无明显远处转移征象的患者;对较大的鳞癌估计切除可能性不大而患者全身情况良好者,可先术前放疗,待瘤体缩小后再手术;对晚期食管癌不能根治、进食困难者,可做姑息性减状手术,如食管腔内置管术、食管胃转流吻合术、食管结肠转流吻合术或胃造口术等,以达到改善营养、延长生命的目的。放疗适用于食管上段癌或晚期癌,以及术后辅助治疗。化疗主要用于术后辅助治疗及缓解晚期病情进展。

【护理评估】

1. 健康史 了解患者的年龄、性别、婚姻、职业、生活地区及饮水,是否有食管炎、食管息肉、瘢痕性食管狭窄等癌前病变;有无喜食过热、过硬食物的习惯;有无长期吸烟和酗酒史;家族中有无肿瘤患者等。

2. 身体状况评估 评估患者有无吞咽困难、呕吐;能否正常进食,进食的性质等;患者有无疼痛,疼痛的部位和性质,是否因疼痛而影响睡眠;有无体重减轻;有无消瘦、贫血、脱水或衰弱;有无触及锁骨上淋巴结和肝肿块等。了解食管吞钡 X 线双重对比造影、脱落细胞学检查、纤维食管镜检查、CT、EUS 等结果,以判断肿瘤的位置、有无扩散或转移。

3. 心理-社会状况评估 评估患者对食管癌的认知程度,因开胸手术风险比较大,手术能否彻底切除干净,患者是否存在焦虑、精神紧张或少言寡语、失眠,甚至有绝望感等;家属对患者的支持程度、关心程度以及家庭经济承受能力等。

【常见护理诊断/问题】

1. 营养失调:低于机体需要量 与进食减少或不能进食和癌肿消耗有关。

2. 体液不足 与水分摄入不足、吞咽困难有关。

3. 口腔黏膜受损 与食物反流、术后一段时间内不能进食有关。

4. 焦虑/恐惧 与对癌肿的预后、手术结果及术后是否能正常进食有关。

5. 潜在并发症 肺炎、肺不张、吻合口瘘、吻合口狭窄、出血、乳糜胸等。

【护理措施】

(一)术前护理

1. 心理护理 ①加强和患者家属的沟通,仔细了解患者和家属对疾病和手术的认知过程,了解患者的认知状况。②营造舒适安静的环境,以促进睡眠。③争取亲属在心理上、经济上的积极配合,解除患者的后顾之忧。

2. 营养支持和维持水、电解质平衡。

3. 术前准备

(1) 呼吸道准备。

(2) 胃肠道准备:①术前3天改为流质饮食,术前1天禁食,对梗阻明显有食物滞留者可给予冲洗食管或胃,用抗生素加生理盐水100 mL经鼻胃管冲洗,以减轻局部充血水肿,减少术中污染,防止吻合口瘘。②结肠代食管手术患者,术前3~5天口服新霉素、庆大霉素或甲硝唑,术前2天进无渣流食,术前晚进行清洁灌肠。③术前放置胃管,如果通过梗阻部位困难时,不能强行置入,以免戳穿食管。可将胃管留在梗阻上方食管内,待手术中再放入胃内。

(二) 术后护理

1. 生活护理

(1) 口腔护理:口腔内细菌可随食物或唾液进入食管,而食管梗阻可造成食物积存,易引起细菌繁殖,造成局部感染,影响术后吻合口愈合。手术后饮食习惯的改变,暂时或永久无法由口进食等因素均可使口腔黏膜的完整性受到威胁,其护理措施如下:①不能进食的患者每日用淡盐水或含漱液漱口数次。②餐后或呕吐后,马上给予漱口或口腔清洁。③术后不能进食期间,每天检查口腔卫生,注意黏膜有无破损,定时进行口腔清理;积极治疗口腔疾病。

(2) 营养支持:保证患者的营养摄入,维持水、电解质平衡。指导患者合理进食高热量、高蛋白、高维生素的流质或半流质饮食。对营养状况差的不能进食的患者,可补充液体、电解质或提供肠内、肠外营养。

(3) 饮食护理:严格控制饮食。食管缺乏浆膜层,故吻合口愈合较慢,术后3~4天吻合口处于充血水肿期,应严格禁食、禁饮。禁食期间,每日由静脉补液。术后3~4天肠功能恢复、肛门排气可拔除胃管,停止胃肠减压24 h后,若患者无吻合口瘘的症状可开始进食。先试饮少量水,术后5~6天可给全清流质,每2 h给100 mL,每日6次,一般术后第8~10天起进半流食。术后3周患者无不适可进普通饮食,但短期内仍要遵循少食多餐的原则,防止进食过多、速度过快,避免坚硬食物、大块食物咽下,以免导致晚期吻合口瘘。食管胃吻合术后的患者,可能会出现进食后胸闷、气短,主要是因为胃拉入胸腔压迫肺引起,建议患者少食多餐,1~2个月后此症状多可减轻。食管癌术后出现胃液反流者较多,应避免餐后马上卧床休息,最好室外散步片刻,睡眠时将枕头垫高。

2. 呼吸道护理　术后胃上提至胸腔使肺受压,易发生肺炎、肺不张。对吸烟者,应术前2周戒烟;对于有慢性肺疾病史的患者,应做好对症处理。指导并训练患者进行有效咳痰和腹式深呼吸,以减少术后呼吸道分泌物,有利于排痰,增加肺部通气量,改善缺氧,预防肺部并发症。胸腔闭式引流者,注意维持引流通畅,观察引流液的颜色、性状和量并记录。

3. 胃肠道护理

(1) 胃肠减压的护理:严密观察引流量、性状、气味并准确记录,术后6~12 h内可从胃管内抽吸出少量血性液或咖啡色液,以后引流液颜色将逐渐变浅。若引流出大量鲜血或血性液体,患者出现休克症状,如烦躁、脉搏增快、血压下降、尿量减少等,应考虑吻合口出血,需立即通知医师并配合处理。经常挤压胃管,勿使管腔堵塞。胃管不通畅者,可用少量生理盐水低压冲洗并及时回抽,避免胃扩张使吻合口张力增加而并发吻合口瘘。严密观察病情,脱出的胃管不应盲目再插入,以免戳穿吻合口,造成吻合口瘘。

(2)结肠代食管(食管重建)术后护理:保持置于结肠袢内的减压管通畅;注意观察腹部体征,发现异常及时通知医师处理;若从减压管内吸出大量血性液体或呕吐大量的咖啡样液伴全身中毒症状,应考虑代食管的结肠袢坏死,应立即通知医师并配合抢救;结肠代食管后,因结肠逆蠕动,患者常会嗅到粪臭味,需向患者解释原因,并指导其注意口腔卫生,一般此情况于半年后能逐步缓解。

(3)胃造口患者的护理:对于食管癌晚期出现食管完全阻塞,而又不能手术切除癌肿的患者,实施胃造口术是解决进食的简单、有效方法。胃造口术是从腹部切口,进入腹腔后切开胃前壁,置入一根橡胶管。手术 72 h 后,胃与腹壁的腹膜开始粘连,即可由导管小心灌食。灌食的方法和注意事项如下:①饮食准备:患者及家属应学会选择合适的食物及配制方法。通常一天需要 2000~2500 mL 流质饮食,每 3~4 h 灌一次,每次 300~500 mL,可灌入牛奶、果汁、蛋花、肉末汤、米汤等。备用的饮食存放在冰箱内,灌食前取出,加热到与体温相同的温度。②用物准备及灌食的环境治疗盘上放置灌食物品,包括灌食器、温水、导管、纱布、橡皮筋。患者取半坐卧位。如果患者不能适应这种摄食方式,可用屏风遮挡。灌食前依据患者的肠蠕动状况,以便决定灌入量。③灌食操作将导管一端接在瘘口内的管子上,另一端连接灌食器;将食物放入灌食器,借重力作用使食物缓慢流入胃内,进食过程中要防止气体进入胃内;借助灌食器的高度或卡压管子来调节进食速度,勿过快过多;灌完后用 20~30 mL 温水冲洗导管以免残留的食物凝固阻塞,并能保持管道内清洁,减少细菌滋生;取下灌食器,将瘘口内的管子折曲,以纱布包裹,用橡皮筋绑紧,再适当地固定在腹壁上。④胃造口周围皮肤护理,每次灌食后用温水擦净皮肤,必要时在瘘口周围涂氧化锌软膏,以防皮肤糜烂。⑤胃造口管处理灌食初期胃造口管可数天更换一次,管子只要求清洁,不需无菌。几周后也可拔去管子,在灌食前插入导管即可。

4. 并发症护理

(1)吻合口瘘:多发生在术后 5~10 天,是食管癌患者术后最严重的并发症。表现为患者进食后胸痛、呼吸困难、胸腔积液或积气、寒战、高热,严重时可发生休克,一旦出现上述症状,立即通知医生。其护理措施有:患者应立即禁食,直至吻合口瘘愈合;禁食期间,指导患者尽量不要咽唾液,以免造成感染;能进食后应少量多餐,温度适宜,避免生、硬食物。保证胃管通畅,避免胃排空不畅增加吻合口张力;发生吻合口瘘后,行胸腔闭式引流、抗感染治疗及营养支持疗法。

(2)乳糜胸:常发生在术后 2~10 天,是食管癌术后比较严重的并发症,多因伤及胸导管所致。术后早期由于禁食,乳糜液含脂肪很少,胸腔闭式引流液可为淡血性或淡黄色液,量较多;恢复进食后,乳糜液漏出增多,大量积聚在胸腔内,可压迫肺及纵隔。由于乳糜液中 95%以上是水,并含有大量脂肪、蛋白质、胆固醇、酶、抗体和电解质等,若未及时治疗,可在短时间内造成全身消耗、衰竭而死亡,需积极预防和及时处理。故需密切观察病情,如有胸闷、气短、心悸和血压下降,要迅速处理,必要时置胸腔闭式引流,使肺膨胀;给予充分的肠外营养支持治疗。

5. 胸腔引流的护理见气胸中相关护理。

6. 心理护理

(1)加强与患者及家属的联系和沟通,必要时进行心理疏导,鼓励并安慰患者,使其树立治疗信心,配合医疗护理工作。

(2) 讲解手术和各种操作的意义、方法、大致过程与注意事项,尽可能减轻其不良心理反应。

(3) 了解患者家属对患者的关心程度、支持程度,以及家庭经济承受能力等。

(4) 晚期患者在接受治疗的基础上,参与共同商讨与选择解决进食的方法。

【健康指导】

1. 注意饮食调节　做到进食适当,少食多餐,由稀到干,逐渐增加食量,并注意进食后的反应;避免过硬、过热及刺激性的食物,以免导致吻合口瘘。

2. 合理安排体位与活动　患者餐后取半卧位,以防止进食后反流、呕吐,同时有利于肺膨胀和引流。注意劳逸结合,逐渐增加活动量。

3. 加强自我观察　若术后 3～4 周再次出现吞咽困难时,可能为吻合口狭窄,应及时就诊。

4. 定期复查,坚持后续治疗。

参考文献

蔡柏蔷,李龙芸,2011. 呼吸病学. 北京:中国协和医科大学出版社
陈灏珠,林果为,王吉耀,2013. 实用内科学. 第14版. 北京:人民卫生出版社
陈孝平,汪建平,2013. 外科学. 第8版. 北京:人民卫生出版社
葛均波,徐永健,2013. 内科学. 第8版. 北京:人民卫生出版社
郝伟,于欣,2013. 精神病学. 第7版. 北京:人民卫生出版社
郝玉玲,方秀新,2008. 实用整体护理查房. 北京:科技文献出版社
何国平,2006. 实用护理学. 北京:人民卫生出版社
胡品津,谢灿茂,2014. 内科疾病鉴别诊断学. 第6版. 北京:人民卫生出版社
李乐之,路潜,2014. 外科护理学. 第5版. 北京:人民卫生出版社
刘峰,2011. 临床护理实践指南. 北京:军事医学科学出版社
刘华平,梁涛,2011. 内外科护理学. 北京:中国协和医科大学出版社
秦桂玺,2005. 急危重症病与急救. 北京:人民卫生出版社
唐维新,2004. 实用临床护理"三基". 南京:东南大学出版社
王金爱,2010. 临床实用精神科护理学. 长沙:湖南科学技术出版社
王可富,王春亭,2007. 现代重症抢救技术. 北京:人民卫生出版社
叶文琴,2012. 急救护理. 北京:人民卫生出版社
尤黎明,吴瑛,2014. 内科护理学. 第5版. 北京:人民卫生出版社
朱元珏,陈文彬,2006. 呼吸病学. 北京:人民卫生出版社
(美)卡本尼托·莫耶特,2008. 护理诊断手册. 第11版. 景曜,译. 北京:世界图书出版公司